宇宙空間と人体メカニズムⅡ

# 宇宙飛行士はどんな夢をみるか？

―宇宙船生活のリアリティー―

立花正一 監

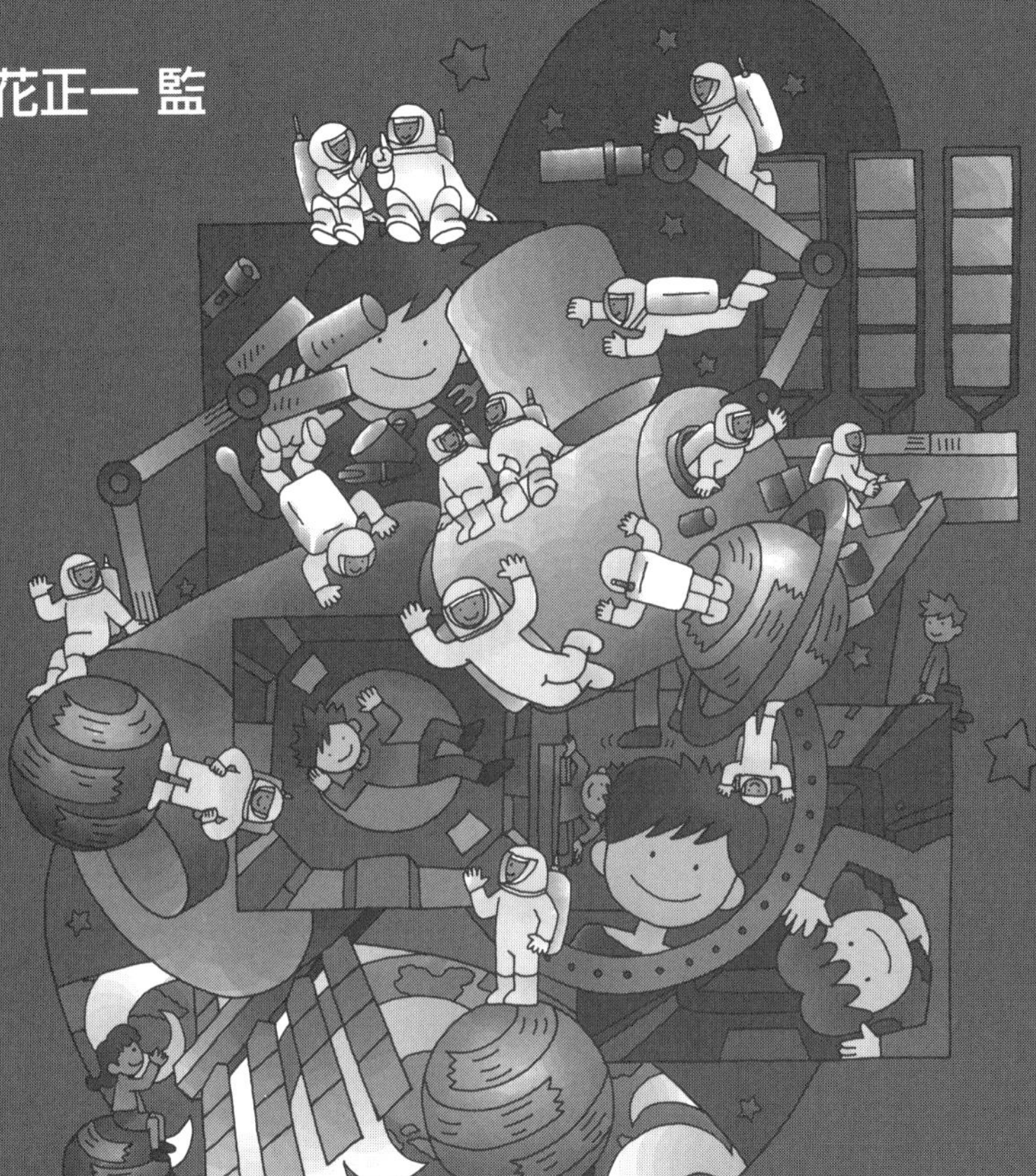

恒星社厚生閣

# 監修者まえがき

人類が初めて宇宙空間に飛び出したのは、一九六一年四月一二日のソ連宇宙飛行士ユーリ・ガガーリンによってである。彼はボストーク一号で地球の低軌道を二時間弱にわたって周回したが、心電図その他の電極を体に貼り付け、狭い宇宙船に宇宙服を着たまま時の経過を待ち、無事帰還することだけを願うようなサバイバル飛行であった。その後、アメリカと旧ソ連（ロシア）が覇権を争うように、有人宇宙開発競争が展開された。アメリカはマーキュリー、ジェミニ計画の後、アポロ計画により月面探査を実現し、一二人の宇宙飛行士を月面で活躍させた。一方の旧ソ連は火星有人探査という目標を掲げ、その準備としてサリュートとミールという宇宙ステーションを軌道上に組み立て、宇宙長期滞在の人体に及ぼす影響について知見を蓄積した。医師でもあるワレリー・ポリヤコフ飛行士はミールに四三八日間滞在し続け、宇宙環境での長期サバイバルを実証した。アメリカと旧ソ連はその後、一九七五年にアポローソユーズ共同飛行、一九九五年からのシャトルーミール計画（総計九回）などで、互いの宇宙船のドッキングや宇宙飛行士の交流を試み、「競争」から「協調」へと歩み寄りを見せている。このような気運のなかで、アメリカの故レーガン大統領により提唱された国際宇宙ステーション（International Space Station：ＩＳＳ）は、当初は西側諸国の共同利用として構想されたが、ソ連崩壊後のロシアを有力なパートナーとして迎えて、現行のプログラムとなった。一九九八年から建設が始まったＩＳＳは、ミールを原型とはするものの、その規模は巨大（全体でサッカー場ほどの広さ）で、一度に二〇トンの貨物と七人の飛行士を運べるスペースシャトルがなければ、建設は不可能であった。

さて、日本人宇宙飛行士のことにも触れておこう。宇宙開発事業団（ＪＡＸＡの前身）は一九八三年に、スペースシャトルの搭乗科学技術者（ペイロード・スペシャリスト）の選抜作業を始め、毛利衛、向井千秋、土井隆雄の三飛行士候補者を選んだ。その後、シャトルの運用に関わるミッション・スペシャリストとして若田光一、野口聡一を選抜し、ＩＳＳへの長期滞在を見込んで星出彰彦、古川聡、山崎直子の三飛行士候補者を加えた。二〇〇八年にはＩＳＳの運用期間延長に対応するために、さらに油井亀美也、大西卓哉、金井宣茂の三候補者を選抜し、世界的にも充実した宇宙飛行士グループを整えている。職業飛行士ではないが、一九九〇年にソユーズで飛んだ元ＴＢＳ社員の秋山豊寛氏も、日本人宇宙飛行士として加えなければならない。

ＩＳＳは現在わが国が科学技術の粋を集めて、積極的に参加している国際プロジェクトのひとつである。ＩＳＳには、アメリカとロシアという宇宙大国に加えて、欧州連合、カナダ、そして日本の五つの宇宙機関が参加するが、アジアからは日本だけである。わが国は「きぼう」という実験棟（モジュール）をＩＳＳに組み込み、宇宙環境での各種実験の場を提供している他、「こうのとり」という無人補給機の定期的な運航、そして優秀な日本人宇宙飛行士の参加という形で、ＩＳＳプロジェクトに大きく貢献している。各国の無人補給機が、打ち上げやＩＳＳ到達に失敗し、補給業務に支障をきたすなか、「こうのとり」はこれまで五機を打ち上げているが、すべて成功し、他国からの信頼を勝ち得ている。また日本人宇宙飛行士もすでに五人が長期滞在任務を完了し、総計の宇宙滞在時間はアメリカ、ロシアに次いで第三位を占めるに至っている。ベテランの若田飛行士は船長の重責も果たし、国際的なプレゼンスを高めた。

本書では、読者に宇宙での生活と宇宙飛行士の活動をより身近に感じていただけることを目指して、Ｉ

SSプロジェクトを中心に解説を試みた。また、将来の有人惑星探査（月や火星）に関しても、その課題や対策について、できるかぎり触れてみた。さらには実現間近の一般人を対象とする宇宙旅行に関しても触れ、夢を実現するための心構え等にも言及した。購読の対象は高校生や大学生、あるいは大人を想定しているが、宇宙にあこがれ、宇宙開発に興味のある中学生にも十分に理解できるように、丁寧に解説したつもりである。「宇宙での生活」について、一般読者を対象に包括的に解説した本はこれまでにない。読者は宇宙飛行士の気分になったり、宇宙飛行士の大変さを実感したり、あるいは宇宙飛行士を支える人々の苦労を理解できると思う。将来、有人宇宙開発の仕事に関わりたいと思う読者には、ぜひお勧めしたい一冊である。

本書はⅡ部構成となっているが、Ⅰ部では宇宙船生活の現状と題して、宇宙環境の特徴の概説から始め、宇宙での衣・食・住について解説し、さらには宇宙飛行士たちの余暇と楽しみ、健康管理の方法について述べる。最後には宇宙飛行士の仕事の十八番ともいうべき「船外活動」には欠かせない宇宙服について解説する。Ⅱ部では宇宙飛行士の心理と行動と題し、過酷な環境で任務を遂行する飛行士の心理面、ストレスとその対策について、選抜や地上での訓練の時期を含めて解説した。さらには宇宙飛行士のミッションの下支えをしている多数の地上支援職員や家族のストレスや心理的特徴についても言及した。

本書を手にとられる読者が、宇宙をより良く理解され、より身近に感じていただけることを願うものである。

二〇一六年四月吉日

監修者　立花正一

# 著者まえがき　宇宙での生活

人類が宇宙空間に出てすでに半世紀が過ぎた今、振り返ってみると、ガガーリンが最初に飛行した宇宙では人の生活という状況にまで至らず、単に宇宙に短時間留まり、生還するのが精一杯だった。その後、アメリカはマーキュリー、ジェミニ、アポロ宇宙船といずれも数日から二週間程度の飛行を行い、その最後の締めくくりとしてアポロで月面飛行を行ってきた。一方、旧ソ連はヴォストーク、ソユーズ、サリュートなどを使用して当初から長期間の宇宙滞在により、宇宙での生活の経験を徐々に積み上げていった。さらに、一九八〇年から一九九〇年代にかけてミール宇宙ステーションを建設、数カ月に及ぶ本格的な長期滞在を行い、将来の人間の長期間宇宙滞在への実績を着々と進めていった。アメリカは、アポロ計画以後、一九七〇年代前半での三回のスカイラブ計画で一～三カ月間の長期宇宙滞在を行ったが、その後、一九八〇年代からは、これまでの使い捨てロケットでなく、スペースシャトルという何度も宇宙を往還できる宇宙船を建造して、二週間前後の短期間の宇宙飛行を行って実績を積み上げてきた。一九九〇年代となり、旧ソ連は崩壊し、新しくロシアとなって宇宙開発もこれまでの競争ではなく、国際共同の時代に入ってきた。その象徴が、一九八〇年代にアメリカのレーガン大統領が提唱した国際宇宙ステーション（International Space Station：略称ＩＳＳ）である。ＩＳＳは、アメリカはＮＡＳＡ、ロシアはＲＳＡ（現在のロシア国営ロスコスモス社）、ヨーロッパは数カ国による宇宙機関ＥＳＡ、カナダではＣＳＡ、そして日本の当時のＮＡＳＤＡ（宇宙開発事業団）、現在のＪＡＸＡ（宇宙航空研究開発機構）による五つの宇宙機関による巨大な国際プロジェクトであり、紆余曲折があったが、二〇〇九年にようやく完成、現在、順調に飛行して実績をあげている。

一方、日本の有人宇宙開発に目を向けると、一九九一年に、当時、民放のジャーナリストであった秋山豊寛さんが旧ソ連のバイコヌール宇宙基地から宇宙に行ったのが日本人では最初だった。その翌年に、当時のNASDAの宇宙飛行士・毛利衛さんが初めてスペースシャトルに搭乗して多くの宇宙実験を行った。その飛行を契機として、向井千秋さん、若田光一さん、土井隆雄さんなど多くの日本人宇宙飛行士がスペースシャトルで二週間ほどの短期間の宇宙飛行を経験し、宇宙開発の実績をあげてきた。

さらに、日本は、ISS計画に参加することによって独自の宇宙実験モジュール「きぼう」を開発し、二〇〇八年から二〇〇九年にかけて三回のスペースシャトル飛行でISSに運ばれ、組み立てられた。現在、種々の宇宙実験を行っている。ISSには、現在は多くの人が知っているように日本人では、若田光一さんをはじめ、野口聡一さん、古川聡さん、星出彰彦さんが、それぞれ四～五カ月間の長期滞在をし、そこでの生活がどんなものか、おおよその様子がTVなどでも紹介されるようになってきている。二〇一五年七月には、新人宇宙飛行士三人のトップをきって、自衛隊出身の油井亀美也さんが長期ミッションを行い、大西卓哉さん、金井宣茂さんのフライト予定も決定している。日本人宇宙飛行士の宇宙滞在日数は、アメリカ、ロシアに次いで第三位となり、有人宇宙開発における日本のプレゼンスは高くなっている。

近い将来、宇宙飛行士のように特別な訓練を受けた人でなくとも、ごく普通の人たちが宇宙飛行を体験することができる時代がやって来ると思われる。アメリカ、ニューメキシコ州には宇宙旅行専用の民間宇宙港スペースポート・アメリカもすでに開港し、短時間の宇宙空間への弾道飛行というものが、民間人を対象として現実に着々と準備されている。そんな中、本書では人間にとって宇宙空間とはどんな環境なのか、そこに行った場合に、人間の身体はどんな影響を受けるのか、そして、そのような環境での衣服、食事、身体の清掃やトイレなどの衣食住は、地上とはどのように違うのだろうか、といったことを、現在飛行しているＩＳＳでの宇宙飛行士の生活をもとに、ＪＡＸＡなどを中心とした日本の専門家によってわかりやすく説明していただき、宇宙での生活が地上とはどのように違い、彼らが宇宙では、いかに苦労して生活しているのかなどの理解が得られれば幸いである。

二〇一六年四月吉日

著者代表　関口千春

目　次



# I部　宇宙船生活の現状

## 序章　生体にとっての宇宙環境

## 第6章 宇宙服

# Ⅱ部　宇宙飛行士の心理と行動

## 第7章　長期宇宙滞在とストレス



## 第8章　宇宙飛行士候補者の選抜における精神心理評価

## 第11章　宇宙飛行士の家族への精神心理支援



## 第12章　地上の支援要員のストレスとその対策



## 第13章　宇宙旅行者の適性と訓練

# I部

# 宇宙船生活の現状

# 序章
# 生体にとっての宇宙環境

## 夢のあとに残った課題

人類の長年の夢であった有人宇宙飛行が現実のものとなり、すでに約半世紀が過ぎた。その間に宇宙へ行った人は、二〇一五年一二月現在、五四五名。同じ人が何度も宇宙に行っているので、のべにすると一千名以上になっている。しかし、これまで宇宙へ旅立った人は、ごく限られた宇宙飛行士と呼ばれる人たちがほとんどであった。というのは、現在の宇宙飛行には、莫大な費用を必要とし、しかも宇宙は非常に特殊な環境のため、ストレスに強い心身とも頑健な人のみが、選ばれて行くことができるからである。二一世紀後半には、このような制限要素は徐々に取り除かれ、誰もが行くことができ、宇宙観光旅行にとどまらず、一般人が宇宙で生活するという時代がやってくるに違いない。しかし、将来、人間が安全に宇宙で生活できるようになるまでには、今後解決していかなければならない多くの問題がある。すなわち、低コストでしかも安全に宇宙に行くことのできる輸送系、効率的な食料供給技術、長期間・効率的に稼働する宇宙船内環境制御システムの開発、そして、人体への宇宙環境の影響の解明とその対策法の開発等の基本的な問題である。まずは、これらの問題の中から、人間が宇宙へ行ったとき、最初に直面する宇宙環境、特に人間の身体にとっての宇宙飛行環境について考えてみよう。

## ✷気圧（真空）

表0・1に示されるように、地球の地表から上昇するにつれて大気圧が減少することはよく知られた事実である。富士山の頂上である三七七六メートルの高さでは、大気圧は四八〇ミリメートルエイチジー（mmHg）、酸素分圧は一〇〇ミリメートルエイチジーしかなく、人間が生きていくための最低限の酸素しかない。富士山に登ったことのある人は、頂上付近で多少息苦しく感じられた人もいることだろう。また、通常の国際線のジェット旅客機は高度一万〜一万一千メートルほどのところを飛行しているが、そのような高度での外気圧は1／5〜1／4気圧であり、酸素分圧は当然のことながら低く、人間の生存にとって十分な酸素は存在しない。幸い、ジェット旅客機の機内は外気圧と同じではないが、必要な酸素分圧が供給されるように与圧されており、乗客は快適で安全に飛行ができるようになっている。

一方、現在地球の周回軌道を飛行している国際宇宙ステーション（International Space Station：略称ＩＳＳ）の高度は、国際線を飛行する民間の飛行機の高度に比べると、はるかに高く、四〇〇キロメートル前後の高度である。しかし、宇宙という尺度から考えると、それほど高い（遠い）ところを飛んでいるわけではない。地球の直径は約一万二七〇〇キロメートルであるが、仮に地球をその直径が約三〇センチメート

表0・1　高度、気圧、温度の関係

| 高度 | | 気圧 | | 温度 |
|---|---|---|---|---|
| フィート | メートル | mmHg | lb/in$^2$ | ℃ |
| 1,000 | 305 | 733 | 14.17 | + 13.0 |
| 2,000 | 610 | 706 | 13.67 | + 11.0 |
| 4,000 | 1,219 | 656 | 12.69 | + 7.1 |
| 6,000 | 1,829 | 609 | 11.78 | + 3.1 |
| 8,000 | 2,438 | 565 | 10.92 | − 0.9 |
| 10,000 | 3,048 | 523 | 10.11 | − 4.8 |
| 12,000 | 3,658 | 514 | 9.35 | − 8.8 |
| 14,000 | 4,267 | 447 | 8.63 | − 12.7 |
| 16,000 | 4,879 | 412 | 7.97 | − 16.7 |
| 18,000 | 5,486 | 380 | 7.34 | − 20.7 |
| 20,000 | 6,096 | 349 | 6.75 | − 24.6 |
| 25,000 | 7,620 | 282 | 5.45 | − 34.5 |
| 30,000 | 9,144 | 226 | 4.36 | − 44.4 |
| 35,000 | 10,668 | 179 | 3.46 | − 54.2 |
| 40,000 | 12,192 | 141 | 2.72 | − 56.5 |
| 50,000 | 15,240 | 87.3 | 1.68 | − 56.5 |
| 60,000 | 18,288 | 54.1 | 1.04 | − 56.5 |
| 70,000 | 21,336 | 33.3 | 0.644 | − 55.2 |
| 80,000 | 24,384 | 20.7 | 0.401 | − 52.1 |
| 90,000 | 27,432 | 13.0 | 0.251 | − 49.1 |
| 10,000 | 30,480 | 8.2 | 0.158 | − 46.0 |

ルのスイカとすると、四〇〇キロメートルの高度で飛行する宇宙船は、スイカの表面から七ミリメートルほどのところを飛行していることとなり、それほど地球から離れているわけではないということがわかる。しかし高度二〇〇キロメートルでも $1.02 \times 10^{-6}$ ミリメートルエイチジー（mmHg）と非常に少ない圧力の空気しか存在せず、人間にとっては真空状態といっても過言ではない。すなわち、宇宙環境の最も特徴的な状態のひとつが、ほぼ真空だということである。

このような真空環境に人間がさらされれば、瞬時に体液は沸騰し、意識は数秒から一〇秒でなくなり死に至ることは必至である。いくら人間が環境に適応しやすい生物であろうと、このような真空環境で生存していくことは不可能である。このようなことから宇宙船の内部は与圧され、地上と同じ一気圧の空気（酸素二〇パーセント、窒素八〇パーセント）を満たし、温度・湿度を適度に保っている。さらに、飛行機のように外から外気を取り入れて、常に新鮮な空気を機内に補給するわけにはいかないため、足りなくなった酸素の補給、人間によって排出された二酸化炭素の除去を行い、しかも活性炭による有害ガスの除去作用で空気の再生浄化を行う、環境制御生命維持システムにより船内空気環境の制御を人工的に行っている。

## ✷加速度

宇宙飛行に際して、人間に働く加速度も見過ごすことはできない。宇宙飛行時に経験する主な加速度は二つある。第一は打ち上げ時と、地球帰還の際に大気圏への再突入時に経験する高加速度である。第二は地球上で常時われわれに働いている重力がなくなる状態、すなわち無重量状態である。この無重量状態は宇宙における最も特徴的な環境であるため、次節に譲り、ここでは加速度についてのみ述べる。

初期の宇宙飛行、たとえばマーキュリーの打ち上げでは、図0・1に示されるように二段ロケットであったため、加速度のピークは短時間（約六分間）に二つあり、最初は七Gx、そして次のピークでは八Gxに達している。また帰還時にもその加速度のピークは六Gx以上にも達したといわれている。この値は地上で仰向けに寝て自分の体重の七倍、八倍の重さが胸や腹にかかるほどの力で、健康かつ訓練した人でないと耐えられないような大きな加速度である。

Gxという単位はわれわれの胸から背中への前後方向にかかる加速度であり、日常生活では車の急発進や急停車などで経験する。次に出てくるGzとはわれわれの頭から足の方向にかかる加速度で、エレベーターの動き始めや停止直前に経験する加速度がこれに相当する。

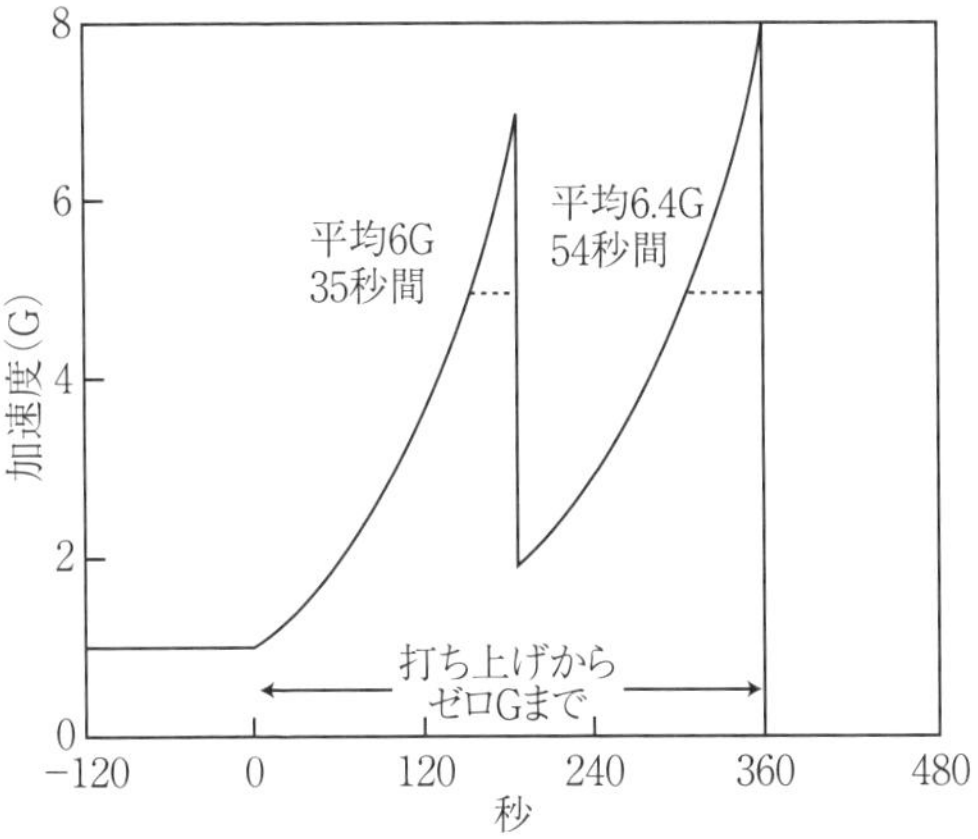


図０・１　マーキュリーロケットの加速度パターン

一般に人間はGz加速度よりGx加速度に対して耐性が高い。

一方、すでに二〇一一年に引退したスペースシャトルの飛行では、打ち上げから宇宙空間のゼロGに達するまで約八分半ほどであるが、その間最大三Gxであり、昔のロケットほど強大な加速度はかからなくなっている。また帰還時も同様にそれほど大きな加速（減速）度でなくなり、一・三〜一・五Gzと小さくなっている（図０・２）。このように以前と比較すると加速度は格段に緩和され、通常の人間なら十分に耐えることができるようになった。しかし、このような相対的に小さな加速度であっても、宇宙から帰ってくるときには、長時間（一七〜二〇分間）Gz加速度がかかること、宇宙飛行による循環器系への悪影響により加速度耐性が低下していることなどから、加速度には医学的に十分に考慮しなければならない。そのためスペースシャトルの宇宙飛行士は、帰還時には耐G服（コラム1）の着用やリクライニングシートへの着席などで対処してきた。

## ✷無重量状態

重力がなくなり、フワフワと浮いたようになるという無重量状態は、宇宙環境の代名詞のようにとらえられており、宇宙飛行での最もドラマチックな環境の特徴である（図0・3）。地球上のあらゆる物は地球が生まれてこのかた一Gという重力で支配されており、その重力のもとで生命が発生し進化してきたが、宇宙飛行が可能となり、人類はこれまでまったく経験したことのない無重量状態を経験することができるようになった。

なぜ宇宙船の中は無重力状態なのか？　これまで宇宙船が地球周回軌道上を回っているときには重力と遠心力が釣り合って無重力状態にあるという説明がなされてきた。しかし、宇宙船は自由落下状態、すなわち、重力が消えている状態なので無重力状態となるのだとアインシュタインが初めて気がついた。けれども、無重量状態といっても完全に重力がないかというとそうではない。非常にわずか

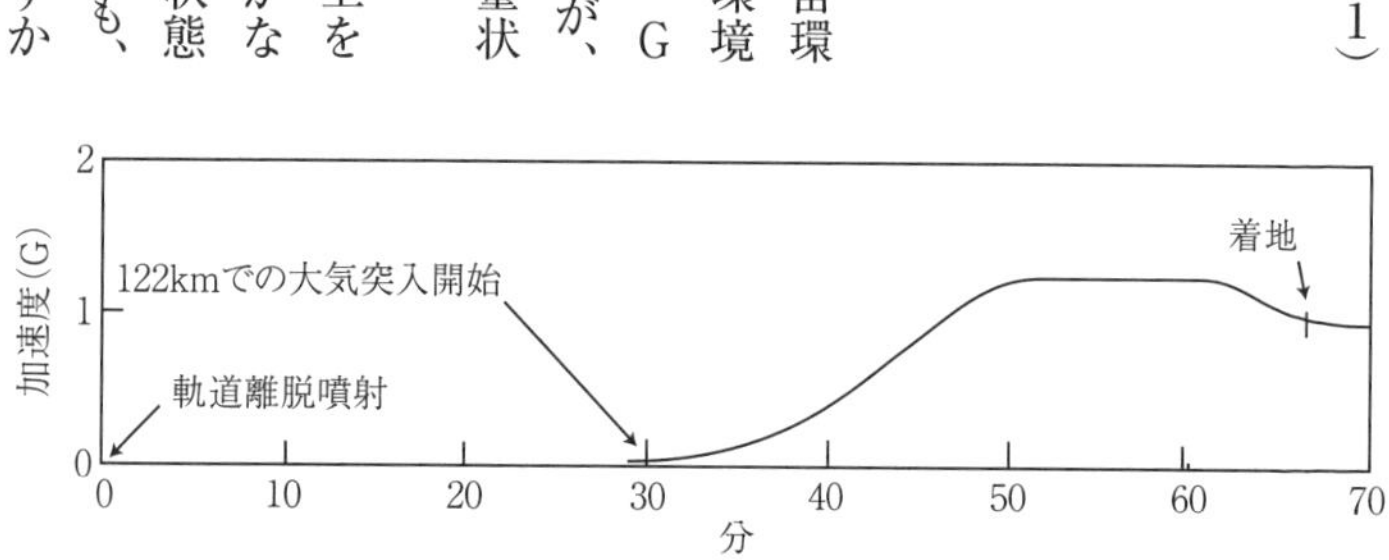


図0・2　スペースシャトルの加速度パターン

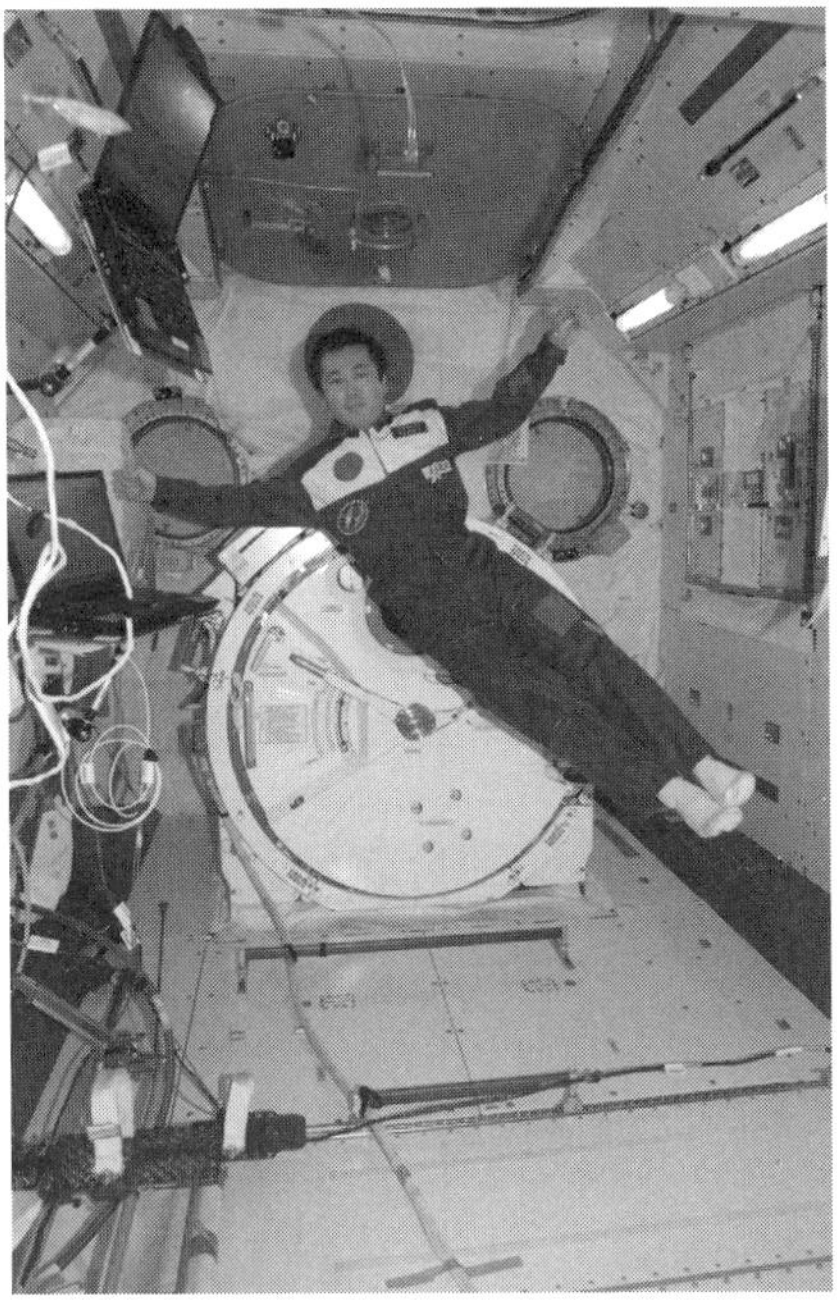

図０・３　無重量状態下での若田宇宙飛行士（NASA 提供）

ながら見かけ上の重力は存在している。通常、この状態をμG（マイクロジー）という。$10^{-6}$ほどの非常にわずかな重力（微小重力）が宇宙船の中では常にかかっている。しかし、たいへんわずかなので、μGは、人間の身体にとってはほとんど加速度のないゼロGと同じといってよいであろう。

　人間が重力下で前傾すれば重心が変わり、身体の動きを制御する多くの筋肉系が活動する。これらは組み合わされた動きであり意識を必要としない。しかし、重力のない環境では、それぞれの動きは別々になされ、再学習の期間が必要となってくる。幸いなことに、無重量状態への動きに対するこの再学習は、人間にとって、さほど難しくない。動きは最小限の力で制御され、移動も足は使う必要がなく、手で取っ手をつかみ、身体を自分の行きたい方向へ押し進めたり、引っ張ったりするだけで容易に移動できるようになる。

　人間は一Gの重力加速度で支配された地上で適応してきたため、宇宙空間の無重量状態に暴露されると生理機能は大きく影響を受ける。たとえば、宇宙酔い、顔のむくみ、骨がもろくなり、筋肉が細くなるなどのいくつかの重大な医学的問題を引き起こしてくることが知られているが、その詳細については第5章を参照されたい。

コラム 1

**加速度負荷と耐 G 服**

航空機や宇宙機が旋回運動をするときに、頭から足先方向の角加速度（+ Gz）が加わわると、頭の血液が下方に押し下げられ、飛行士は脳貧血状態になり意識を失う危険がある。したがって旋回時に 7 ～ 8Gz の加速度を受ける（体重が 7 ～ 8 倍になる）のが常態の戦闘機パイロットは飛行時には耐 G 服を着用している。一方、宇宙飛行士は、打ち上げ時や大気圏突入時には 3Gx（胸から背中方向への加速度で、Gz よりも負担は少ない）程度の加速度しか受けないが、異常な宇宙機の運動によっては高い Gz 負荷を受ける危険性があるので、やはり同様の耐 G 服を着用する。特に宇宙の 0G 環境に慣れた宇宙飛行士の身体は、2 ～ 3G 程度の加速度負荷でも、相当の負担となりうる。

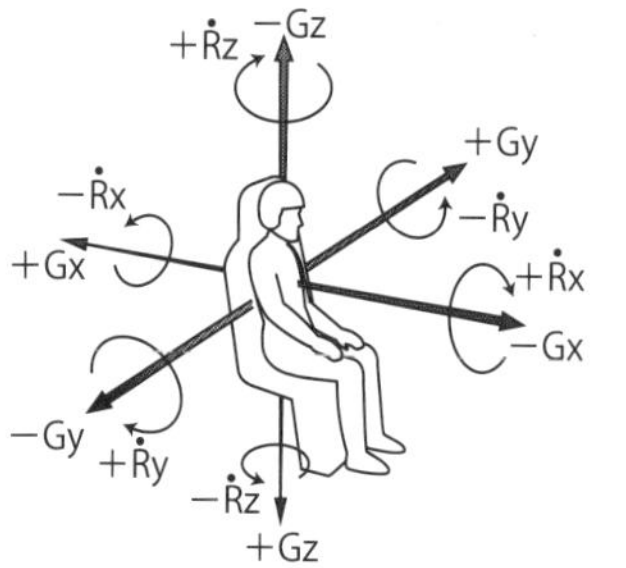


角加速度は身体に作用する方向によって Gx、Gy、Gz と区別される.

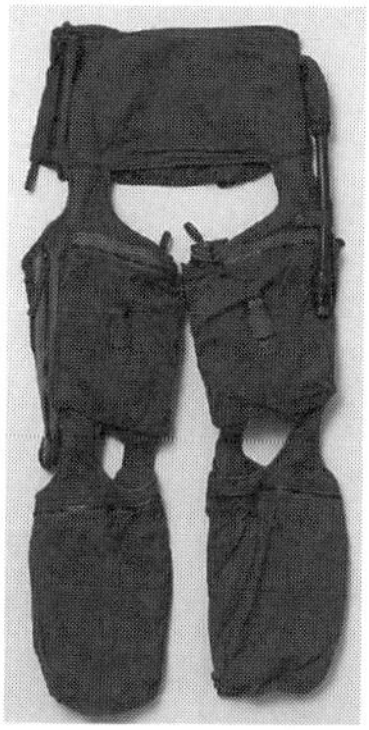

© MASH CO.

米空軍の戦闘機パイロット用の耐 G 服．G 負荷が加わると自動的に腹部、大腿、下腿の 5 カ所の空気袋が膨らみ、下肢を締めつけて血液が下半身に下がらないようにする.

## ✷ 極端な温度

宇宙環境はほぼ真空のため、空気による熱の伝導がほとんど起こらない。また地表のように厚い大気層による太陽光エネルギーの減衰がないため、直接太陽光を受けることとなる。したがって太陽にさらされた日の当たる部分は摂氏約一〇〇度にもなり、反対に日陰の部分はマイナス一一〇度にもなるという非常に過酷な温度環境である。しかし、宇宙船の中は前に述べたように環境制御生命維持システムにより地上と同じように快適な温度に保たれている。

この過酷な温度環境が人間にとって問題となるのは、船外活動すなわち宇宙服に身を包んで宇宙空間の外へ出ていろいろな作業を行う宇宙遊泳のときである（図0・4）。宇宙開発初期の船外活動では、作業によって生じた自身の体熱の上昇によってヘルメットが曇ってしまったり、宇宙服内の暑さの

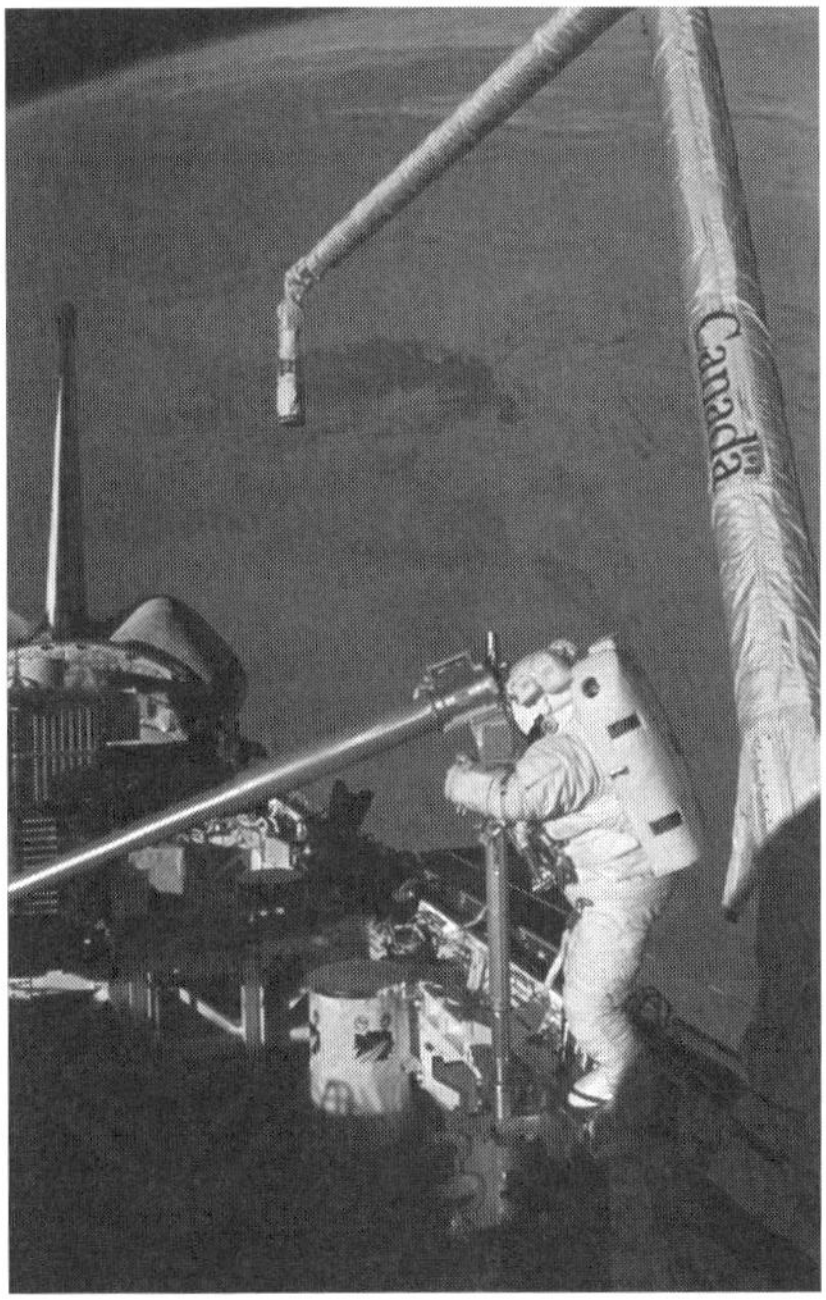


図0・4　宇宙服に身を包んで船外活動で作業する土井宇宙飛行士（JAXA/NASA 提供）

ため作業を中断せざるを得ないこともあったりしたという。そのためスペースシャトルの時代には、宇宙服の内側に細いチューブを張りめぐらせ、そこに水を循環させる水冷機能のある下着を着用させることで欠陥を改善している。また、これとは反対に、宇宙飛行士が太陽光の当たらない地球の裏側で船外活動を行ったときには、非常に寒くて手がかじかんで作業に苦労したこともあったが、最近では手袋に温熱ヒーターをつけるなどして、かなり改善されてきている。

## ✷隕石およびスペースデブリ

多くの物体が地球の軌道環境を通過している。最も著明なものは隕石であり、大きなものから非常に小さい微小隕石まで、ある一瞬をとっても地表から二〇〇〇キロメートルの範囲内に二〇〇〇キログラムは存在しているといわれる。隕石については、大きくても直径約二センチメートル程度で、〇・一ミリメートル前後の大きさのものがほとんどであるといわれる。

また、もうひとつ、宇宙で問題となる物体が、スペースデブリ（宇宙デブリ）といわれる破片ゴミである。これらは、使われなくなったロケットやその部品、人工衛星打ち上げ時に地球周回軌道に残された人工物で、かなり大きなものがある。直径一〇センチメートル以上の大きなデブリは、地上からの観測によりその位置がほぼわかっており、ＩＳＳが近づいても軌道制御により衝突を回避することになっている。もし回避行動を行わなかった場合、デブリが衝突する確率は一〇年間で約〇・一四パーセントと計算されている。ISSでは、直径が一〇〜一〇〇ミリメートルの障害物に対しては、万が一衝突し、貫通した場合には隣のモジュールに退避し、ハッチを閉めることとしている。直径が一〇ミリメートル以下のものに対しては、ISSの進行方向前面にバンパーを設けることで貫通のリスクをおさえている。これまで幸いなことに隕石やデブリの貫通により事故が起こったという事態は起きていない。しかし、宇宙飛行中に宇宙船に隕石が衝突し危害を及ぼす可能性は常に考慮しておかなければならない。

## ✴宇宙放射線

宇宙放射線には、図0・5に示されるように一般に三つのタイプがある。それは銀河宇宙線、磁場捕捉放射線（バンアレン帯）、そして太陽フレアからの放射線である。地表ではこれら放射線のほとんどは、大気や磁場などにより捕らえられてしまうため、生物にとってほとんど問題とならないが、大気圏外ではそれが低高度の軌道であっても宇宙船やその中にいる人は影響を受ける可能性がある。宇宙放射線は陽子、電子、α粒子等の軽粒子と炭素以上の質量をもつ重粒子からなり、すべて高エネルギーで、完全に防ぐことは不可能である。

現在ＩＳＳが飛行している地上から四〇〇キロメートルの高度付近は、磁場捕捉放射線帯の少し内側で

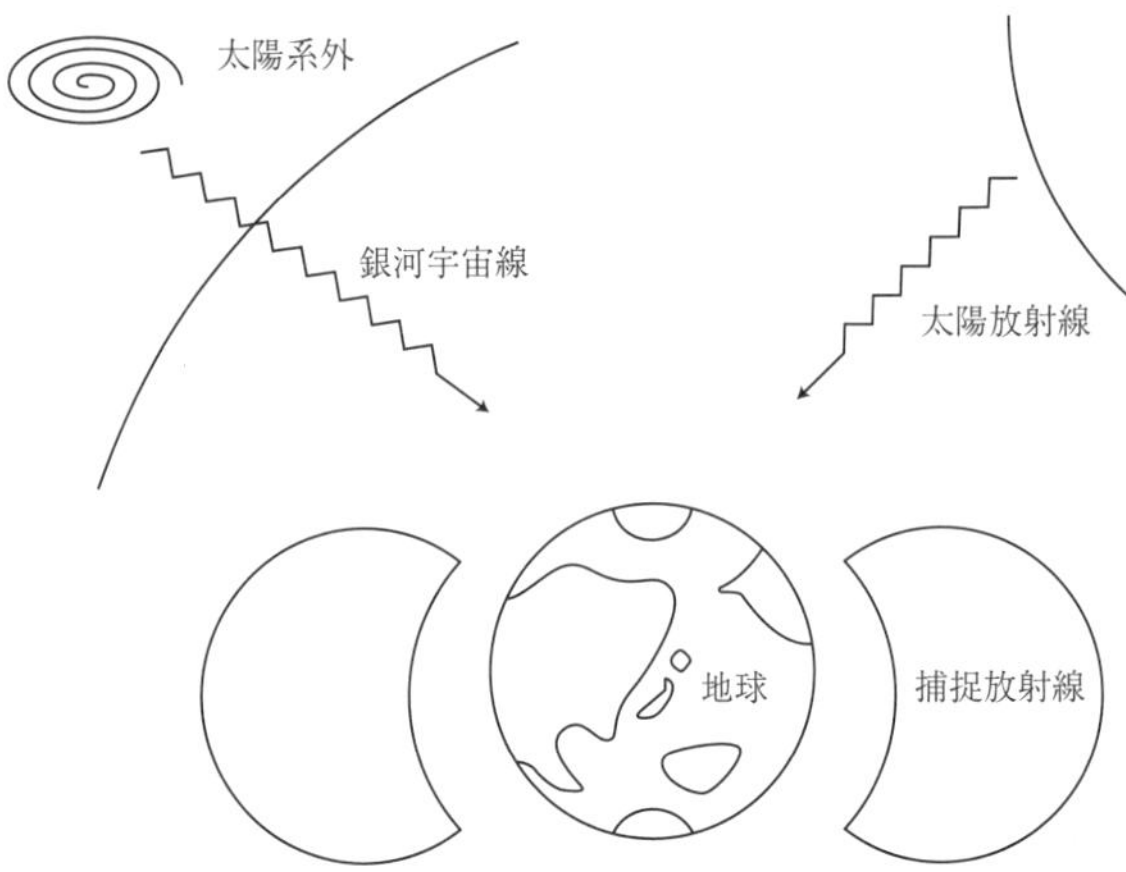


図０・５　三種の宇宙放射線．銀河宇宙線、補足放射線、太陽放射線の３種類の宇宙放射線がある．

あるが、南半球の大西洋上空はそれが地上に向かって落ち込んでいるため、ここを通過するときには、多少であるがその他の地域より多くの放射線を被曝《ひばく》することになる。しかし、放射線による人体への急性の影響を及ぼすほどではない。一日に〇・五～一・〇ミリシーベルト(mSv)被曝することとなり、長期間被曝すると問題となることもあり、宇宙飛行士では、生涯に許容される放射線被曝量が表０・２のように決められている。

放射線対策としては、宇宙船に防護装置を取りつけることと、安全な軌道に戻って飛行することがあげられる。しかし、防護装置を増加させると宇宙船の重量が増し、運搬能力が減少する。さらに二次放射線の量を増加させる結果になる。また軌道を変えることによっては、宇宙船の帰還に問題が生ずることもある。船内に個人用のシェルターを設ける方法はひとつの解決法かもしれない。いずれにしても、今後、惑星間飛行などのときには十分な放射線対策が必要になってくるであろう。

## ✷隔離閉鎖環境

これまで、アメリカの宇宙飛行は比較的短期間であったためあまり問題とはならなかったが、長期滞在に主眼をおいてきたロシア（旧ソ連）では、長期滞在の宇宙飛行の心理的変化を研究しており、宇宙飛行の長期化の限界点は生理学的な点よりは、むしろ心理学的側面に支配されるであろうとしている。これまでの宇宙船の居住区は、アポロでは六〜八立方メートル、スカイラブではかなり広くなり二九四立方メートル、スペースシャトルでは操縦室とその下の居住区であるミッドデッキを合わせても七一立方メートルである。ＩＳＳでは六〇〜八〇立方メートルのモジュールが五つほどで構成され、さらに広くなっているものの、何といっても地上のように外には簡単には出られない。このような閉鎖空間に長期間滞在するとなれば、心理的問題が発生してもおかしくはない。

南極基地、潜水艦そして宇宙長期滞在のシミュレーション等の研究から、人間が長期間閉鎖拘束され、しかもプライバシーが保たれないような環境下に八週間以上さらされていると、ほとんどの人は不眠、頭痛、妄想、幻覚から作業能力の低下、正常な判断力の欠如をきたすという。さらに、クルー（乗組員）の人間関係には、感情的な対立やうつ的状態などによる悪影響を及ぼしてくるといわれている。アメ

表０·２　宇宙飛行士の生涯実効線量制限値（JAXA 提供）

| 初めて宇宙飛行を行った年齢 | 男性（mSv） | 女性（mSv） |
|---|---|---|
| 27 〜 29 歳 | 600 | 600 |
| 30 〜 34 歳 | 900 | 800 |
| 35 〜 39 歳 | 1000 | 900 |
| 40 歳以上 | 1200 | 1100 |

リカのスカイラブや旧ソ連の経験からは、クルー間のみならず、クルーと地上との間でも衝突が生じ、クルーがストライキを起こしていたことが報告されている。このような環境下では、潜在的な精神障害が発症してくるおそれもあり、破滅的なことになりかねない。それゆえ、宇宙飛行士を選抜する段階での精神心理的配慮、および選抜後のミッション任命時の個々の宇宙飛行士の性格を考慮したチーム結成、そしてその後の集団トレーニングなどは非常に重要だといえよう。

現在飛行しているＩＳＳでは、日本人を含む六人の国際クルーより構成され、約半年間滞在するのが一般的である。国際クルーからなる乗員は、アメリカ、ロシア、ヨーロッパ、日本、カナダと、まったく異なった文化的背景をもった宇宙飛行士が共同生活することとなり、異文化摩擦などの精神心理的に多くの問題点をきたす可能性は十分に考えられる。このような観点は特に重要視され、ＮＡＳＡ（National Aeronautics and Space Administration：アメリカ航空宇宙局）やＲＯＳＣＯＳＭＯＳ（ロシア国営ロスコスモス社）を中心に参加各国を交え国際的に検討されている。

＊　＊　＊

以上、宇宙空間での人間の生活を考えるうえにおいて、生体にとっての宇宙環境とはどんなところかについて概説したが、このように宇宙環境は人間にとってまだまだ過酷であり、そこで生活するようになるには多くの課題を解決しなければならないということがわかる。今後、より多くの人間の宇宙への進出に伴い、このような宇宙環境はよりよく理解され、それらの人間への影響および対策法は一歩一歩解決されていくであろう。一般人による宇宙への弾道飛行も、民間企業により着々と進められている。現在、アメリカには一般人の宇宙飛行希望者を募っている会社が二社ある。一つはヴァージン・ギャラクティックという会社で、宇宙弾道飛行により数分間の宇宙旅行をエンジョイしようというものである。日本でもクラブツーリズムという会社が下請けしており、金額一〇万ドル程度で、十数名の希望者が登録されている。彼らは二〇一七年頃に予定されている飛行を待っているところで、現在、宇宙船の試験飛行をしている段階だ。著者もその希望者の医学審査を請け負っている。もう一つはスペースアドベンチャー社が扱っており、こちらは現在飛んでいる国際宇宙ステーションに一週間ほど滞在しようというものである。当然金額的にはずっと高く、四〇億円といわれており、すでに世界の大金持ちが数名経験している。このように金額的にはかなり高額ではあるもの、一般人も宇宙に行ける時代が着実に着ており、夢ではなくなってきている。二一世紀後半には宇宙観光旅行、そしてさらには宇宙での一般の人の生活が始まり、宇宙へ誰でも行くことができるような時代となっていることを望む。

# 第1章 船内服

## 究極の普段着

宇宙船（スペースシャトルやソユーズ）あるいは宇宙ステーション内は、当然ながらそのすべてが人工の環境である。宇宙飛行士が快適に生活するために、酸素発生装置と二酸化炭素吸収装置が絶妙なバランスで機能し、空気の組成を調整するとともに、エアコンが温度や湿度を快適な範囲内（温度一八・三〜二六・六度、相対湿度二五〜七〇パーセント）にコントロールしている。宇宙飛行士は打ち上げや着陸時は、急減圧（コラム2）や、有毒ガスによる空気汚染などの緊急事態にそなえて与圧服（コラム3）とヘルメットを着用するが（図1・1、図1・2）、通常、宇宙船内または宇宙ステーションにあっては、ポロシャツやラガーシャツなどの動きやすく、仕事しやすい軽装で

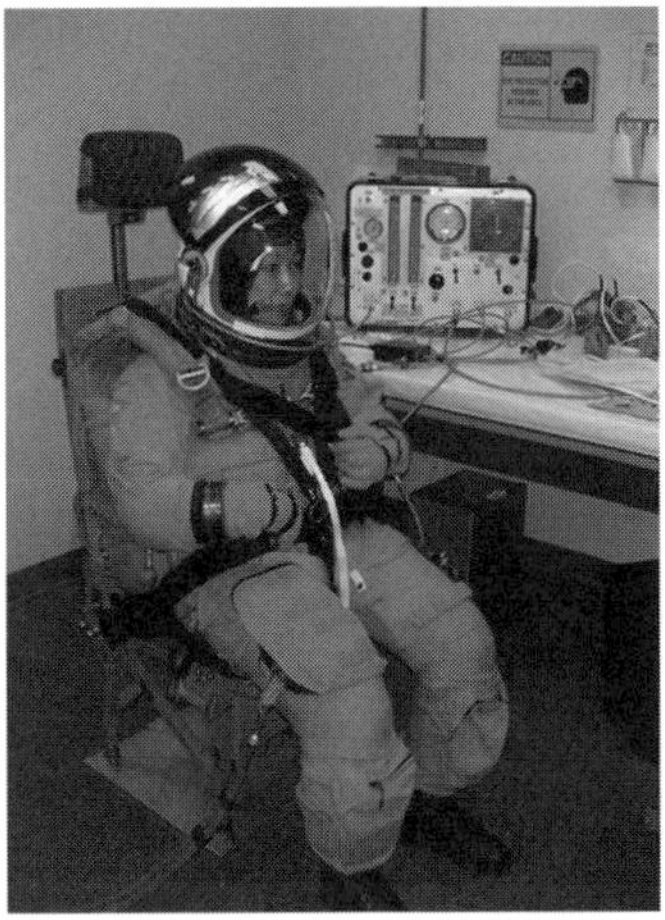

図1・1　スペースシャトル用オレンジスーツのフィットチェック中の山崎宇宙飛行士（JAXA 提供）

過ごしている（図1・3）。

　これらの船内服は下着を含めて、すべて地上から持ち込むが、洗濯機はないため、汚れたら着替えて、ゴミとして捨てることになる。船内服はわれわれが地上で着ている普段着やスポーツウェアのなかから適切なものが選ばれて宇宙飛行士用に採用されているが、前記の事情から採用にはいくつかの条件がある。つまり、素材が軽く、難燃性で、汚れにくく、脱臭性があ

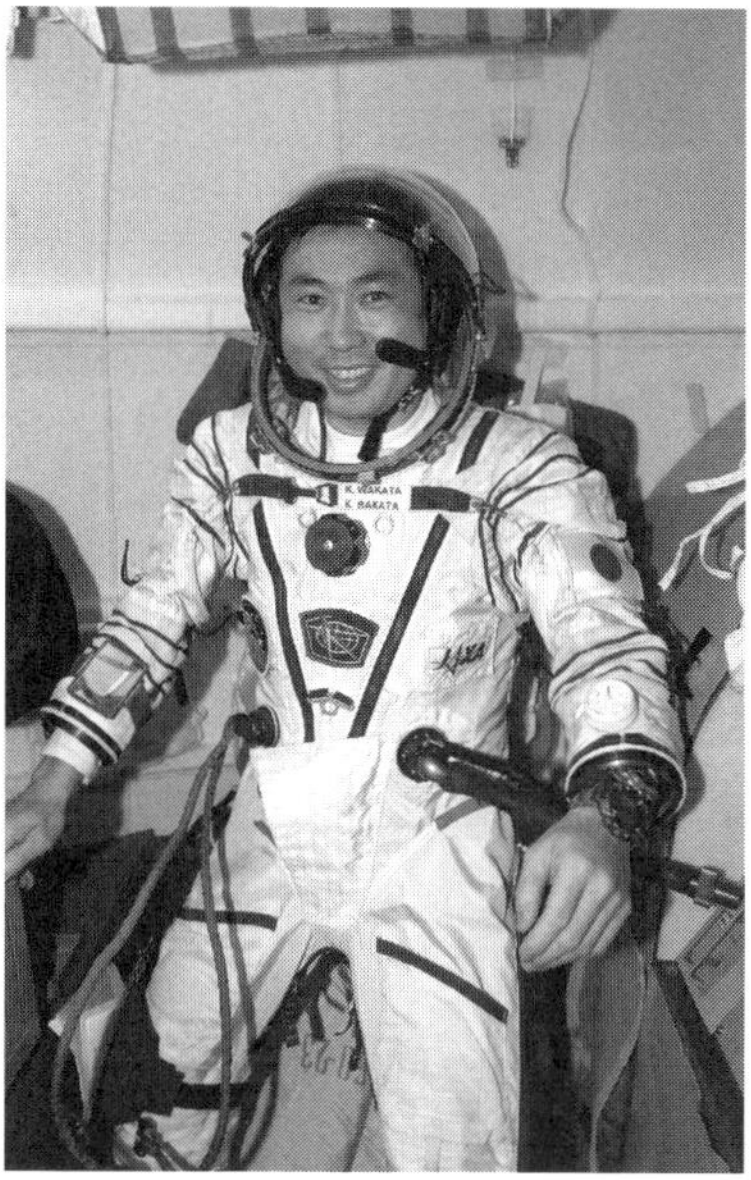
図 1・2　ソユーズ用ソコール・スーツを着用した若田宇宙飛行士（JAXA/NASA 提供）

## コラム 2

### 急減圧

　スペースシャトルやソユーズ宇宙船の気圧は 1 気圧に維持されているが、打ち上げや帰還時には、システムの故障などにより急激に船内気圧が低下する「急減圧現象」が起こる危険性があるので、宇宙飛行士は緊急事態にそなえて与圧服とヘルメットを被る。われわれの身体にかかっている圧力が急激に低下すると、減圧症（身体に溶けている窒素が気泡化して、関節痛や胸痛・呼吸困難などを引き起こす）、低酸素症（酸素濃度が低下すると意識を失うことがある）、圧外傷（中耳腔や副鼻腔内の空気が膨張して、周囲を圧迫するため痛みを生じる）などの障害が現れる。これらを防ぐために体全体を包んで気圧を維持する与圧服が必要となる。

り、汗を吸いとりやすく、通気性や保温性に優れ、ゴミとしてかさばらないことなどである。いろいろな条件を列挙したが、当然、下着、上着、運動用など用途によって求められる機能は違う。最近たくさん開発されている機能性の優れたスポーツウェアなどが、船内服に応用されている。将来、女性宇宙飛行士が増えれば、ファッション性なども重要な選択の条件となるかもしれない。

これまで国際宇宙ステーション（International Space Station：ISS）では、日本人宇宙飛行士

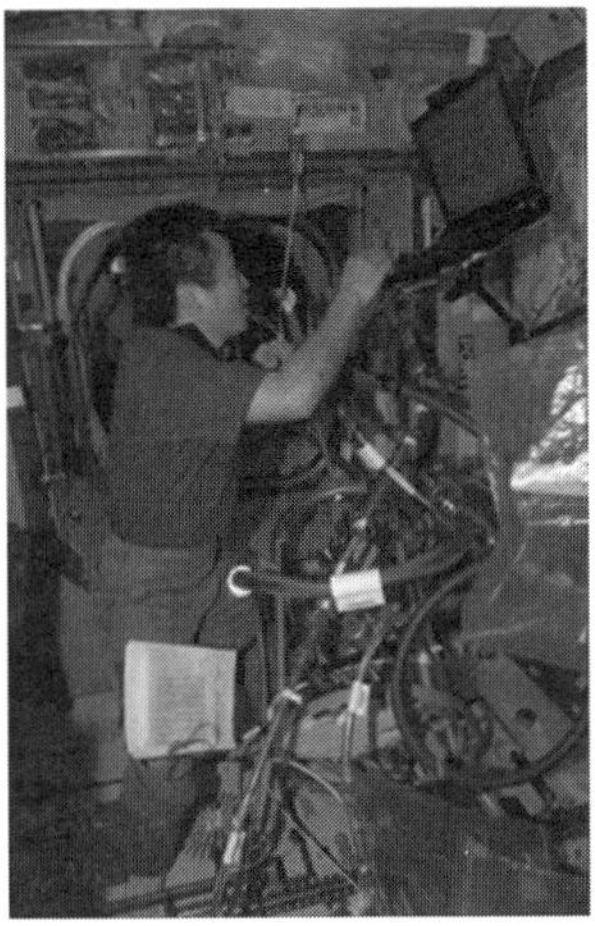

図１・３　通常の船内服で作業中の若田宇宙飛行士（JAXA/NASA提供）

## コラム３

**与圧服**

高高度を飛ぶ偵察機のパイロットや、宇宙飛行士が打ち上げ・帰還の際に着る気密性の高い、体全体に圧力をかけられる防護服のことをいう。これをさらに気密性を高め、宇宙空間でも長時間の作業ができるように改良したのが宇宙服である。現在使われている宇宙飛行士の与圧服で、よく目にするのはスペースシャトル搭乗宇宙飛行士が着るオレンジスーツ（スペースシャトルが引退してから、このスーツも見なくなったが）と、ソユーズ搭乗宇宙飛行士が着る白いソコール・スーツである。緊急事態発生時にヘルメットと一体になり、キャビン内の圧力喪失（急減圧）、有毒ガスによる空気汚染、低温などから宇宙飛行士を守るようにできている。与圧服着用の際に背負うパラシュート・パックには、パラシュート、緊急用酸素、通信機器、救命ボート、飲料水、サバイバルキットなどが装備されており、脱出した宇宙飛行士が海上などでも独力でサバイバルができるように工夫されている。

はアメリカ側のグループ（ＩＳＳは主な構造がアメリカとロシアのグループよりなり、日本はアメリカの支援を受けているので、アメリカ側グループに分類される）の一員として、船内服や食料などもアメリカから提供を受けていたが、若田宇宙飛行士が日本人初の長期滞在をするにあたり、日本製の機能性の優れた船内服の提供を目指して、宇宙航空研究開発機構（以下ＪＡＸＡ）は、大学およびメーカーと共同で、その開発を試みた。図１・４は日本女子大学（多屋淑子教授）がメーカーと共同で立ち上げた、産学共同グループ「近未来宇宙暮らしユニット」とＪＡＸＡの共同開発による船内服の一例であるが、二〇〇八年三月の１Ｊ／Ａミッションで飛んだ土井隆雄宇宙飛行士がＩＳＳ内で着用した。

　このプロジェクトでは、スポーツウェア、ポロシャツ（半袖、長袖）、ズボン、下着、靴下などが製作された。開発にあたっては、日本の高度な科学技術を船内服に織り込むべく、いろいろな工夫と努力がなされた（コラム４）。つまり、温熱快適性、清潔持続性、動きやすさ、シルエットの美しさ、軽量化・コンパクト化などの向上を開発の目標とし、保温、吸湿、速乾、抗菌、防臭、消臭、制電、難燃、防汚、皮膚への低刺激、着心地など、多数の項目について評価を行い、究極の船内服の完成を目指した。完成品は土井宇宙飛行士をはじめ、星出彰彦宇宙飛行士、若田光一宇宙飛行士のミッションにも採用され、初の国産宇宙船内服として、日本人宇宙飛行士たちから高い評価を得た。

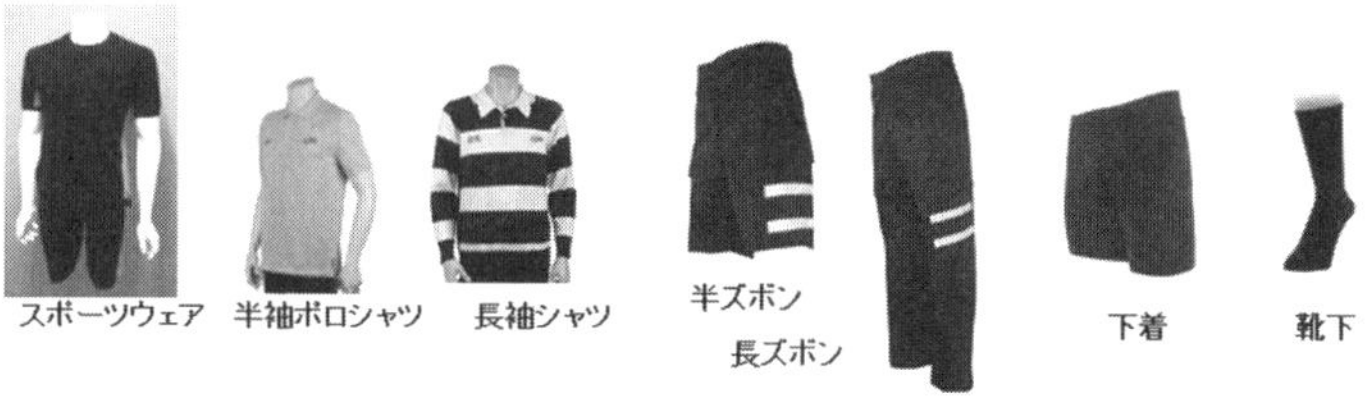
スポーツウェア
半袖ポロシャツ
長袖シャツ
半ズボン
長ズボン
下着
靴下

図1·4　「近未来宇宙暮らしユニット」とJAXAの共同開発による船内服(㈱J-Space提供)

さらに第二弾としては、山崎直子宇宙飛行士がスペースシャトル乗組員の一員としてミッションに参加したときに、日本で市販されている普段着やスポーツウェアのなかから、ＪＡＸＡが示した〝宇宙化〟の条件に合致する候補品を募集した。長袖・半袖シャツ、長・半ズボン、下着、運動着上下、カーディガン、ニットウェア、靴下など、多数のメーカーからの応募があった。応募各社は、素材、縫製技術、カッティング技術などで、それぞれの独自性と先進性をアピールした。ＪＡＸＡは外部の専門家も含む選定委員会を組織し、応募品をさまざまな観点から評価した。従来の評価項目に加えて、運動着や下着では吸湿性や速乾性などの機能性も重視され、またカーディガンやニットウェアでは、女性宇宙飛行士の着用にふさわしいデザインなども考慮され、九社一四点の採用を決めた（図1・5）。宇宙がサバイバルの環境から、生活の環境に変化してきていることを、強く印象づけるイベントであった。これは言い方を変えれば、有人宇宙開発の〝大衆化〟の試みであり、将来、宇宙での生活を身近なものにするうえで、船内服を一般的な、安価で快適なものにするための第一歩と考えることもできる。来るべき一般人の

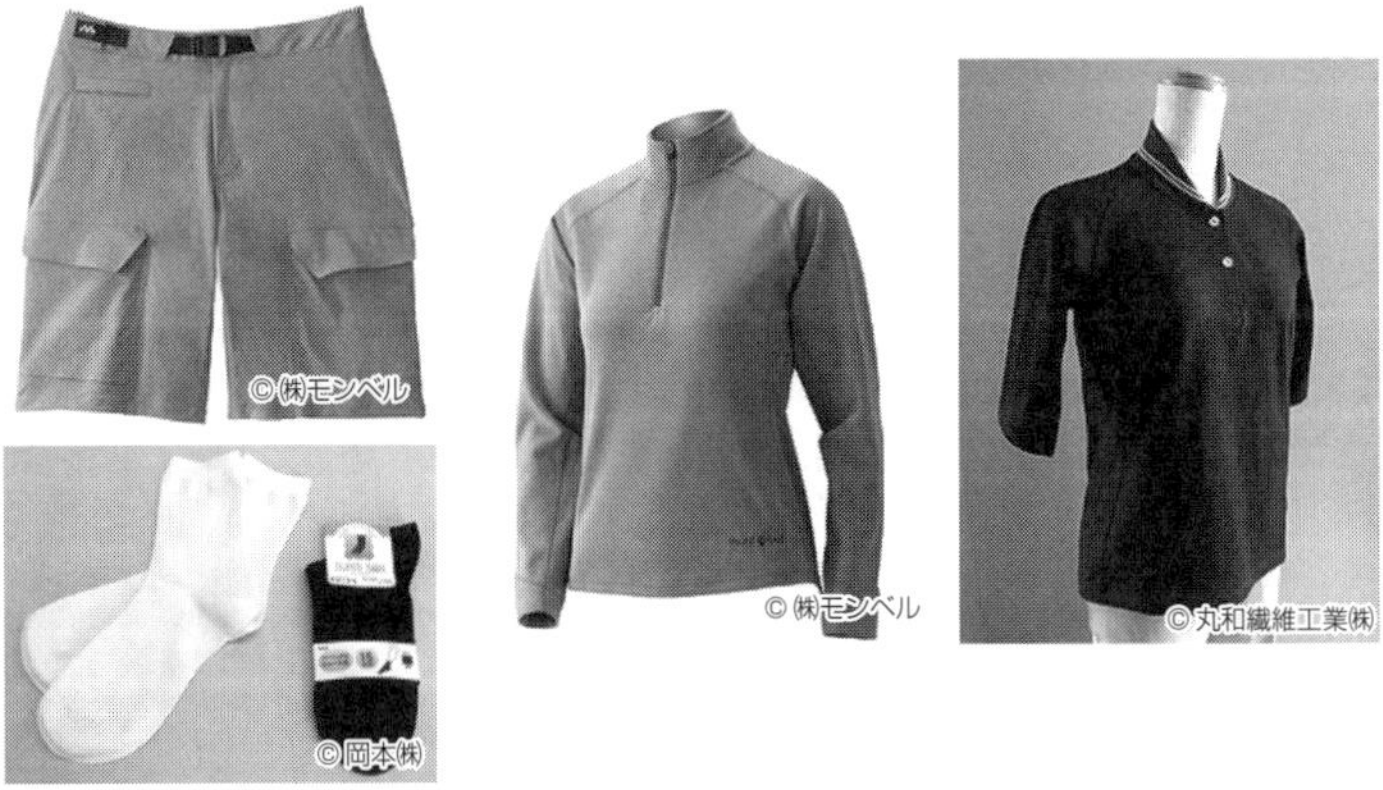


図1・5　一般公募によるJAXA認定船内服の一例

宇宙旅行の際には、このような経験と資料が参考となるであろう。

さらに機能的な船内服開発の課題としては、衣服そのものに自浄機能がそなわっていて、何度も着用できる技術（現在は、汚れた服はゴミとして捨てられる）、たとえば、光触媒技術を利用した汚れを除去する技術の開発などが考えられる。また、将来の月や火星有人探査を視野に入れると、月の細かい砂・粉塵（レゴリスと呼ばれ、吸入するとシリコンやアスベストのような人体への有害性が指摘されている）を防護できる素材、過剰な宇宙放射線被曝《ひばく》から体を守れる素材などの、防護機能が付加される必要がある。

## コラム4

### 日本製の船内服開発に用いられた諸技術

日本初の船内服の開発にあたっては、いくつかの高度な技術が駆使された。単繊維の一本いっぽんに、光触媒粒子、抗菌剤、制電性をもつ機能樹脂を規則的に配列することにより、これまでの衣服にはない機能性を獲得した。つまり、光触媒による汚れの分解と防臭・消臭、抗菌剤による腐敗臭の防止、制電性樹脂による静電気の抑制である。また無縫製技術は、縫い代《しろ》を必要とせず、衣服の軽量化・コンパクト化に貢献し、縫い目による皮膚刺激を軽減した。さらには、無重力による体型変化を予想して、身体への圧迫や拘束を軽減する宇宙仕様カッティング技術を、特に下着の作製に応用した。

# 第２章 宇宙食と食事方法

## 食と日本人

宇宙に行ったら何をしようか？　宇宙旅行が現実となったら、いろいろと考えをめぐらすことになるだろう。しかし、宇宙で何をすることになっても、必ず行うことのひとつは「食べること」であろう。動物の本能的欲求のひとつであり、食べることは、生存するために不可欠な人類共通の行為である。食欲は、宇宙に行ってもお腹はすく。せっかく宇宙まで来たのに、お腹がすいていては元気で活動できなくなるかもしれない。われわれは、通常、地上では一日三回の食事をとることが多い。だから、宇宙でも一日三回、食事をとるとすると……さて何を食べようか？

地上四〇〇キロメートルの軌道上にある国際宇宙ステーション（International Space Station：ＩＳＳ）では、いま、この瞬間も、宇宙飛行士が長期間の宇宙滞在を続けている。日本人宇宙飛行士も続々とＩＳＳ長期滞在ミッションを行い、現時点で、日本は、ロシア、米国に次ぎ、宇宙滞在日数で世界第三位となっている。ＩＳＳの日本実験棟「きぼう」でのさまざまな科学実験も進行中で、ＩＳＳ計画におけるわが国の存在感も増している。

日本を訪れた外国人は、日本のテレビ番組には、食べ歩きやグルメに関する番組が非常に多いことに驚くという。日本人は、食べ物について関心が高くこだわりが強い、ということの表れかもしれない。また、世界に誇る長寿の国を支えてきた日本食は、健康的というイメージがあり、その四季折々の食材を生かした美しい日本食文化や種々の食品加工技術も、国際的に高い評価を受けている。

国内・海外旅行に限らず、旅行の楽しみのひとつは、食事であろう。宇宙旅行でも同じである。宇宙に行って、はたして何をどうやって食べるのか。本章では、宇宙旅行の際に、大きな楽しみとなる〝宇宙食〟について概説する。ぜひ、読者の方にも、食べ物にこだわる日本人の視点で、考えをめぐらせていただきたい。

# ✷宇宙食とは?

## 宇宙食の歴史

宇宙で食べるものを「宇宙食」と呼ぶ。宇宙空間で初めて食べ物を口にしたのは、一九六一年八月ヴォストーク二号に搭乗した旧ソ連のゲルマン・チトフ（German Titov）宇宙飛行士であった。その後の一九六二年二月、NASA（National Aeronautics and Space Administration：アメリカ航空宇宙局）のマーキュリー計画においてアメリカ人として初めて軌道上を飛行したジョン・ハーシェル・グレン（John

Herschel Glenn）宇宙飛行士は、アトラスロケットで打ち上げられたマーキュリーカプセルに搭乗し、宇宙空間で食事をした。そのときの食事内容は、アップルソース、ビーフグレービー、野菜ペーストであったが、これらはすべてアルミチューブに入っており、食器を使用することはなかった。これにより、〝宇宙で食べること〟自体は、難しくないとわかった、と言われている。ちなみに、女性で初めて宇宙で食事をとったのは、一九六三年六月、ヴォストーク六号に搭乗し世界初の女性宇宙飛行士となった旧ソ連のワレンチナ・テレシコワ（Valentina Tereshkova）宇宙飛行士であり、約三日間宇宙に滞在した。

ＮＡＳＡのマーキュリー計画（一九六二〜六三）では、チューブに入った簡単な宇宙食であったが、以降、宇宙食の種類は増えていく（表2・1参照）。まず、続くジェミニ計画（一九六三〜六八）では一口《ひとくち》サイズ食品・中間水分食品・乾燥食品が登場し、アポロ計画（一九六九〜七二）では、宇宙船内で湯が使用できるようになり、温かい食事が可能となった。また、温度安定化食品はアポロ八号から登場した。スカイラブ計画（一九七三〜七四）では加水食品・温度安定化食品・自然形態食品・凍結乾燥食品・放射線照射食品が供給され、スペースシャトル計画（一九八一〜二〇一一）では、市販食品を搭載するようになり、宇宙食の種類も増えた。

このように、地上の日常生活での食品にできるだけ近い形の宇宙食が考えられるようになり、食事のもつ栄養供給以外の役割、つまり、食事によって気持ちを和ませる精神心理的側面なども大きくなってきた。さらに、ＩＳＳ計画（一九八九〜）が始まった当初は、アメリカとロシアが原則としてそれぞれの国の宇宙食を自国宇宙飛行士に供給する体制をとってきたが、その後、二国以外の国際パートナー機関の宇宙飛行士がＩＳＳに長期滞在するのを踏まえ、日本・ヨーロッパ諸国・カナダからも宇宙食を供給する取り決めを行った。以前にもスペースシャトルミッションでは、そのミッション限りのイベントとして、たとえば日本人宇宙飛行士であれば和風の食品をボーナスフードとして宇宙に持って行ったことがあったが、前述の取り決めは、今後、正式なＩＳＳ宇宙食メニューとして搭載するという趣旨である。原則は、自国の宇宙飛行士向けになるが、実際に宇宙で食事する際、他国のクルーと宇宙食を交換する国際交流も行われている。今後、他国クルーからの要望がでて定常的に供給できる体制が整えば大変望ましい。このように、宇宙食も国際化することで、食品のバラエティが増えることにより、栄養面のみならず精神面でも好ましい効果をもたらし、宇宙飛行士のパフォーマンス向上、そしてミッションの成功に貢献することが期待される。

## コラム５

### 宇宙で乾杯！ はNG

飲料に関しては、各種ジュース類や紅茶、コーヒーなど、さまざまな種類の食品を宇宙で飲むことが可能になっているが、ビールやワインなどのアルコール飲料はＩＳＳ宇宙食には認められていない。宇宙飛行士とは、宇宙で仕事をする職業人なので、仕事中の飲酒はダメということであろう。アルコールによる神経系への影響で、的確な判断ができなくなる可能性もあり、危険にもなり得る。また、炭酸飲料についても、ぜひ宇宙に、という思いから、かつて実験が行われたが、宇宙の微小重力環境下では微細な気泡とならないため、宇宙食としては不適とされている。

表２・１　宇宙食の分類（松本暁子作成）

| 種類 | 調理法など | 代表的食品 |
| --- | --- | --- |
| フリーズドライ食品 (Rehydratable Foods) | ＩＳＳにある加水装置と専用アダプターから水か湯を注入し、もどして食べる。水は常温、湯は摂氏80度程度。飲料 (Beverage) は、すべてこのタイプであり、粉末を加水（湯）して専用ストローで飲む | ごはん、シュリンプカクテルなど |
| 温度安定化食品 (Thermostabilized Foods) | そのままか、オーブンで加温 | レトルト食品、缶詰など。主要なおかずがこのタイプ |
| 自然形態食品 (Natural Form Foods) | 調理不要 | 菓子など |
| 中間水分食品 (Intermediate Moisture Foods) | 調理不要 | ドライフルーツなど |
| 放射線殺菌食品 (Irradiated Foods) | 専用調理器具で放射線を照射する。<br>アメリカ軍関係機関が開発。現段階ではアメリカのみが製造 | 肉類食品 |
| 生鮮食品 (Fresh Foods) | 調理不要 | 宇宙飛行士には人気があるが、常時あるわけではなく、プログレス等の補給船によって運搬され、数日以内に消費される。<br>果物、野菜スティックなど |
| 調味料 (Condiments) | 粉が宇宙船内に飛び散らないように、塩・コショウは、液状になって小さい容器に入っている | ケチャップ、マヨネーズ、マスタード、チリソースなど |

# ✷宇宙食の種類

これまで、宇宙食を定常的に製造供給してきたのは、アメリカとロシアである。現在の宇宙食は、表2・1のような種類に分類されている。

## 宇宙食の特殊性

これまでの研究開発により宇宙食もめざましく進化し、現在ではさまざまな食品を宇宙で楽しむことができるようになったが、宇宙食ならではの特殊性および条件もある。

### 衛生基準

近年、国内でも食品の安全性について大きく取り上げられているが、食品の衛生管理目的で導入されたHACCP（Hazard Analysis and Critical Control Point）という衛生管理手法は、そもそも一九七〇年代にNASAの宇宙食製造から生まれた概念であり、宇宙で食中毒等が発生するのを防ぐ目的であった。宇宙でクルーが集団食中毒になったら、ミッション全体が台無しになり得るわけであるから、宇宙食に厳しい衛生基準が要求されるのは当然のことである。食品の製造施設についても衛生管理体制の基準を満たす必要がある。

現在、原則として、宇宙食は打ち上げ機関の要求する衛生基準に従うことになっている。たとえば、NASAを介して宇宙食を供給する場合、商業的殺菌がされている宇宙食とそうでない宇宙食によって検査や基準が異なっていた。ここでいう〝商業的殺菌がされている〟食品とは、いわゆるレトルトや缶詰（Thermostabilized Foods）のことであり、一般細菌数および包装完全性検査（目視および減圧試験）が行われる。それ以外の宇宙食（フリーズドライなどのRehydratable Foods等）では、一般細菌数・大腸菌群・コアグラーゼ陽性ブドウ球菌・サルモネラ菌・酵母および真菌数について基準が設けられており、個々の食品によって、さらに検査項目が若干異なることがある。

## 保存性

スカイラブミッションでは冷凍食品が用いられたこともあったが、現在のISSには食品用の冷蔵庫や冷凍庫は存在しないので、常温で長期保存できることが現時点での宇宙食の条件となっている。食品の輸送などにかかる期間も含め、ISSでは最低一・五年の賞味期間が必要である。JAXAでは、日本製宇宙食（宇宙日本食）の認証のために、一・五年間の食品保存試験を要求している（一部メーカーによっては一・五年にできないものもある）。また、輸送中に温度変化、圧力変化、振動などにさらされる可能性もあるため、食品の保存試験において、そういった環境変化の条件下でも食品としての衛生性、栄養性、嗜好性に問題が生じないことを確認する必要がある。

世の中には、いろいろな形態の食品が開発されているが、この「常温で長期保存可能」という条件は、非常に厳しく、事実上、宇宙食の候補品としてのハードルを高める状況になっている。

## 形状と香り

第一に、粉や食べかすが出ないことが重要である。理由は、微小重力環境下で散乱し、ＩＳＳ機器に悪影響を及ぼしたり、宇宙飛行士の眼に入ったりする可能性があるためである。したがって、クッキーなどは一口《ひとくち》サイズのものが多い。同様に、水分が散乱するのも問題なので、飲料は、ストローで直接口に入る形態をとっている。また、その他の水分を含む食品（煮汁やソースなど）には若干の粘度（とろみ）が必要になる。

さらに、先にも述べたが、食べ残しが臭うものは望ましくない。匂いの感受性は個人によってさまざまであり、ある人にとっては問題なくても、他の人にとっては苦痛となって食欲に悪影響を及ぼしかねない。したがって、閉鎖空間で集団生活を行う以上、一般に、匂いの強烈な食品は避けられる。その意味からも、ミッションを同じくするクルーは地上で一緒に試食会を行い、自分だけでなく他のクルーが食べる食品も事前に確認している。

## パッケージ

食品の中身だけでなく、パッケージも宇宙食の大きな特徴である。食品の包装材やそれについているラベル、インク、染料、接着剤等、宇宙船に持ち込まれるものについてはすべて、オフガス試験（コラム10）を行い、燃焼時に有毒ガスを発生しないことを確認する必要がある。したがって、食品ごとに異なるパッケージを使うより、すでにこれらの試験に合格した包装材で食品をパックするほうが効率的であり、ＮＡＳＡ、ＲＯＳＣＯＳＭＯＳ（ロシア国営ロスコスモス社）、そしてＪＡＸＡでも宇宙食専用のパッケージを開発している。NASAでは市販食品を使うことも多く、食品の内容によって中身を宇宙食用パッケージで再包装している。また、宇宙食パッケージは搭載時に使用する食品コンテナや、ISSのオーブンのサイズにあった大きさであること、加水する場合には宇宙での加水器に合致したアダプター等があることが必要である。後述するが、宇宙では、パッケージそのものが食器の代用にもなる。

## 宇宙での調理・摂食方法

宇宙船の搭載量制限上、宇宙食にはフリーズドライ食品（Rehydratable Foods）が多く存在するが、ISSには加水装置があり、食べる前に水か湯を加えるようになっている。湯といっても沸騰湯ではなく、摂氏八〇度程度であり、量としては二五ミリリットル（ml）の倍数で最大二〇〇ミリリットルである。アダプターから加水（湯）し、食品をもどしたあと、パッケージの末端をはさみやナイフで切り、スプーンやフォークで中身をすくって食べる。飲料は専用ストローで飲む。一方、レトルトや缶詰（Thermostabilized Foods）は、ISSに設置してあるオーブンで加温（八〇度程度）して食べることができる。地上では、多種の電子レンジ調理用食品が販売されているが、残念ながら、現在のISSには電子レンジは存在しない。また、食品用の冷蔵庫、冷凍庫もない。

食器としては、主にスプーン、フォークを使う。特に柄の長いスプーンは中身をすくって食べるのに便利である。宇宙日本食等、メニューによっては箸も使用可能であろう。なお、スプーンやフォークなどは使い捨てではなく、食後ふき取って再利用する。一方、パッケージから直接飲食することになるので、コップや皿類はない。しかし、複数の食品を載せられるトレーがあり、それぞれの食品のパッケージについているマジックテープでトレーにとめておくことにより、各食品が空間を浮遊することを防ぐ。

## ✷現在の各国の宇宙食メニュー

### NASA（アメリカ）

NASAの宇宙食（図2・1に例を示す）には、短期ミッション（スペースシャトル用メニュー）と長期ミッション（ISS用メニュー）用の二種類があったが、二〇一一年にスペースシャトルが退役して以降はISS用メニューのみになった。二〇一六年現在、二〇〇余種の食品がISSメニューに載っている。カテゴリーとしては、飲料・パン類・シリアル・惣菜・フルーツ・スープ・スナック・菓子・ライス・いも類、野菜などあり、多種類の宇宙食があるとおわかりいただけるであろう。また、米国にはベジタリアンも多くいるが、宇宙飛行士も例外ではなく、ベジタリアン用の食品メニューもある。

メニューリストは、新規宇宙食の開発や宇宙飛行士からの要望の状況に応じて時々アップデートされる。トルティーヤなどは、最初はボーナスフードとして、あるクルーが持ち込んだところ、食べかすが出ず片手で持って食べることができるなどの利便性があり、他のクルーにも人気が出て一般メニューに入った。このように、宇宙飛行士からのフィードバックも重要な情報になる。

宇宙食の課題のひとつは、食品数に限度があり〝飽きること〟であるが、NASA宇宙飛行士から一般には温度安定化食品のほうが飽きにくいとの意見がある。

また、NASAではパッケージに関しても、いろいろなタイプを開発してきたが、パウチ状のパッケージが多い。これはパウチ状のほうが搭載時容積が小さく、したがってより多くの食品を運ぶことができ、食事準備の際も加温に時間がかからず、さらに、食べた後も平たくつぶせてかさばらないからである。

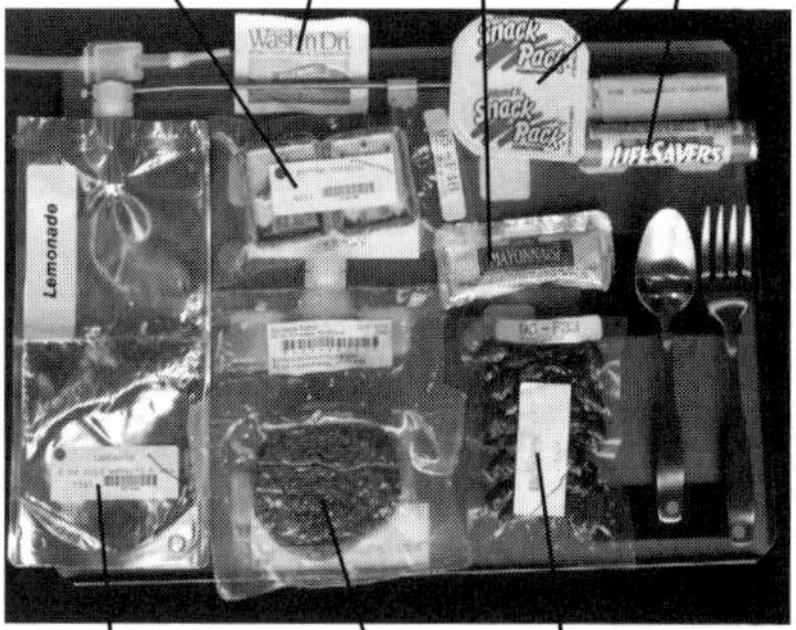
バタークッキー
お手ふき
マヨネーズ
お菓子
レモネード
ビーフパテ
おかず（肉類）

図２・１　NASAの宇宙食の例．これが一食分ではない（JAXA提供）

## ROSCOSMOS（ロシア国営ロスコスモス社）

ロシアは旧ソ連の時代から、アメリカと並ぶ宇宙開発の長い歴史と豊富な経験を有するが、宇宙食も含め、特に長期滞在に関しては、より豊富な経験と独自のシステムを誇っている。筆者は以前、宇宙食について調査するためロシアを訪問したが、宇宙食製造には四つの政府系機関や研究所等が関与しており、新規宇宙食の開発にも熱心に取り組んでいた。NASA宇宙食とロシア宇宙食の大きな違いのひとつは、NASAでは一般市場に流通する食品を特殊包装等で一部改変して宇宙食として利用するのに対し、ロシアでは市場製品は使用せず、最初から政府系機関で宇宙食として製造していることである。二〇一六年現在のロシア宇宙食のメニューには一二三余種類あり、ボルシチなどのロシア名物料理も含まれている。動物性たんぱく質源としてＮＡＳＡより魚を多く使っている。また、パッケージに関しては、ＮＡＳＡ宇宙食と比べて缶詰食品が多く、チューブに入った宇宙食（ソース類等）もまだ存在する（図２・２）。空き缶等の食後の容器はかさばってゴミ問題になり得るが、彼らはもともとプログレス補給船を利用し、〝ゴミを出して〟大気圏で焼却する方法をとってきたため、ＮＡＳＡほど使用後容器の問題について考慮していないようだ。

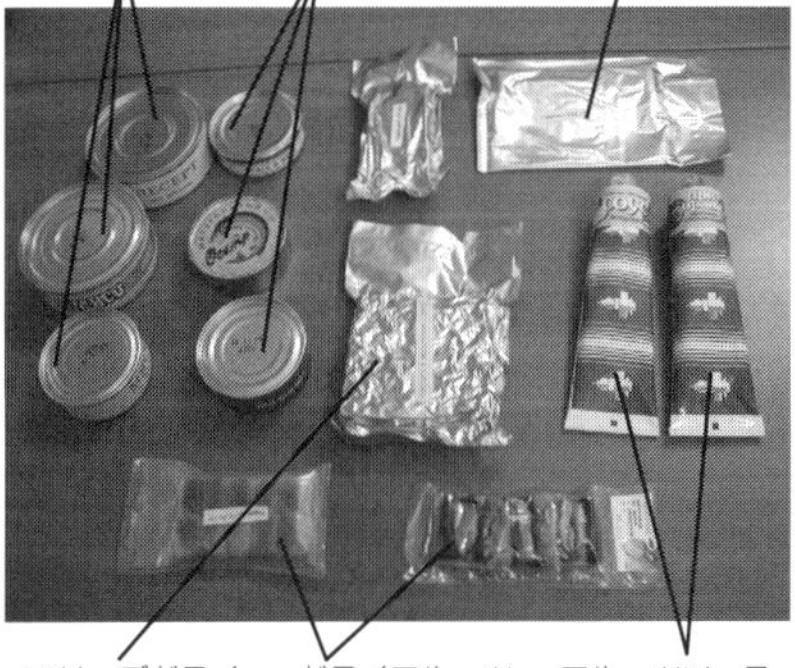


図２・２　ロシアの宇宙食例．これが一食分ではない（JAXA 提供）

## ＥＳＡ（European Space Agency：欧州宇宙機関）

ＥＳＡは以前からＥＳＡ宇宙飛行士をロシアの宇宙ステーション・ミールに送っていた関係で、これまでにもロシアを介して宇宙食を供給したことがある。したがって、ＥＳＡの宇宙食も缶詰食品が多いが、近年、フランス料理の有名シェフ、アラン・デュカス氏のプロデュースにより、本格的フランス料理の宇宙食をＩＳＳに供給した。二〇一二年現在、ＩＳＳの宇宙食メニューに載っているＥＳＡの宇宙食は二三種類ある。高い食文化を誇るヨーロッパの食事だけに、メニューを見ただけでも食欲をそそられる気がする。

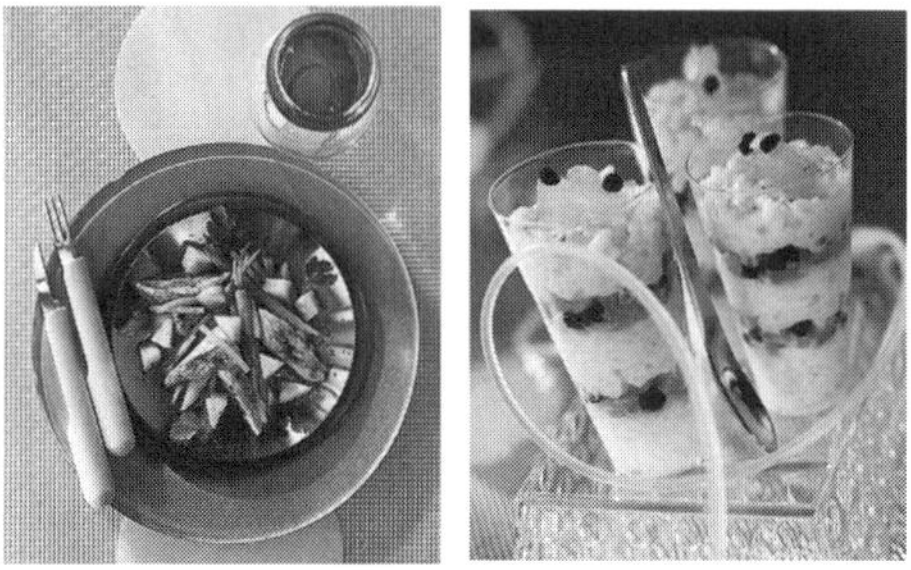

図２・３　ESA の宇宙食メニュー．缶にパッケージされ提供された ©ESA

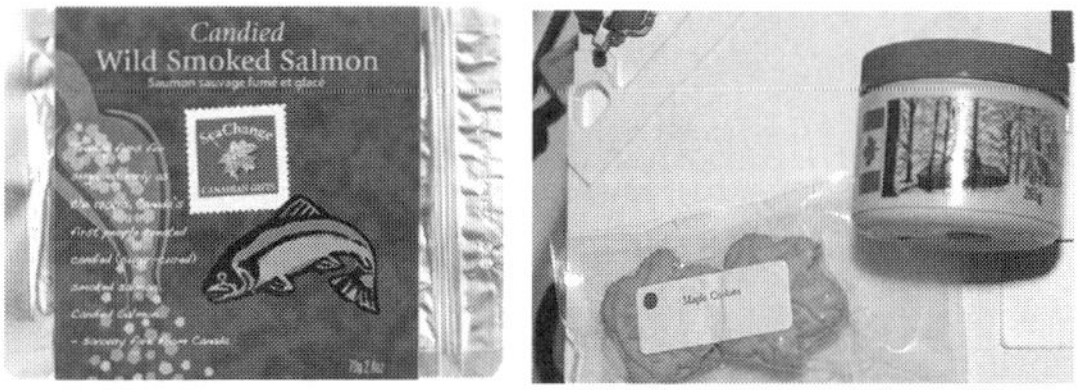


図２・４　CSA の宇宙食．スモークサーモン（左）©CSA、メープルリーフクッキーとメープルバター（右）©NASA

## CSA（Canadian Space Agency：カナダ宇宙庁）

CSAは二〇〇七年、カナダ人宇宙飛行士の搭乗にあわせ、カナダ製宇宙食としてオートミールビスケット（CANASNACK）とビーフならぬカリブージャーキーを供給した。オートミールビスケットは一口サイズで、カナダ特産品であるメープルシロップやブルーベリーまたはクランベリークリームが中に入ったクッキーである。栄養学的に好ましい原材料を使用し、健康的な宇宙食であるとアピールしている。

CSAでは、近年、〝Canadian Snack for Space〟コンテストを実施し、カナダ国内から新しい宇宙食を募集した。選ばれたスナック食品は、二〇一二年一二月からのカナダ人宇宙飛行士のISS滞在中のメニューに加えられた。

## その他の国々

独自の宇宙計画を進めている中国や、ISSの参加国ではないが、ロシアのソユーズにより自国の宇宙飛行士の短期宇宙飛行を実現、計画している国もあり、それぞれの国の宇宙食も開発されている。

中国は、二〇〇三年一一月神舟五号によって初の有人宇宙飛行に成功し、二〇〇五年一〇月には神舟六号を打ち上げた。宇宙食としては、八宝飯（中にあんが入ったもち米のデザート）、魚香肉絲（豚肉の辛味炒め）、宮保鶏丁（鶏肉とナッツの唐辛子炒め）、牛肉団子、あわびや車えびなどの中華料理と、漢方薬と栄養剤を配合した飲料等が開発されたと報道された。

二〇〇七年一〇月、マレーシア人初の宇宙飛行士はソユーズに搭乗し、ISSに滞在した。イスラム教徒として宇宙での礼拝方法も話題になった。イスラム教徒としての義務のひとつである断食後は、マレーシアが開発した宇宙食（レンダン・ダギン（牛肉の煮込み）、チキン・サテ、ナシ・ビリヤニ（インド風ピラフ）、揚げテンペ（発酵豆）、バナナようかん、干しマンゴ、イモ粉のクッキー、シリアル・バー、ショウガ風味ゼリー）を食べたことも報道された。

さらに、韓国も、二〇〇八年四月に韓国人初の宇宙飛行士をソユーズに搭乗させた。キムチ、ラーメン、コチュジャン、スジョンガ（韓国伝統のデザート飲料）などが宇宙食として開発されたと報道されている。

このように、多くの国が宇宙飛行を行うようになり、宇宙食も国際色豊かになってきている。

## ✷宇宙日本食

これまで、各国の宇宙食について概説した。では、われわれ日本の宇宙食の現状はどうなっているのだろうか。

## 「宇宙日本食」開発の経緯

ＪＡＸＡでは、日本人宇宙飛行士のＩＳＳ長期滞在を踏まえ、日本製宇宙食（宇宙日本食）の開発に向けての調査・検討を平成一三年度より開始した。

はじめに、（社）日本食品科学工学会の協力のもと、ＮＡＳＡやＦＳＡの宇宙食や製造機関、衛生基準や栄養基準を調査した。その内容を参考に国内の食品製造企業が提案、作成した宇宙日本食サンプルについて、本格的開発に向けての妥当性評価（味覚評価、保存試験など）を実施した。その結果を踏まえつつ、その後に制定された、宇宙食供給についての国際宇宙ステーション計画における合意文書（ISS FOOD PLAN, MMOP NWG）に基づき、本格的に宇宙日本食の開発に着手した。

スペースシャトル等におけるボーナスフードでは、日本から持ち込んだ食品について、打ち上げ機関の基準によって検査し、合格した食品をＮＡＳＡパッケージで再包装し搭載していた。しかし、宇宙日本食として、多くの食品をＩＳＳに供給するためには、毎回食品ごとに他国で検査を受けるのでなく、日本国内で検査し、

### コラム６

**宇宙アイスクリーム？**

アメリカや日本の科学博物館などで、おみやげ品として販売されている「宇宙食」は、宇宙食様にしただけの食品で、実際の宇宙食ではないことも多い。例として、フリーズドライ化した宇宙食アイスクリームがおみやげとして販売されているが、実際にアイスクリームが搭載されたのは 1968 年アポロ７号と、2012 年に ISS に持ち込まれた２回だけで、現在の宇宙食メニューには存在しない。現在の ISS には、食品用冷凍庫が存在しないので再登場は難しそうであるが、将来、宇宙旅行しながらアイスクリームを食べられる日が来るのが待ち遠しい。

認証するシステムを整える必要性が生じた。

日本国内で製造された食品をISSの宇宙食にするには、MMOP NWGによる国際基準、および食品製造に関する国内法令などを遵守することが必要であり、それらをまとめて宇宙日本食認証基準を制定した。前述のように、宇宙食としての諸条件を満たすために、栄養性、衛生性、品質性（水分活性、粘度、官能検査等）の検査、保存試験の実施および前後の各種検査が必要である。認証基準の詳細に関しては、JAXAホームページを参考にされたい。また、前述した条件を満たすようJAXA宇宙食用パッケージも数種開発された。

## 宇宙日本食リスト

このようにして、一年間の食品保存試験を実施し、必要な検査に合格したものが、二〇〇七年、最初の宇宙日本食としてJAXAに認証された。認証された宇宙日本食には、ロゴマークがつき、一部は市販されている。食べ物に繊細なこだわりをもつ日本人が製造した宇宙食は、日本人宇宙飛行士にとってはなつかしく、他国の宇宙飛行士にも人気である。

日本人の主食は米である。欧米の食事では米料理は付け合わせ程度の存在でしかなく、NASAのメニューでも同様で、食文化上の根本的な違いがある。今回、主食として、白飯等の各種ごはん類が認証された。アルファ化米の技術により、われわれの主食であるお米を宇宙食にできたことは日本人にとっては意義深い。

その後、二〇一六年の段階では、三〇品目が宇宙日本食として認証されている（図2・5）。しかし、まだ宇宙日本食だけで食事メニューができるほどの数はなく、さらに数を増やすことが今後の課題である。なお、日本人宇宙飛行士が実際に軌道上で食べるのは、主にNASA宇宙食が中心であり、宇宙日本食や個人の嗜好によって選んだ市販食品は、ボーナスフードとして搭載している。

## 宇宙日本食を宇宙へ届ける

スペースシャトルが二〇一一年に退役した後、ISSに物資を輸送する手段として確実に役割を果たしてきたのが、JAXAが開発した宇宙ステーション補給機こうのとり（HTV）である。これは、純国産H-ⅡBロケットで、種子島宇宙センターから打ち上げられる。以前は、日本からの宇宙食もNASAを介して宇宙へ輸送していたため、アメリカでの検疫などの問題もあったが、現在では、直接日本からこうのとりに載せてISSへ宇宙食を届けることができる。

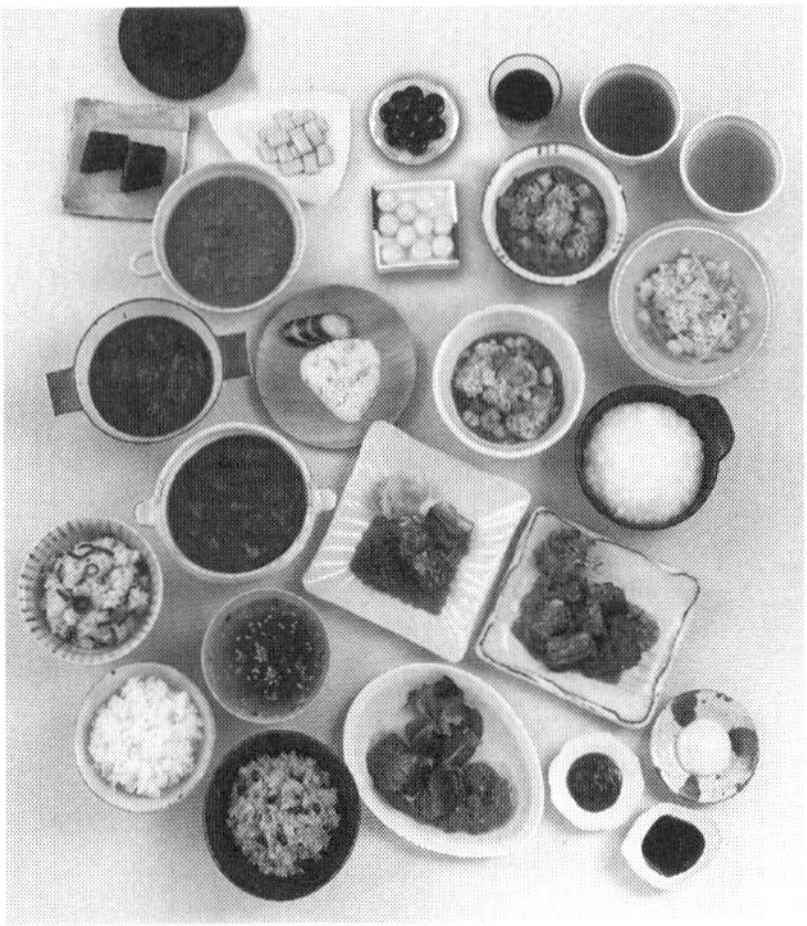

図2・5　宇宙日本食のいくつか．ラーメンは無重力でも食べやすいように麺が一口サイズにまとめられている（JAXA 提供）

## ✷国際宇宙ステーションでの食生活

ＪＡＸＡが国際調整の場で積極的に働きかけたのをきっかけに、ＥＳＡ、ＣＳＡも追随し、宇宙食についても国際化の方向に進むことになった。長期間、自分の家を離れて暮らすことになれば、故郷をなつかしく思い、自分の国の食べ物を宇宙でも食べたいと思うのは、どこの国の宇宙飛行士も同じであろう。

また、ＩＳＳでの長期滞在時には、食事に関して、スペースシャトルなどの短期ミッションと異なる捉え方をする必要性も出てくる。すなわち、生存するための栄養補給という意義だけではなく、食べることで、おいしいと思い、気持ちが和らぐ、といった精神心理的側面、嗜好的側面も宇宙飛行士のパフォーマンス向上のために重要視される。宇宙飛行士の医学管理上も、そして、宇宙で業務を忙しくこなす傍らの楽しみ・くつろぎの手段としても宇宙食は重要な役割を果たしている。

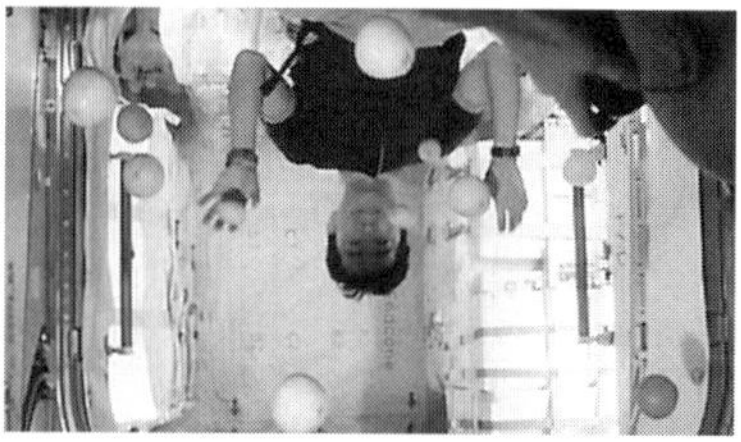

図２・６　こうのとり（HTV）５号機で運ばれた愛媛県産の果物を浮べる油井宇宙飛行士（JAXA/NASA 提供）

現在、ＩＳＳでは、一日に三度の食事と一度の間食をとることが多い。宇宙飛行士は飛行前から試食会を行い、自分が宇宙で食べたい食品をメニューリストから選択し、宇宙での栄養摂取基準を満たすよう栄養学的評価を経てメニューが調整される。この一連のステップは、ただ食品を選ぶということだけでなく、宇宙で食べる食品に慣れておく意味でも重要で、最終的な個人メニューができるまでは何カ月も要する。一般に、地上で食べて好んだ宇宙食については、宇宙飛行士は宇宙でもおいしいと感じるといわれている。表2・2にＩＳＳクルーのサンプルメニューを示す。これをみると、一回の食事で複数の食品を食べることがわかる。いわゆる一品ものではなく、各食品の量は少なめでいろいろな種類の食品を食べることにより、全体として栄養バランスがとれるようになっている。また、ＩＳＳ開始当初は六日ごとにメニューを繰り返していたが、いまでは一六日おきになっている。今後、さらに宇宙食メニューが増えればサイクルは延びる。宇宙飛行士からは、短期間でメニューが繰り返されると飽きるという意見があり、その点も今後改善されることが期待される。

## ✷宇宙での栄養

日々の食事は健康状態に直接影響を及ぼすため、宇宙での栄養摂取に関しては、宇宙医学生理学の知識を踏まえ考察することになるが、その詳細については別論文（松本 2008）にまとめたので参照されたい。

現在、長期宇宙滞在時の一日の栄養摂取基準（三六〇日までのＩＳＳミッション）が定められており、宇宙食摂取によってこの基準を満たすことが必要である。表2・3に、宇宙と地上での日米栄養摂取基準の比較を示した。

これまでのスペースシャトル等による短期飛行では、ミッション中、健康状態を維持し、毎日食べているかぎり、栄養状態が急に悪化することは考えにくかったが、宇宙滞在が長期になると栄養状態に変化が

表２・２　ISSクルーのサンプルメニュー

| | 献立1 | 献立2 | 献立3 | 献立4 |
|---|---|---|---|---|
| 1日目 | カッテージチーズ／ナッツ(R)<br>ロシアンクッキー（NF）<br>砂糖入りお茶（B） | カワマス（魚）ゼリー煮（T）<br>ペザントスープ（田舎風野菜スープ）（R）<br>ポークとレチョソース（R）<br>パン（IM）<br>Kuraga（IM）<br>アップル・クロスグリジュース（R） | ミートローフ（T）<br>マッシュドポテト（R）<br>キャロットグラッセ（T）<br>パイナップル（T）<br>キャンディーコートチョコレート（NF）<br>砂糖入りお茶（B） | チキンサラダ（R）<br>クラッカー（NF）<br>オレンジ・パイナップルドリンク（B） |
| 2日目 | ワッフル（NF）<br>ソーセージパテ（R）<br>グラノーラ（R）<br>オレンジジュース（B） | トマトバジルスープ（T）<br>照り焼きチキン（I）<br>マカロニ&チーズ（R）<br>イチゴ（R）<br>カシューナッツ（NF）<br>レモネード（B） | カッテージチーズ／ナッツ（R）<br>豚肉とポテト（T）<br>ロシア黒パン（IM）<br>ハニーケーキ（NF）<br>クラッカー（NF）<br>ピーチ・アプリコットジュース（R）<br>砂糖入りカシスティー（B） | スイートアーモンド（NF）<br>板チョコレート（NF）<br>グレープ・プラムジュース（B） |
| 3日目 | カッテージチーズ／アップルピュレ（T）<br>そば粉かゆ／牛乳（R）<br>リンゴとナッツ（IM）<br>アップル・ピーチジュース（NF）<br>砂糖入りお茶（B） | カマスのバルト風（T）<br>野菜の裏ごしスープ（R）<br>グーラッシュ（牛肉と野菜のシチュー）（T）<br>マッシュドポテトとオニオン（R）<br>パン（IM）<br>アップル・クロスグリジュース（B）<br>砂糖入りカシスティー（B） | グリルポークチョップ（T）<br>コーンブレッドドレッシング（R）<br>サツマイモの甘煮（T）<br>ベリー盛り合わせ（R）<br>レモネード（B） | ピーナッツバター（T）<br>クラッカー（NF）<br>レモネード（B） |
| 4日目 | オートミールとブラウンシュガー（R）<br>干しなし（くだもの）（IM）<br>アーモンド（NF）<br>オレンジジュース（B） | ビーフシチュー（T）<br>トマト&アーティチョーク（R）<br>ナン（NF）<br>桃（T）<br>ショートブレッドクッキー（NF）<br>オレンジ・グレープフルーツドリンク（B） | ビートサラダ（R）<br>肉とヴェルミチェッリ（パスタ）(T)<br>パン（IM）<br>詰め物をしたプルーンとナッツ（IM）<br>砂糖入りストロベリーティー（B） | ヴォストーククッキー（NF）<br>スイートアーモンド（NF）<br>ピーチ・アプリコットジュース（B） |

| | | | | |
|---|---|---|---|---|
| 5日目 | カッテージチーズ／ナッツ(R)<br>ポークチョップと卵（T）<br>ヴィジットクラッカー（NF）<br>アプリコットジュース（R）<br>砂糖入りお茶（B） | 前菜（T）<br>ボルシチと肉（R）<br>肉とカーシャ（穀物粥）（T）<br>パン（IM）<br>アップル・プラムバー（IM）<br>ピーチ・カシスジュース（R）<br>砂糖入りお茶（B） | フィエスタチキンエンチラーダ(T)<br>トウモロコシ（R）<br>ロールパン（NF）<br>チェリー・ブルーベリーコブラー（焼き菓子）（T）<br>レモネード（B） | チキンパイナップルサラダ（R）<br>クラッカー（NF）<br>ブラウニー（NF）<br>レモネード（B） |
| 6日目 | オートミール／レーズン（R）<br>ブレックファストソーセージリンクス（I）<br>アップルソース（T）<br>オレンジ・マンゴードリンク（B） | ポテトスープ（T）<br>胸肉のバーベキュー（I）<br>野菜の照り焼き（R）<br>桃のサワークリーム和え（R）<br>ブレッドプディング（T）<br>オレンジドリンク（B） | 鯛のトマトソース煮（T）<br>鶏肉と米（T）<br>パン（IM）<br>マルメロ（くだもの）(IM)<br>アプリコットジュース（R）<br>砂糖入りお茶（B） | ロシアンクッキー（NF）<br>リンゴとナッツ（IM）<br>ピーチ・アプリコットジュース（R） |
| 7日目 | ポークチョップと卵（T）<br>マッシュドポテト（R）<br>パン（IM）<br>ロシアンクッキー（NF）<br>ピーチ・クロスグリジュース（R） | カワスの香味焼き（T）<br>グルジア料理のスープ（R）<br>ロシア黒パン（IM）<br>アップル・アプリコットジュース（B）<br>砂糖入りお茶（B） | むきエビ（R）<br>チキンファヒータ（鶏肉のメキシコ風）（T）<br>トルティーヤ（NF）<br>赤豆とライス（T）<br>リンゴと香辛料（T）<br>レモネード（B） | ピーナッツバター（T）<br>クラッカー（NF）<br>フルーツカクテル（T）<br>レモネード（B） |
| 8日目 | 野菜キッシュ（R）<br>シナモンロール（NF）<br>ナッツ・ドライフルーツミックス（IM）<br>パイナップルドリンク（B） | 中華スープ（T）<br>酢豚（T）<br>エビピラフ（R）<br>梨（T）<br>バタークッキー（NF）<br>オレンジ・マンゴードリンク（B） | カッテージチーズとナッツ（R）<br>トカナ（肉&野菜）（T）<br>ロシア黒パン（IM）<br>あんずのドライフルーツ（IM）<br>アプリコットジュース（R）<br>砂糖入りお茶（B） | ヘーゼルナッツ（NF）<br>ヴィジットクラッカー（NF）<br>アップル・ピーチジュース（R） |

R：乾燥食品、T：レトルト食品や缶詰、NF：自然形態食品、IM：中間水分食品、I：放射線殺菌食品、B：飲み物

「松本暁子 宇宙航空環境医学 45:37-49,2008」より抜粋

生じることが報告されている。筆者は、過去の宇宙飛行士の医学データを統計的に解析することにより、宇宙滞在で一〇〇日あたり約二・四パーセントの体重が減少するという研究成果を報告した。この体重減少は、主に筋肉や脂肪などの身体組織の減少と考えられる。現在の半年程度のISSミッションでは、あまり大きな問題にならないが、これまでより長い期間のISS滞在や、月や惑星などの探査ミッションにおいては、ミッションで種々の任務をこなさなければならない宇宙飛行士にとって、こうした身体支持組織の減少は、スタミナ不足や怪我をしやすくなるなど、深刻な影響を及ぼす可能性がある。宇宙滞在における栄養代謝の変化はまだ十分には明らかにされておらず、有人宇宙飛行にとって今後の大きな検討課題のひとつである。

## ✷今後の宇宙食開発の展望と課題

〝宇宙日本食〟とは、必ずしも寿司や天ぷらなどの典型的和食にこだわっているわけではない。われわれが日本で普段食べている慣れ親しんだメニューである。それを宇宙でも食べることができれば、日本人宇宙飛行士にとっては、心理的側面から好ましい影響を及ぼすであろう。

第一世代の宇宙日本食は、とりあえず、国内大手の食品製造企業が市販している製品を宇宙食用に若干アレンジしたものがほとんどであった。全国の中小企業が製造した食品も認証基準を満たせば、もちろん宇宙日本食として認証され得る。しかしながら、今後は、バラエティを増やすだけでなく、特に宇宙での長期滞在を念頭に栄養学的特質など内容の充実も図っていくべきと考えられる。

ＮＡＳＡやＲＯＳＣＯＳＭＯＳでも新規開発品が時々リストに載ってくるが、人気のない宇宙食はリストから消えていく。宇宙日本食も同様で、ＪＡＸＡ認証はされてもＩＳＳ宇宙食として生き残れるかが今後の課題になる。日本人宇宙飛行士の搭乗機会はアメリカ・ロシアより少なく、嗜好性だけでは個人差が大きいため、宇宙では何を食べるべきかを考えていく必要があろう。

他稿（松本 2008）に詳しく述べたが、宇宙での医学生理学的問題に対し、食事による介入も重要である。国内でも最近は特定保健用食品を数多く見かけるようになったが、今後は機能性を重視した宇宙食の開発も検討している。宇宙医学的観点から、長期宇宙滞在に必要な栄養素を強化したり、栄養学的に好ましい和食素材を使った宇宙食を開発することで、われわれ日本から国際的にアピールできるであろう。

過去においては、有人宇宙開発に長い歴史と経験をもつアメリカとロシアが中心となって宇宙食が開発されてきたが、いずれの国の宇宙飛行士も白人を主とした集団であった。ＥＳＡやＣＳＡも宇宙機関は異なるが、人種としては、同じ欧米人グループとして考えることができ、体質的な意味での人種差や食文化は、われわれ日本人が最も大きく異なる。日本は世界一の長寿国であるが、日本人の健康の秘訣は伝統的な日本食にあるともいわれている。そういった意味で、欧米とは異なる食文化を紹介していくのも、われわれの大きな役目であろう。また、表２・３に示したように、欧米人の栄養所要量をそのまま日本人にあてはめることはできず、栄養や代謝に関する人種差なども考慮し、宇宙日本食を開発する必要があると考える。

さらに、日本の高い食品加工技術もわれわれには有利である。ＮＡＳＡではレトルト宇宙食が多いが、

表2・3　宇宙ミッションと地上での日米食事摂取基準

| 栄養素 | ISSミッション (<360日未満) | 米国基準 | | 日本基準 | | 単位 |
|---|---|---|---|---|---|---|
| | | 男性 | 女性 | 男性 | 女性 | |
| エネルギー | WHO基準 *1 | 推定エネルギー必要量 *2 | | 2,400-2,650 | 1,950-2,000 | kcal |
| タンパク質 | 10-15 | 10-35 | 10-35 | <20 | <20 | 総消費エネルギー比 |
| 炭水化物 | 50 | 45-65 | 45-65 | 50-70 | 50-70 | 総消費エネルギー比 |
| 脂質 | 30-35 | 25-35 | 20-35 | 20-25 | 20-25 | 総消費エネルギー比 |
| 水分 | 1.0-1.5*3, >2,000*4 | 3,700*4 | 2,700*4 | (-) *5 | (-) *5 | *3ml/kcal, *4ml/d |
| ビタミンA | 1,000 | 900 | 700 | 700-750 | 600 | レチナール等量 (micro g) |
| ビタミンD | 10 | 5-10 | 5-10 | 5 | 5 | micro g |
| ビタミンE | 20 | 15 | 15 | 8-9 | 8 | αトコフェロール等量 (mg) |
| ビタミンK | 80 | 120 | 90 | 75 | 65 | μg |
| ビタミンC | 100 | 90 | 75 | 100 | 100 | mg |
| ビタミンB12 | 2 | 2.4 | 2.4 | 2.4 | 2.4 | μg |
| ビタミンB6 | 2 | 1.3-1.7 | 1.3-1.5 | 1.4 | 1.2 | mg |
| チアミン | 1.5 | 1.2 | 1.1 | 1.3-1.4 | 1.0-1.1 | mg |
| リボフラビン | 2 | 1.3 | 1.1 | 1.4-1.6 | 1.2 | mg |
| 葉酸 | 400 | 400 | 400 | 240 | 240 | μg |
| ナイアシン | 20 | 16 | 14 | 14-15 | 11-12 | NE or mg |
| ビオチン | 100 | 30 | 30 | 45 | 45 | μg |
| パントテン酸 | 5 | 5 | 5 | 6 | 5 | mg |
| カルシウム | 1,000-1,200 | 1,000-1,200 | 1,000-1,200 | 600 | 600 | mg |
| リン | 1,000-1,200 (<1.5x Ca摂取) | 700 | 700 | 1,050 | 900 | mg |
| マグネシウム | 350 | 420 | 320 | 350-370 | 280-290 | mg |
| ナトリウム | 1,500-3,500 | 1,300-1,500 | 1,300-1,500 | <4,000 | <3,200 | mg |
| カリウム | 3,500 | 4,700 | 4,700 | 2,000 | 1,600 | mg |
| 鉄 | 10 | 8 | 8-18 | 7.5 | 10.5 | mg |
| 銅 | 1.5-3.0 | 0.9 | 0.9 | 0.8 | 0.7 | mg |
| マンガン | 2.0-5.0 | 2.3 | 1.8 | 4.0 | 3.5 | mg |
| フッ素 | 4 | 4 | 3 | 3 (?) *5 | (?) *5 | mg |
| 亜鉛 | 15 | 11 | 8 | 9 | 7 | mg |
| セレン | 70 | 55 | 55 | 30-35 | 25 | μg |
| ヨウ素 | 150 | 150 | 150 | 150 | 150 | μg |
| クロム | 100-200 | 30-35 | 20-25 | 35-40 | 30 | μg |
| 食物繊維 | 10-25*6 | 30-38*6 | 21-25*6 | 24-26*6 | 19-20*6 | *6g/day |

*1：年齢・性別・体重。活動度より算出　*2：年齢：性別・身長・体重・活動度より算出
*3，*4，*6：右項単位参照　*5：基準なし

「松本暁子 宇宙航空環境医学 45：37-49，2008」より抜粋

これらは当初、軍関係機関の特注品であったためである。現在でもアメリカの一般の食品スーパーではレトルト食品はあまり見当たらず、ツナやサーモンが小さめのレトルトパウチに入ったものが存在する程度である。フリーズドライやレトルト食品という言葉自体、日本に比してアメリカ国内では一般にはあまり知られていない。一方、日本の市場には、おいしいフリーズドライやレトルト食品があふれており、こうした日本の高い食品加工技術が宇宙食開発に生かされることを期待できる。NASA宇宙飛行士から一般には温度安定化食品の方が飽きにくいとの意見があると述べたが、日本のハイレベルな凍結乾燥技術をもってすれば、フリーズドライ宇宙食もおいしく食べられるであろう。

また、今後は、食品の長期保存の技術や軽量化、食後のゴミを少なくする容器の開発なども必要となる。先に述べたHACCPと同様、宇宙食開発の過程で生み出された新技術の日常生活へのスピンオフがさらに生まれることが期待される。

わが国は、二〇一一年三月一一日、未曾有の大震災におそわれ、東日本の被災地では甚大な被害を受け、いまも復興途上である。宇宙食は、常温で長期間保存でき、調理に手間がかからない等、災害用食品と共通点があり、地上での自然災害への対策にも宇宙食開発技術が応用できるであろう。

NASAをはじめ各宇宙機関では、ポストISSとして、火星などの惑星探査飛行が検討され、長期間の宇宙滞在によって生じる医学的な問題にどう対処すべきか考察されている。現在のISS栄養摂取基準は一年までのミッションを想定したものである。しかし、惑星探査飛行では、数年の単位がかかることを考えれば、栄養摂取基準について改めて考え直す必要が生じ、また宇宙食についてもまったく新しい局面で開発することになる。水をリサイクルするシステムを整備することになり、フリーズドライ食品が多用されることになるであろうが、日本はこの技術に先進性があるのでぜひ期待したい。

現在は、船外活動を行う場合、通常より一日のエネルギー摂取をやや多くしているが、船外活動中に食事をとることはない。しかし、将来の惑星探査ミッションでは、船外活動時間が長くなることが予想され、宇宙服を着用しながらの食事（宇宙食のメニューや摂取方法）について、今後、再検討される必要があろう。

また、惑星探査ミッションでは、食料をすべて地球から持って行くのでなく、植物類は月などの途中基地や宇宙船内で栽培する必要も生じると予想される。したがって、実際に火星ミッションを考える際には、宇宙での農業技術開発も今後の課題であろう。アメリカでは、アリゾナ州に建設されたBiosphere 2（閉鎖空間の人工生態系施設）で実験が行われたことがあるが、やはり食生活に関して困難を極めた。将来の有人宇宙活動にとって、安全な食糧の確保は最優先事項として研究開発が必須となるであろう。

## ✷宇宙食の未来

ガガーリン（Yuri Gagarin）にはじまって、これまでに何百人もの宇宙飛行士が宇宙飛行を経験している。将来的には、宇宙飛行士だけでなく民間人が宇宙観光旅行をすることが計画されているし、人類が宇宙で生活する時代が到来するかもしれない。しかし、いかなる時代、いかなる場所においても、食事は人間が生きていくうえで非常に重要かつ不可欠な要素である。好きな食べ物があり、それを食べておいしいと思える、というのは幸せなことである。栄養学的にすぐれ、おいしい食べ物をとることが、宇宙飛行をする人間のモチベーションや心身の健康維持に寄与できる可能性は計り知れない。

今後は、栄養学的に優れた日本食の特色を生かした宇宙日本食を開発し、日本人のみならず世界各国の宇宙飛行士に食べてもらい、宇宙での健康を維持してもらいたいと思う。それによって、われわれのＩＳＳ計画への貢献、そして地上の食生活をも豊かにすることが少しでも実現できれば幸いである。

# 第3章 宇宙に住む

## ✷宇宙居住の歴史

一九六一年四月一二日、旧ソ連のユーリ・ガガーリン宇宙飛行士（図3・1）のヴォストーク一号の地球周回飛行により、人類の宇宙居住の幕が開いた。アメリカのマーキュリー計画がそれに続いたが、米ソの宇宙飛行士たちは、狭い宇宙船内で、与圧服を着たまま簡単な食事をし、排泄もし、身体には心電図の電極を張りつけているといった具合で、宇宙環境でサバイバル実験をしていたにすぎない。時代が進んで、旧ソ連（後にロシア）がサリュート（図3・2）やミール（図3・3）といった宇宙ステーションを軌道上に組み立て、アメリカがスカイラブ計画（図3・4）により軌道上で長期間の科学実験をするようになると、宇宙飛行士たちの滞在人数も三名程度に増え、比較的広い居住空間を得て、文字通り「宇宙で居住する」ことができるようになった。そして、有人宇宙開発の第三世代ともいうべき現在の国際宇宙ステーション（International Space Station：ＩＳＳ）（図3・5）では、広い居住空間に、参加各国の宇宙飛行士六人が男女を問わず、それぞれ約六カ月の長期にわたる、比較的〝快適な〟宇宙居住を行うまでに進化しているのである。なお、二〇一六年三月二日には、スコット・ケリー（アメリカ）、ミカエル・コニエンコ（ロシア）

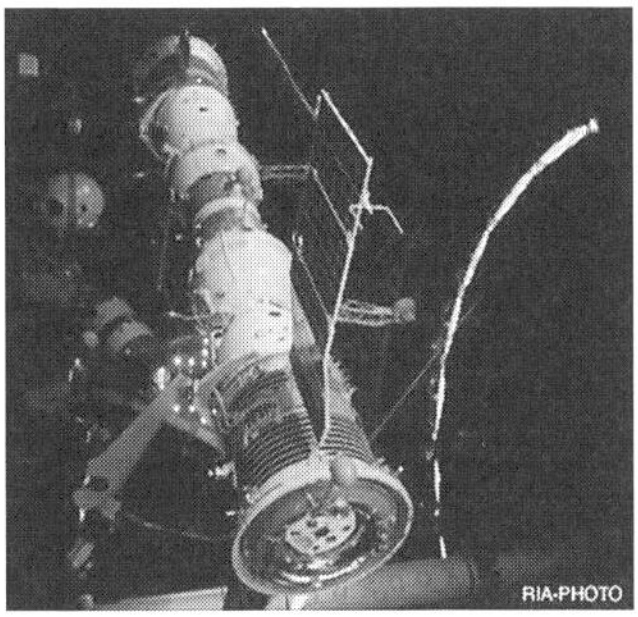


図３・２　サリュート宇宙ステーション

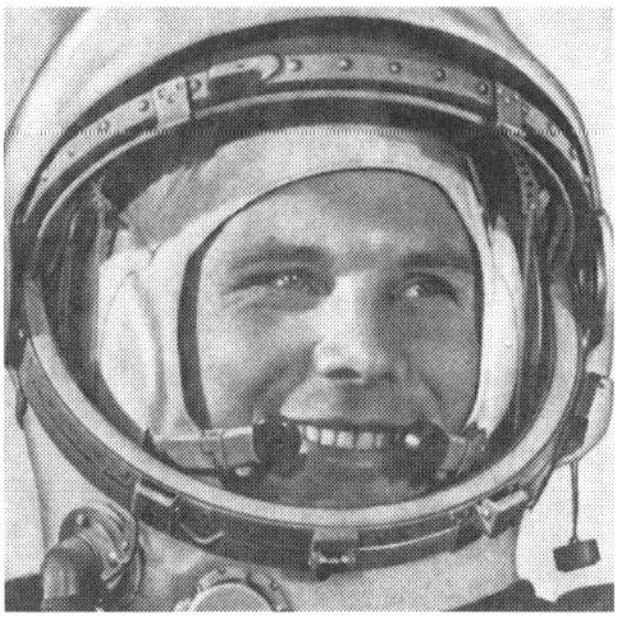

図３・１　人類初の宇宙飛行を成し遂げたガガーリン宇宙飛行士 ©I.Snegirev/SPUTNIK/amanaimages

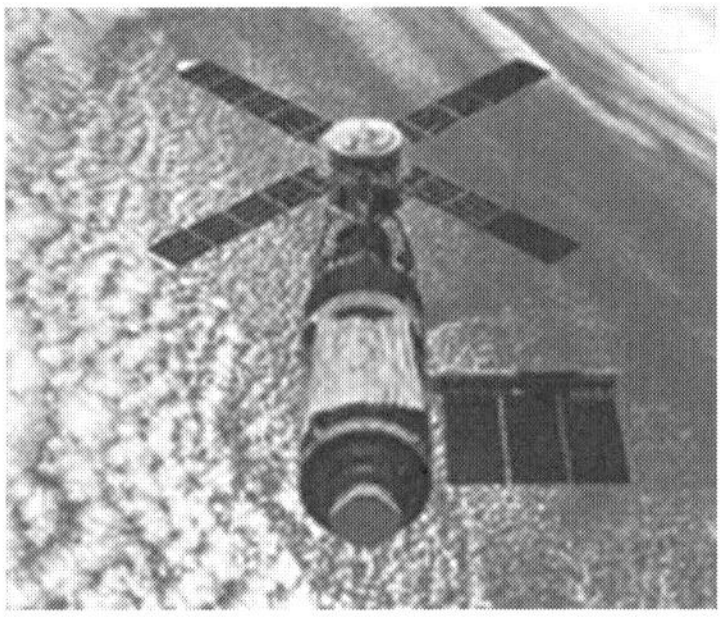

図３・４　アメリカ初の宇宙ステーション．1973 ～ 74 年に合計９人の宇宙飛行士が滞在（NASA 提供）

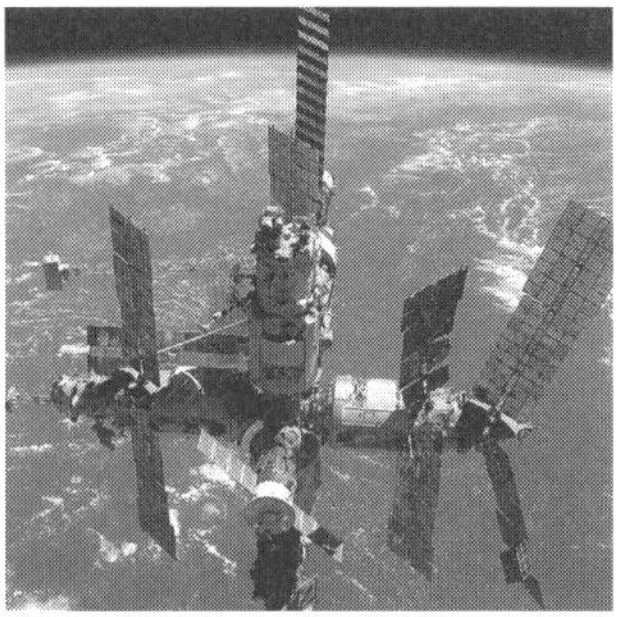

図３・３　ISS の原型となったロシアの宇宙ステーション・ミール（NASA 提供）

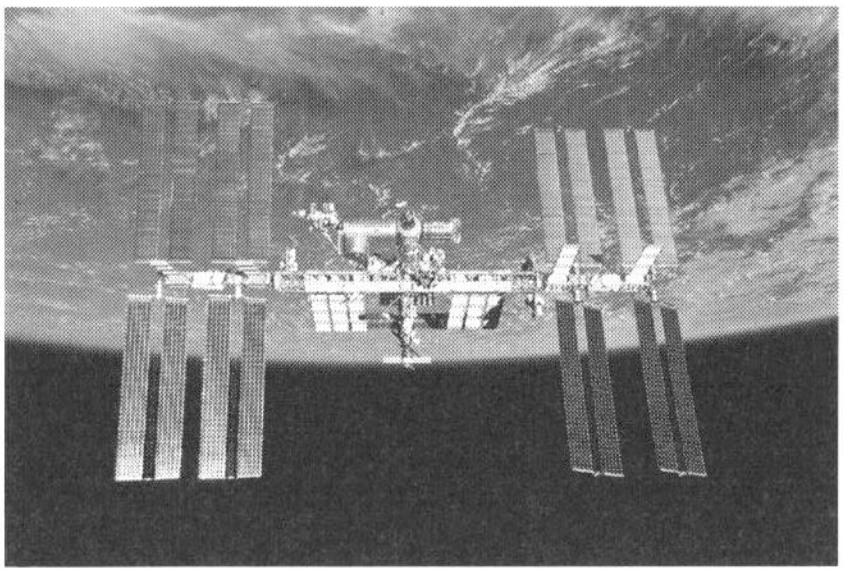

図３・５　2016 年４月現在の国際宇宙ステーション（ISS）
（STS-132Crew, Expedition23Crew, NASA 提供）

の両宇宙飛行士が約一年間のＩＳＳ滞在を終えて無事帰還した。ＩＳＳ長期ミッションも〝一年間時代〟に入ったのである。

# ✳ＩＳＳに住むということ

## ＩＳＳの構造

ＩＳＳは地上約四〇〇キロメートルの軌道上にあり、九〇分に一回の割合で地球を高速周回している。その大きさは太陽電池パネルを入れると、サッカー場ほどの大きさになる。その形は、ひな型となったロシアの宇宙ステーション・ミールがドラゴンフライ（Dragonfly：トンボの意味）と呼

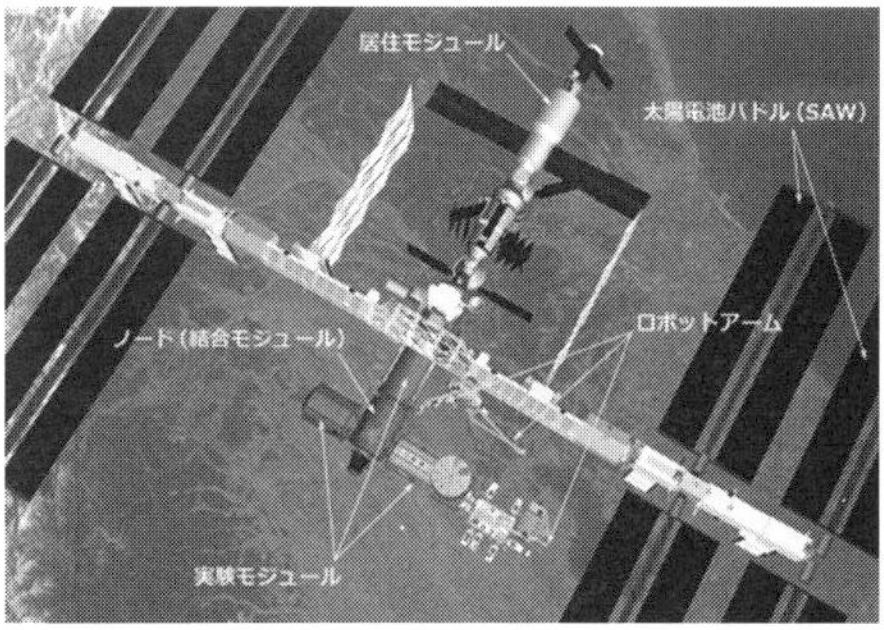


図３・６　ＩＳＳも船と同様に左舷、右舷と呼ぶ（JAXA/NASA 提供）

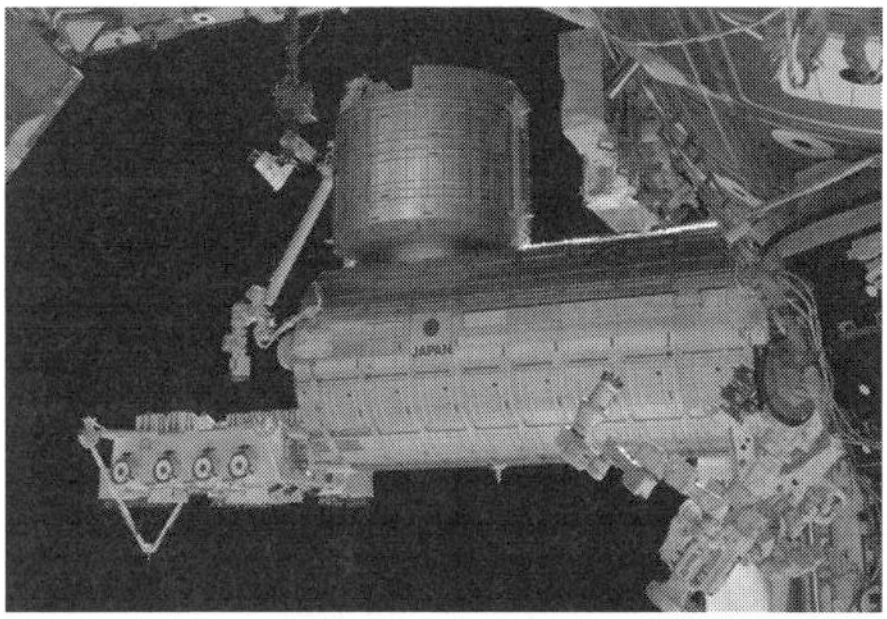


図３·７　ISSに組み込まれている日本実験棟「きぼう」（JAXA/NASA 提供）

ばれたのと同様、羽を広げたトンボによく似ている（図3・6）。「羽」の部分は四枚の太陽電池パネルで、胴体部分は各国のモジュールの連結からなる。進行方向に向かって先頭左側、すなわちトンボの頭部の大きな左目に当たる部分が、わが国の科学技術の粋を集めた日本実験棟「きぼう」（図3・7）である。宇宙飛行士が日常の作業をしたり、生活をしたりする居住部分は、一気圧に与圧されたトンボの胴体部分であるが、大きさはジャンボ機（ボーイング747）の一・五機分に相当する（図3・8）。

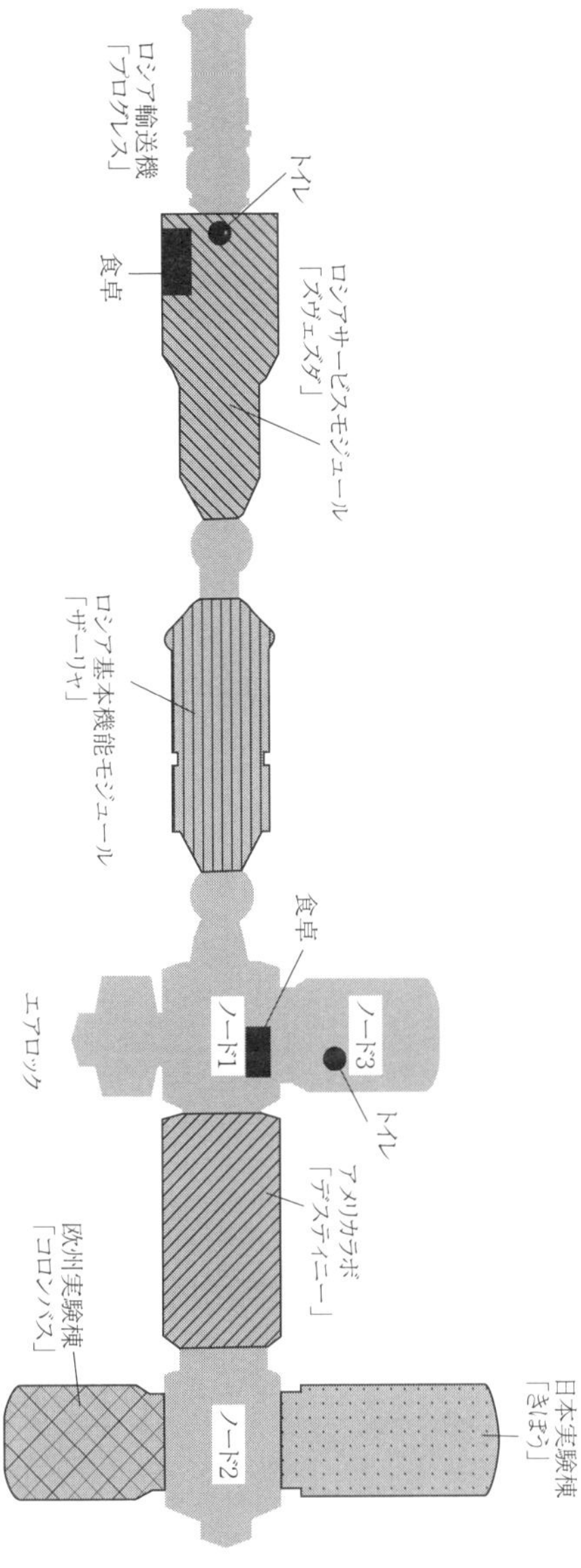


図3・8　ISSの与圧部分（1気圧に与圧された居住・実験モジュール）（NASA提供資料を一部修正）

各モジュールを連結する関節のような部分をノード（node：結び目という意）と呼んでいるが、スペースシャトルやソユーズ、あるいは無人補給機は、このノード（ノード1からノード3まで三個ある）にドッキングする。ISSの主なモジュールは、ロシアのサービスモジュール（愛称：ズヴェズダ）、アメリカのUSラボ（愛称：デスティニー）、日本の実験棟（愛称：きぼう）、欧州の実験棟（愛称：コロンバス）などであるが、船外活動時の減圧・再与圧に欠かせないエアロック、ISS建設や船外活動時に活躍したカナダ製のロボット・アームもISSの重要なパーツである。

## 居住空間

ISSの各モジュールは、作業や実験に割り当てられた実験モジュールと、食事・運動・余暇・睡眠等に割り当てられた生活モジュールに分けられる。「きぼう」や「コロンバス」が実験モジュールであり、「ズヴェズダ」と「デスティニー」は生活モジュールとなっている。生活モジュールには食卓、給水器、トイレ、酸素発生装置、二酸化炭素吸収装置など、宇宙飛行士たちの生活に欠かせない装置が設置されており、いわばリビングルーム兼食堂の役割を果たしている。

その他、連結の役割を果たすモジュールであるノードも結構大きい。アメリカ提供のノード1（ユニティ）は、直径四・六m、全長五・五m、欧州提供のノード2（ハーモニー）とノード3（トランクィリティ）は、直径四・五m、全長六・七mの大きさがある。それぞれに運動器具などが取りつけられて、空間が効率的に利用され

## コラム 7

### ISS 内の食事の場所

ISS には食事のできる場所が 2 カ所設置されている。ひとつは当初からの食堂で、ロシア・サービスモジュール「ズヴェズダ」の後方右舷側にある。もうひとつは 6 人体制のために新たに設けられたもので、ノード 1「ユニティ」の左舷側にある。ズヴェズダには、テーブルの他に電熱器や飲料水（冷水・温水）の供給装置も完備されているが、ユニティには折り畳み式のテーブルしかなく、電熱器や飲料水供給装置は隣のデスティニーにあるのでやや不便かもしれない。ただしデスティニーには小さいが冷蔵庫もある。2 つの食事場所のどちらを使うかは、クルーが決めているが、1 日に少なくとも 1 回は 6 人のクルーがそろって食事をして、意思疎通とチームの団結を図っている。

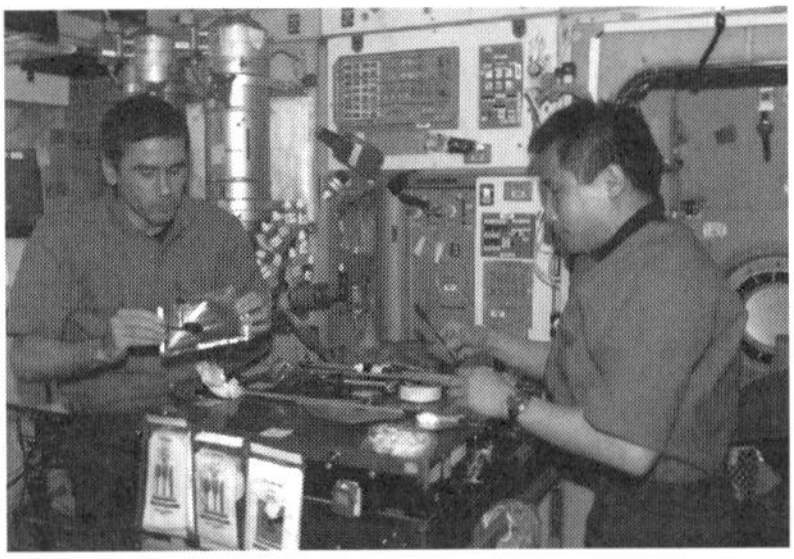

ズヴェズダでの食事風景. スペースシャトル・コロンビア号事故の直後でクルーは 2 人に減らされていた（JAXA 提供）

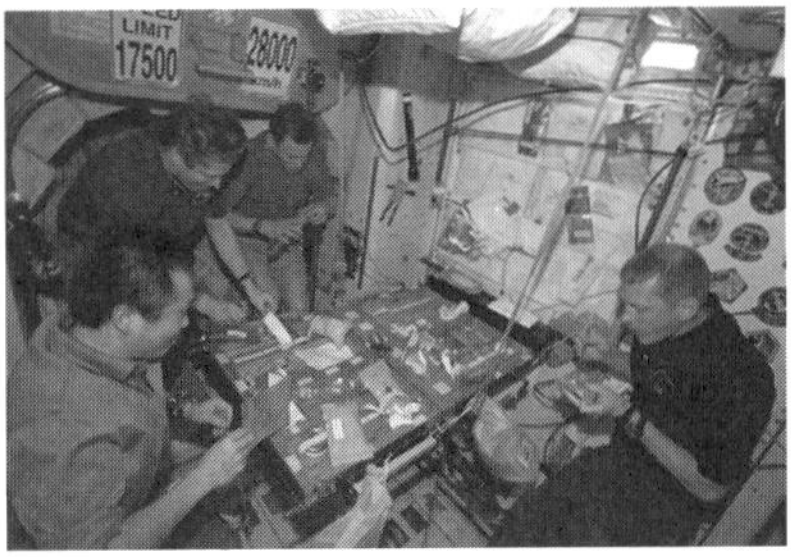


ユニティでの食事風景. 6 人のクルーが談笑しながら食事を楽しむ（JAXA 提供）

ている。ＩＳＳは人工の閉鎖空間で、かつ無重力のため、空気の淀《よど》みが生じやすい。そのためＩＳＳのほぼ中心部には、大きな内部換気用のファンが取りつけられており、各モジュールにもそれぞれファンがある。ジャンボ機一・五機分の活動空間があるといっても、その大部分は実験や研究のための器材が、所狭しと配置されているので、宇宙飛行士たちは、いわば研究室や工場に寝泊まりしているような感じに近い。

## 無重力環境ゆえの工夫

宇宙空間の大きな特徴は無重力（正確には微小重力）である。ＩＳＳ内では宇宙飛行士は上下左右の四方、どの方向にも自由に体を回転できるが、これでは日常生活や作業に支障をきたす。人間は地上においては、重力の影響で明確に上下左右を意識した生活を送っているので、ＩＳＳ内でもその習慣を乱さないような工夫がなされている。つまり、人工的に天井と床を設定し、天上には照明を付け、器材やテーブルも人工的な上下に合わせて設置されている（図3・9）。

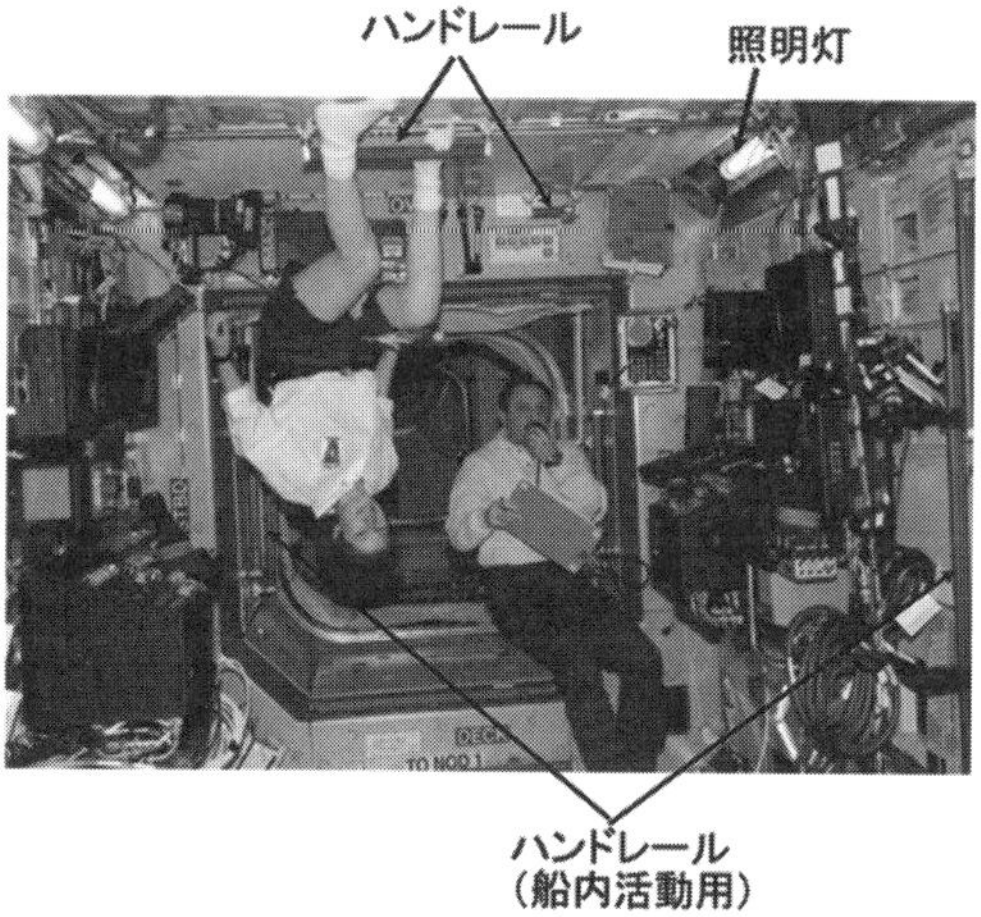


図３・９　ISS 内では人工的に上下を決め、天上には照明を設置して、空間での位置・姿勢を認識しやすくしている（NASA 提供）

なぜ地上の習慣を乱さないような工夫が必要かと、疑問を持つかもしれない。それには筆者自身のこのような体験例をあげよう。日本での車の運転は道路の左側を通行しなければならない。筆者はアメリカ出張の際には、向こうで車の運転もする機会が多かったが、初めての運転の時に思わず左側通行をして、正面遠方から車が近づいてくるのを見て肝を冷やしたことがある。アメリカを含む世界の多くの国では、車は右側通行なのである。それ以来、筆者は左右を意識するよりも、運転席が道路の中央線側を走ることを意識して、何とか車線を間違えないように工夫している。このようにわれわれが地上で慣れ親しみ、体で

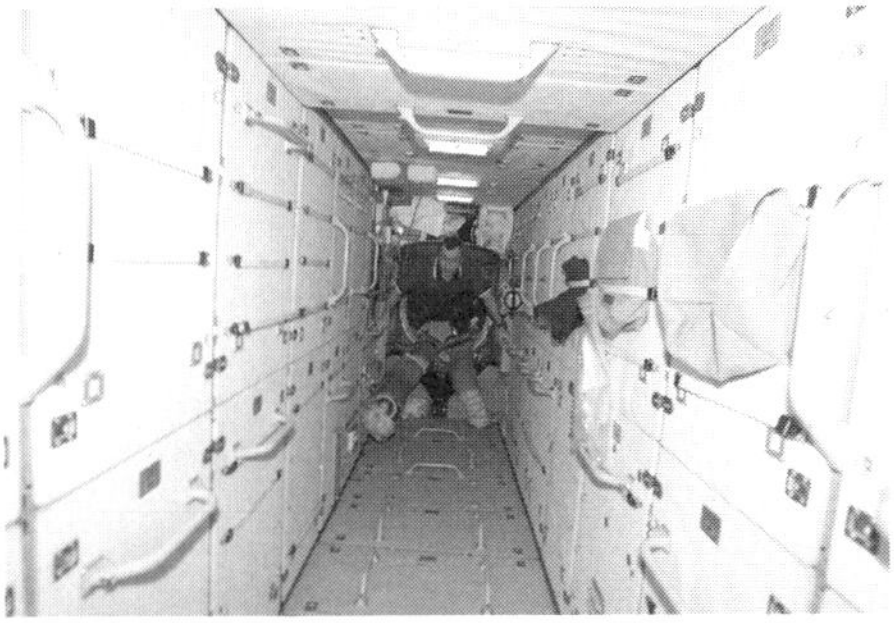

図３・10　ハンドレールをうまく使って、ISS 内の空中を移動する宇宙飛行士たち（NASA 提供）

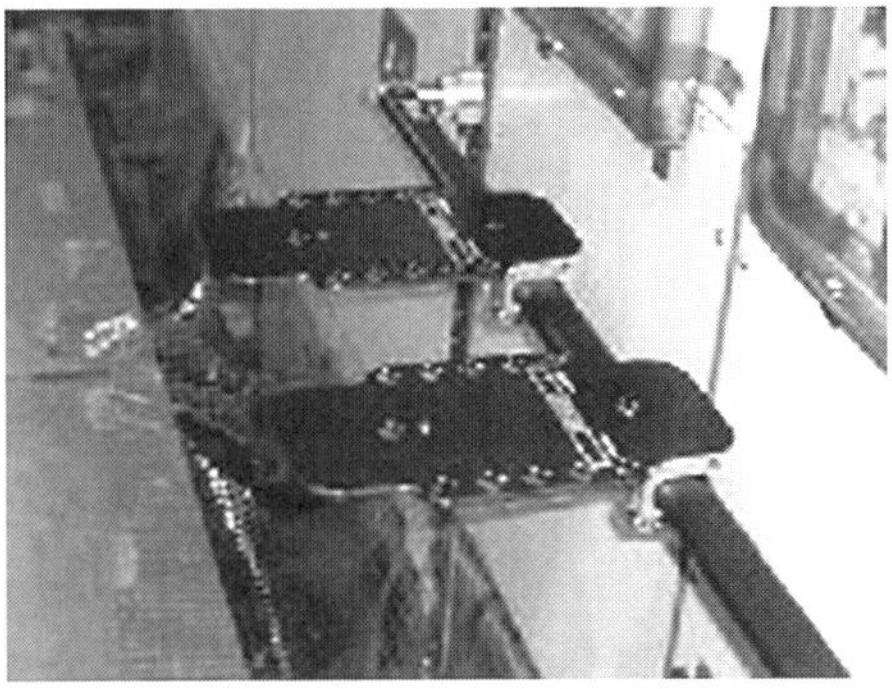

図３・11　ISS 内に設置されたイス（固定具）．無重力状態では、どこかに身体を固定しないと身体が不安定で作業ができない（NASA 提供）

覚え込んだ感覚すなわち空間識は、宇宙空間では通用しないことがある。そうすると混乱が生じ、宇宙酔いのような症状や不快感、行動の錯誤が起る。宇宙飛行士は日々、緻密な作業や正確な行動が必要とされるので、作業や行動の錯誤を起こさせないような工夫が必要となるのである。

ＩＳＳ内で宇宙飛行士が移動する映像を見た人は、気づいたかもしれないが、無重力空間での移動には、われわれが水中で足よりも、腕で水をかいて方向転換するように、上肢がよく活用される。壁に取りつけた手すり（ハンドレール）をつかんで、これを引っ張り、その慣性力で前方に流れるように移動するのである。そのためＩＳＳ内には、図３・９のようにハンドレールが一定間隔で設置されている。また無重力空間での作業には、体の固定が必要である。自分の身体が固定されていないと、指先でスイッチを押すような軽い動作でも、反動で体の方が回転してしまうのである。そのため、体の固定のために、簡単なイスや固定器具が設置されている（図３・11）。同様にトイレを使用するときも固定器具を用いる。また、運動するときもベルトなどで運動器具に身体を固定する必要がある。

## 環境制御生命維持システムと各種監視装置

ほぼ真空の空間である軌道上にあるＩＳＳは、太陽の照射の影響で、その外表面の温度がプラスマイナス一二〇度の範囲で大きく変化する。そのため、その外部環境は過酷である。それにもかかわらず、ＩＳＳの内部環境は宇宙飛行士が普段着で快適に生活できるように、科学技術の粋《すい》を集めて、きめ細かく制御

## コラム8

### 酸素発生装置

ISSには現在2種類の酸素発生装置が搭載されている。サービスモジュール内に設置されているロシア製のエレクトロン（Elektron）と、USラボ内に設置されているアメリカ製のOGS（Oxygen Generating System）である。

ISSが建設途上で宇宙飛行士が3人のときは、3基のエレクトロンがISS内の主な供給源であったが、2007年7月に新たに設置されたOGSが稼働するに及んで、ＩＳＳ宇宙飛行士6人体制が可能になった。エレクトロンは宇宙ステーション・ミールでも使用された技術的に完成された装置であるが、時々故障しては宇宙飛行士や環境管理担当者を悩ませた。

アメリカ製のOGSも、エレクトロンと同様に水分子を電気分解により酸素と水素に分離する仕組みである。同時期に搭載した水再生装置（WRS）から精製水を受けて、これを電気分解して酸素を発生させるという閉鎖環境系を実現する優れものであるが、やはり使用当初は故障しがちであった。

酸素は宇宙飛行士の生存には不可欠の要素であるため、その供給は二重・三重に確保されている（複数の安全策をシステムの冗長系と呼ぶ）。そのひとつはSFOG（Solid Fuel Oxygen Generation）で、通称キャンドルと呼ばれる固形の酸素発生缶である。1個のキャンドルで、1人の宇宙飛行士の1日分の酸素が供給できるという。またISSにドッキングしている各宇宙機（スペースシャトル、ソユーズ、プログレスなど）はそれぞれ酸素発生装置を有しているので、緊急時には利用できる。実際にエレクトロンが長期間故障したときは、無人補給機プログレスから酸素供給を受けたり、キャンドルを使用したりして急場をしのいだ。環境管理担当者は、それぞれの酸素発生装置の能力や残存酸素量を常に把握して、宇宙飛行士の生命の安全を確保している。

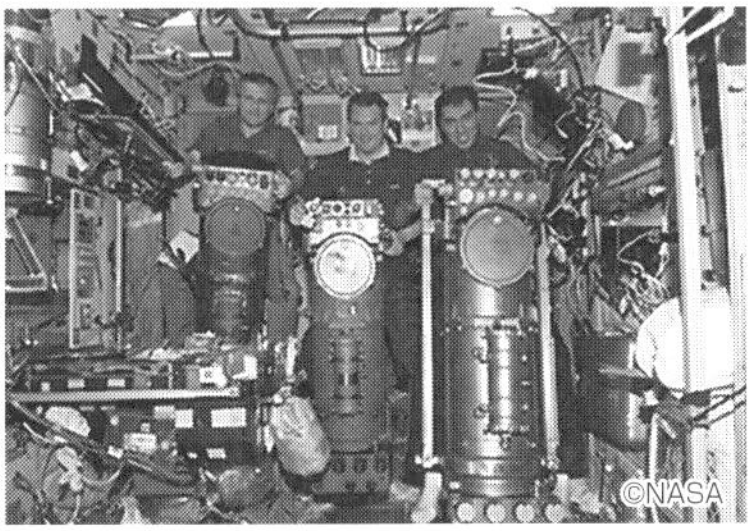

サービスモジュール内のロシア製エレクトロン

## コラム 9

### 二酸化炭素吸収装置

ISS 内の空気組成のコントロールに欠かせない重要な装置のひとつに二酸化炭素吸収装置がある。サービスモジュール内のヴォズドゥク（Vozdukh）装置、US ラボ内の CDRA（Carbon Dioxide Removal Assembly）装置が主たる吸収装置であるが、バックアップとして水酸化リチウム（LiOH）缶も搭載されている。水酸化リチウムは二酸化炭素を吸収する作用があり、代用品としては優れものである。ISS にスペースシャトルがドッキングして宇宙飛行士の人数が急に増えたりしたときなどは、二酸化炭素濃度が上昇して装置の稼働が間に合わず、予備の水酸化リチウム缶を使用したこともあった。ちなみに、ヴォズドゥク装置はゼオライトというイオン交換性をもつ合成珪酸塩を用いて二酸化炭素を吸収している。CDRA もゼオライトを吸収剤として用いた装置であるが、乾燥剤を用いて空気中の水分も回収できる。ISS 内の過剰な湿度は結露を発生させ、カビの発生や器材の故障の原因になり得るので、適切に除湿する必要がある。分離された二酸化炭素はステーション外に排出される仕組みとなっており、吸収剤のゼオライトの方は加熱処理により再使用できるようになる。

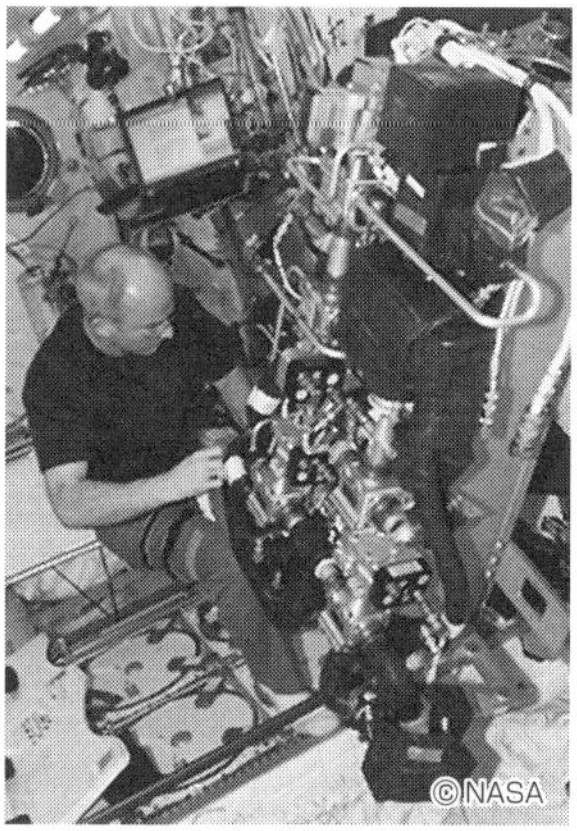


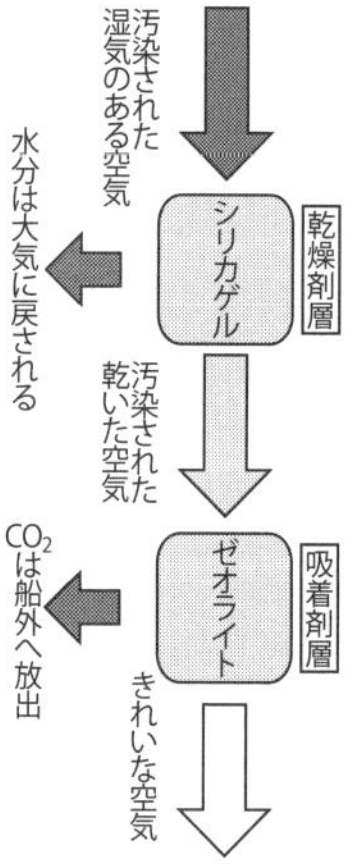


宇宙飛行士が CDRA の定期整備を実施中．ゼオライトは船外の真空に曝すことで $CO_2$ が取り除かれ、加熱によって再生

されている。酸素発生装置（コラム8）と、二酸化炭素吸収装置（コラム9）の働きで、微妙な空気組成をコントロールし、エアコンにより温度一八・三〜二六・六度、相対湿度二五〜七〇パーセント、一気圧の快適な状態を維持している。無重力のため、ステーション内の空気が淀《よど》みやすいので、各モジュールにはフィルター付きの換気ファンが取りつけられ、空気の循環を行っている。

空気と同様に、宇宙飛行士の日常生活に欠かせない、水の確保についても、いろいろと工夫がなされている。つまり、宇宙飛行士の使用後の生活排水、尿、空気中の水分（湿気）などを回収して、浄化・精製して飲料水を作り出す。この水は同時に、電気分解により、酸素を取り出すための材料となる。このようなＩＳＳ全体の環境のコントロール・システムのことを、環境制御生命維持システム（Environmental Control and Life Support System：ECLSS）と呼んでいる。効率的な閉鎖循環型のＥＣＬＳＳができあれば、来るべき月・火星での長期滞在が可能となるため、ＩＳＳでの実験的な検証が大いに期待されている。

ＩＳＳは密閉された閉鎖空間なので、特に有害なガスの発生（ＩＳＳ内ではいろいろな科学実験のため、時に有毒なガスも使用される）は致命的な事故を招くことになる。そのため、いくつかのガス監視装置や、検知器を装備して、常時、船内環境の状態を監視している。また火災に対しても、自動で注意深い監視が行われ、万が一火災が発生した場合、速やかに消火・鎮圧が行われるように、クルーの手順マニュアルが整備されている。過去に起きた宇宙ステーション・ミールの火災などからの教訓が生かされているわけである。

なお、プログレスなどの無人補給機がＩＳＳにドッキングしたときは、補給機から有害なガス等がＩＳＳ内に流れ込まないように、ハッチ（開口弁）を開ける際には、二種類の検知装置で、空気中の一酸化炭素、二酸化炭素、塩酸（HCl）、シアン化水素（HCN）の濃度を測り、基準値以下であることを確認する。同時に空気もサンプルとして採取され、地上に持ち帰り、詳細な分析がなされる。ハッチを開けるときは、宇宙飛行士は安全のためにマスクとゴーグルを着用する。前述のガスの値が、基準値以下ならば安心してハッチを開けられるが、基準を超えている場合には、換気などの対処作業が行われる。

このハッチ開放前の点検作業については、JAXA環境衛生担当者も、「きぼう」モジュールをISSに取りつける際に経験した。打ち上げ前のオフガス試験（一定期間モジュールのハッチを閉めておき、その間にモジュール内に発生した各種ガスを分析し、安全基準以下であることを確認する試験：コラム10参照）には問題はなかった

## コラム 10

### オフガス試験

宇宙ステーションは密閉された閉鎖空間である。この閉鎖環境で生活する宇宙飛行士にとって最も脅威となる要因のひとつが有害ガスの発生である。実験用に持ち込んだ薬品やガスが漏れることもあるが、地上の環境であれば問題とならない一般の生活用品、器具、被服等から有害ガスが発生する可能性もある。したがって、初めて宇宙ステーションに持ち込む器材・器具・製品については、その素材をチェックするとともに、閉鎖・密封された実験室（チャンバー）に製品そのものを一定期間入れて、そのチャンバー内の空気の内容を測定・評価することにより有毒ガスの発生がないことを確認する、いわゆるオフガス試験が行われる。

ISS 建設途上は、その構成品のほとんどはアメリカ製かロシア製のため、これら二国がオフガス試験の責任国であったが、日本実験棟「きぼう」や無人補給機「こうのとり」が ISS にドッキングしたり、日本製の宇宙食、医療器具、船内服などが ISS に持ち込まれることになり、JAXA が独自にオフガス試験を行い、安全であることを証明しなければならない機会も増えてきている。

ものの、ＩＳＳに接続する直前の、ハッチ開放前試験に合格するまでは安心できず、筆者自身もＪＡＸＡ健康管理責任者として緊張を強いられたことを思い出す。

人間が快適に生活できる環境をつくれば、当然、人間とともに暮らす細菌やカビなどの微生物も繁殖する。ＩＳＳ内の微生物は、人や物に付着して一緒に地上から持ち込まれたもので、細菌もカビも、それぞれ数十種類が同定されている。なかには病原性があり、繁殖すると危険なものもあるため、定期的にＩＳＳ内の壁や空気を調べて、微生物の種類と数を点検している。微生物の繁殖を防ぐには、われわれが地上で行っているのと同様に「掃除」が有効であり、欠かせない。

ＩＳＳを取り巻く放射線環境も、厚い大気層と地球の磁場に守られた地上とは大きく異なる。宇宙飛行士は、太陽や銀河系から飛んでくる放射能を帯びた粒子（陽子が主体）を、直接、身体に浴びること

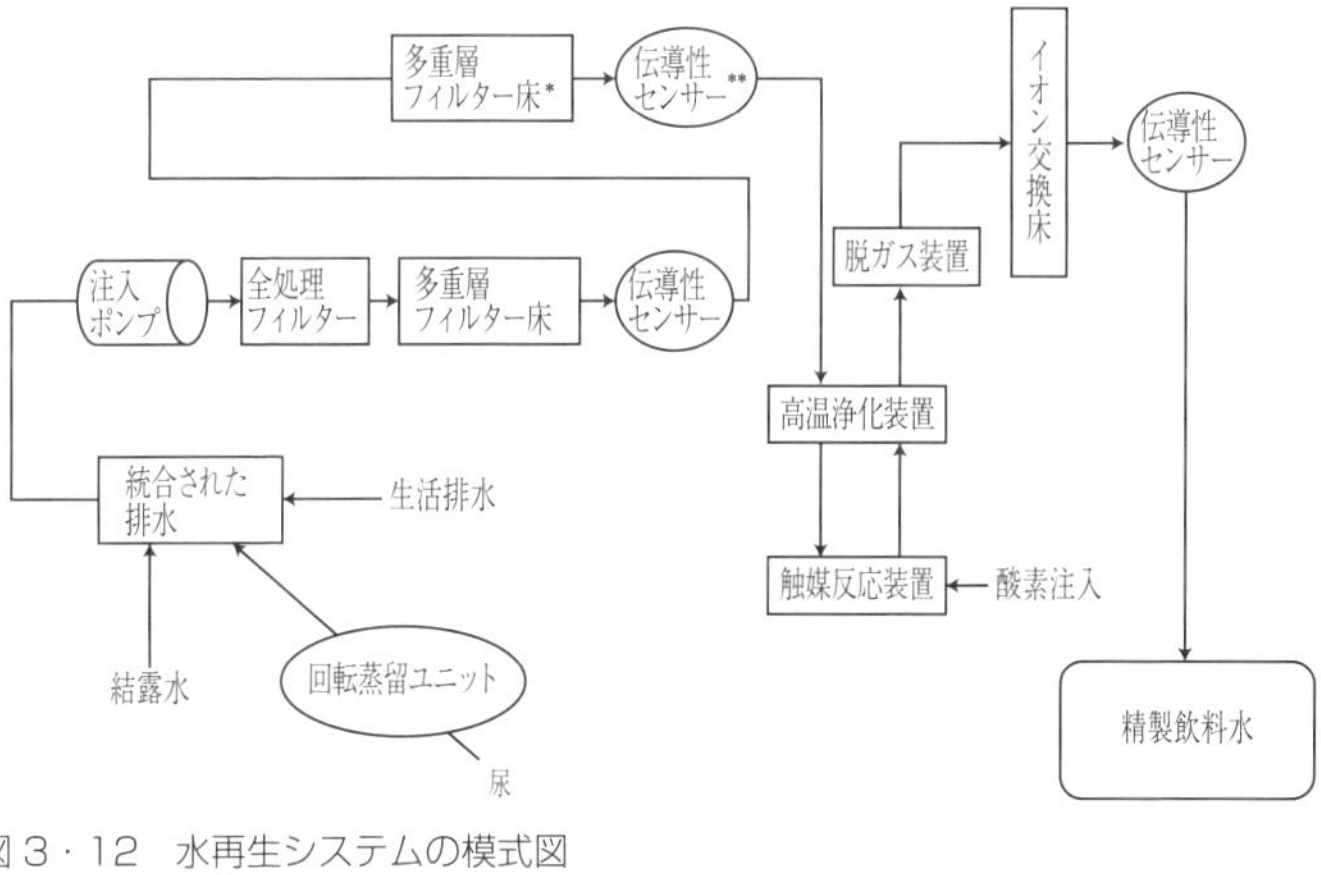


図３・12　水再生システムの模式図
＊多重層フィルター床は、多種類のイオン交換樹脂と吸収素材からなる 10 個のチューブより構成されている．
＊＊精製過程において、たびたび伝導性センサーにより水の精製レベルをチェックしている．

になる。ＩＳＳの壁はそれほど厚くないし、素材的にも放射線粒子の遮蔽《しゃへい》にはあまり役立たないのである。壁を突き抜けてくる粒子も相当にある。太陽の活動状況にもよるが、ＩＳＳ内の宇宙飛行士は一日に〇・五〜一・〇ミリシーベルト（mSV）の放射線を浴びる。ミリシーベルトという放射被曝《ひばく》の単位は、福島第一原子力発電所の事故以来、日本人には馴染みとなってしまったが、通常地上にいる人間が、一年間に浴びる放射線量が約一・〇ミリシーベルトなので、いかに宇宙飛行士が日々、放射線被曝と戦っているかがわかる。

過剰な被曝は、発《はっ》がんや白内障《はくないしょう》の危険があるので、宇宙飛行士には、一回の飛行で許容できる被曝量の基準を設定し、それを超えないように監視している。被曝量の監視には、線源である太陽活動の監視（宇宙天気予報）、ＩＳＳ内に設置した機器による線量計測、そして宇宙飛行士自身がいつも装着している個人線量計の累積計測値を、評価することによって行っている。

## 生活リズムと日課

### 日課

宇宙飛行士の日課は、原則として一日八時間労働、週休二日制であるが、実際は、作業の遅れを取り戻したり、スケジュールに想定していなかった作業が発生するなどして、土曜日でも午前中は働かなければならないことが多い（土曜日の半日を、このようなスケジュール調整に組み込んでいるともいえる）。二〇〇九年五月にＩＳＳの搭乗員数が三人体制から六人体制に増員され、宇宙飛行士の作業負担（ＩＳＳ

のメンテナンス作業など）は少し減ったようであるが、スペースシャトルやソユーズ、あるいはその他の宇宙船が、ドッキングする前後は多忙となるし、ＩＳＳ内の重要な制御装置が故障すれば、徹夜で作業をしなければならなくなることもある。二〇〇八年五月には、当時ＩＳＳに一個しかないトイレが故障し（ドッキングしているソユーズのトイレは、臨時に使用できるが）、宇宙飛行士たちが必死に修理作業にあたったことが報道された。尿を収集する部分が故障したらしいが、宇宙飛行士たちは何とか自力で修理に成功して事なきを得たとのことである。その間はソユーズのトイレを使用したが容量が限界を超え、その後はバッグ式の簡易トイレも使用したとの報道である。トイレは酸素発生装置の故障ほどには、緊急性はないとしても、やはり故障すれば、相当に困ることなのである。

## 食事

三度の食事は、隔離閉鎖空間で長期間過ごす宇宙飛行士にとって、数少ない楽しみのひとつであり、適正な栄養補給という見地からも重要である。また、定期的に仲間と一緒に楽しい食卓を囲み、四方山話《よもやまばなし》をするのは、良好な人間関係やチームワーク維持の観点からも大切である。宇宙飛行士たちは、それぞれ分刻みの作業スケジュールをこなしながらも、一日に一回は全員が一カ所に集まり、食事をするように心がけているという。ちなみに、食堂はＩＳＳの二カ所に設置されていて、六人の宇宙飛行士たちは日によってどちらかの食堂を選び、集合する。食事の内容の詳細は、「宇宙食と食事法」（第２章）に譲る。

## 清拭《せいしき》

ISSでは、入浴もシャワーを浴びることもできない。これは風呂好きの宇宙飛行士にとっては残念なことだが、実は、旧ソ連のサリュートやアメリカのスカイラブでは、宇宙でのシャワーが試みられている。レベドフ（Valentin Lebedev）というロシア人宇宙飛行士の日記に、サリュートでの一カ月に一回のシャワーの様子が記載されている。宇宙飛行士はシュノーケルとゴーグルをつけて水槽に入り、〝おぼれないように〟気をつけながら、水と格闘しなければならず、当時のシャワーは、準備から収納まで半日はかかるような大変な作業であったらしい。無重力状態でシャワーの水をコントロールするのは大変困難なため、ISSでは濡れタオルや、水のいらない石鹸やシャンプーを使って、定期的に体を拭いて（清拭《せいしき》）清潔さを保っている。

## 散髪

宇宙に何カ月も滞在すれば、当然、髪も地上と同じように伸びる。宇宙飛行士は身だしなみを整えると同時に、衛生管理の観点からも、定期的に散髪をしなければならない。無重力での散髪（図3・13）は、カットした細かい髪の毛が、空中に散乱する前に素早く吸い取る工夫が必要になる。散髪は宇宙飛行士同士で行うが、プロではないので素晴らしい出来栄えは望めない。

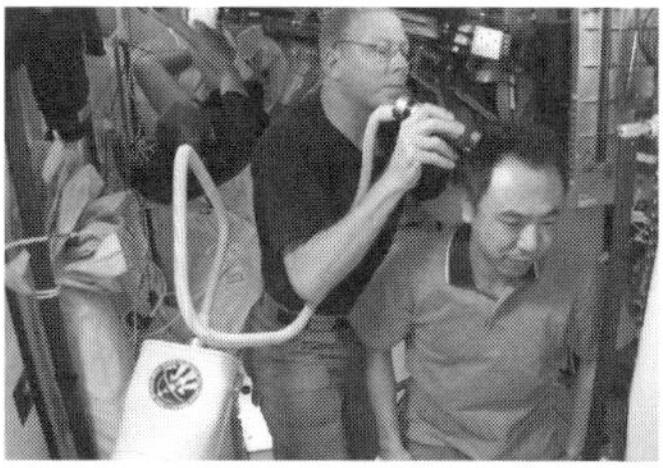

図3・13　同僚から散髪をしてもらっている古川宇宙飛行士（JAXA/NASA提供）

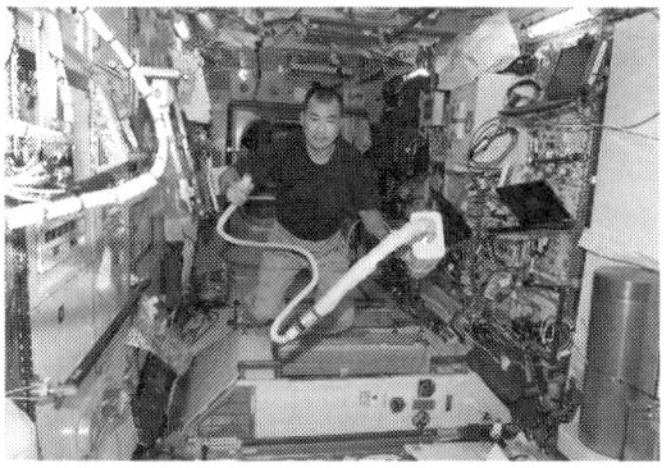

図3・14　ISS内の掃除をする野口宇宙飛行士（JAXA/NASA提供）

男性宇宙飛行士ではバリカンを用いて短めにカットするのが通常であるが、女性宇宙飛行士の場合はそうもいかず、特に長い髪の持ち主の場合は、今後に工夫の余地があるかもしれない。宇宙飛行士たちは、仲間同士の触れ合いとして、散髪を楽しんでいるようである。

## 掃除

ＩＳＳの居住環境を快適に保ち、良好な衛生状態を維持するためには定期的な掃除が欠かせず（図３・14）、トイレ掃除を含めて、宇宙飛行士の日課に組み込まれている。ＩＳＳ建設の初期には、一時カビなどの繁殖数が増加し、健康管理上の問題点とされたが、最近は定期的な掃除と、微生物の繁殖状況のモニターにより、大きな懸念事項とはなっていない。

## トイレ

排泄は話題にしにくいテーマであるが、健康を保つうえでは、食事と同じくらい重要な問題である。特に無重力状態での排泄は、その特殊な便器の使い方に慣れるのに少々テクニックがいるので、宇宙飛行士はあらかじめ地上で、宇宙トイレの使用法について訓練する。排泄は地上と同様に便器に座って行うが、体を固定しないとフワフワ浮いてしまうため、固定具（ＩＳＳでは、足先を差し込む簡単なもの）を利用する。尿の方は専用のホースを引き出し、別に放出・採取する。地上の便利な生活に慣れたわれわれは、トイレを使った後の心配はほとんど念頭になく、せいぜい便器を拭き掃除する程度である。しかしＩＳＳでは、自分たちのした大便は自分たちで最後まで面倒をみなければならない。事をなし終えた後は、便器に

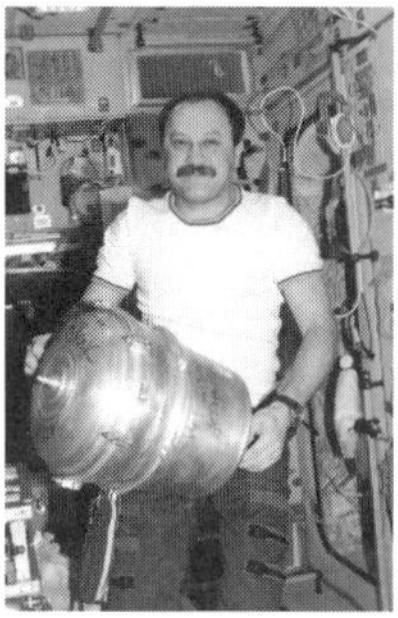

図３・15　固形排泄物タンク．バックに収納した大便を溜め込むが、１週間に１回程度は、プログレス補給船に運び込む必要がある（NASA 提供）

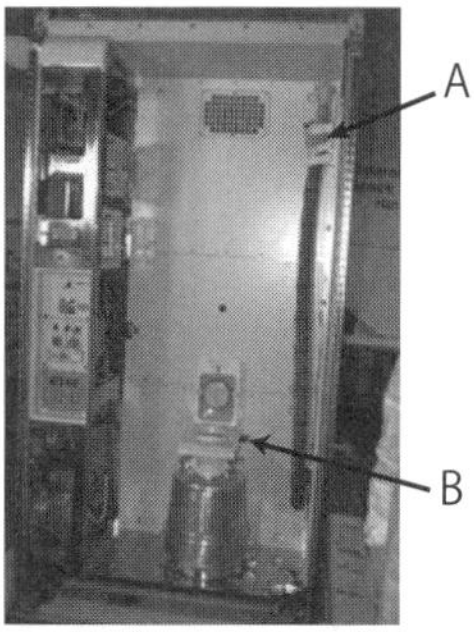


図３・16　ISSに取りつけられた2個目のトイレの実物模型（NASA 提供）

Ａ：排尿用のホース．先端（ホースの最上部）を排尿部に当てて、放出する．ホースは掃除機のように陰圧で吸い込むようになっている．

Ｂ：便座．大便はこちらにする．排便前にはバキュームスイッチを押して、陰圧で下方から吸い込むようになっており、無重力での排便が可能となる

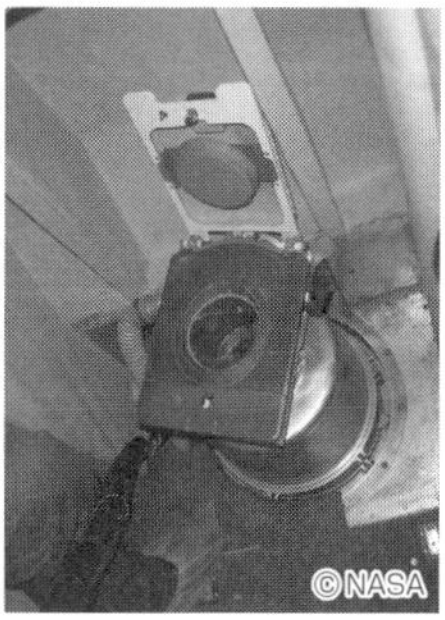


図３・17　ISSのトイレの実物模型

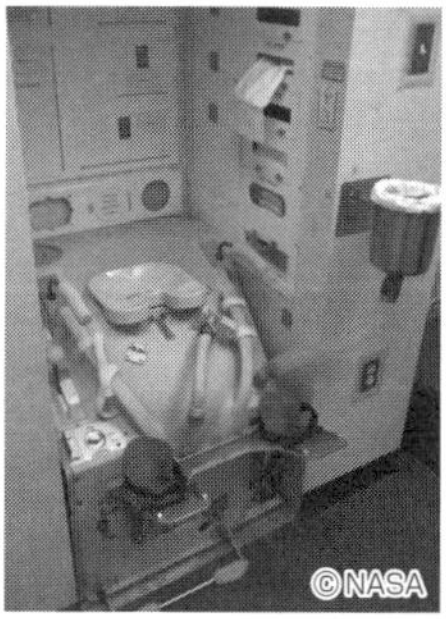


図３・18　スペースシャトルのトイレの実物模型．足と腿を固定する装置がある

装着したバッグ（小さな穴が多数開いており、下からの吸引の妨げにならないようになっている）に収納され、密封された便をバックごと取り出し、専用の固形排泄物タンク（図３・15）に押し込み、新しいバッグを便器に装着しなければならない。この専用タンクは三人分を一週間程度溜められるので一週間に一回はプログレス補給船（ＩＳＳから切り離されると大気圏突入時に補給船ごと高熱で焼却されることになる）に運び込む。最近、災害時用の簡易トイレが個人向けに販売されているが、その処理と類似していると思えばよい。二〇〇九年五月の六人体制移行の準備として、ＩＳＳに二個目のトイレ（ロシア製）がされたが（図３・16、17）、こちらは優れもので、採取した尿を処理して飲用水にまで精製するアメリカ製の装置（水再生装置：Water Recovery System）がついている。ちょうど若田宇宙飛行士がこのトイレの設置作業を行い、できた精製水を試飲する映像が公開された。当然ながら、この水は「無味無臭でおいしい」との感想が語られていた。

## 個室とプライバシー

ＩＳＳ内は大きな工場、あるいは研究室のようなもので、たくさんの実験用装置が搭載されており、宇宙飛行士たちは、そのなかの限られた空間を生活の場としている。このような環境のなかでも、できるだけ宇宙飛行士のプライバシーと安眠を確保しようと考案されたのが、電話ボックスのような個室スペースである。ＩＳＳ建設途上では、宇宙飛行士は思いおもいの場所で（もちろん安全を確認したうえで）寝袋に入って寝ていたが、いまでは六人分の個室が完備され、宇宙飛行士たちは一人になれる空間を確保している（図３・19）。個室ボックスの中には、壁に家族や友人の写真を貼ったり、個人用のオーディオセットを持ち込むなど、自分の個人用の空間を演出することが許されている。

## 睡眠

宇宙飛行士の日課の中には、一日八時間の睡眠時間を確保するようにスケジュールされているが、睡眠の質まではコントロールできない。必要があれば、軽い睡眠導入剤を使用することができるが、翌日に重要な機器の操作や船外活動を予定している宇宙飛行士には、薬剤の使用は禁止されている。一般的に言って、宇宙飛行士が宇宙に行って最初の時期は、仕事の忙しさ、初期の精神高揚、宇宙での作業や生活に不慣れなこと、体内時計の調整が難しいこと、ISS内の騒音（場所によっては工場で寝起きしているような騒音があり、耳栓の装着が必要）などの原因から、良質の睡眠を確保できないことが多い。

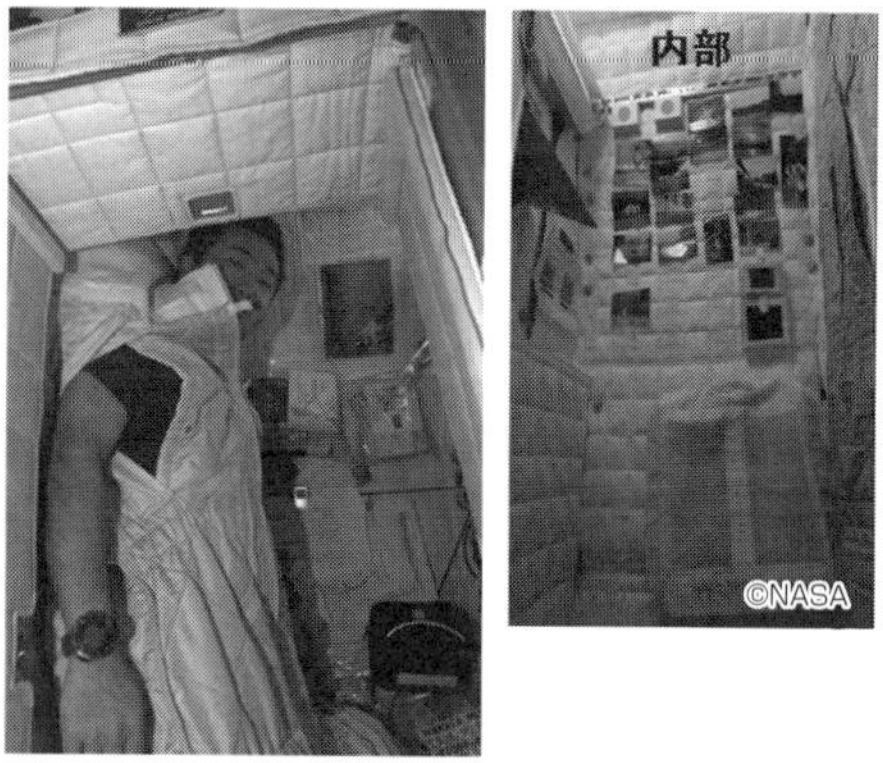


図３・19　プライバシー確保や寝室として個室は利用できる．左：個室ボックスで寝袋に入る若田宇宙飛行士（JAXA/NASA 提供）．右：内部の様子．

ちなみに、ISSは九〇分で地球を一周するため、四五分ごとに昼夜が入れ替わり、太陽に体内リズムを同期することはできないので、グリニッジ（ロンドン）標準時に合わせ、人工的に二四時間を区切って、昼と夜をつくっている。宇宙に一～二週間滞在し、体調も整い、作業や生活のペースに慣れてくると、睡眠もよく取れるようになるのが通常である。ISSが完成してからは、宇宙飛行士一人ずつに小さな個室が与えられたことも、睡眠の質の改善に寄与している。

## 運動

無重力環境では、特に下半身の筋肉・骨が廃用性（使わないことによる）の委縮を起こすことが知られているので、ISS内での定期的な運動は欠かせない。宇宙飛行士たちは、搭載されているトレッドミル、自転車エルゴメーター、抵抗運動器（図3・20、コラム17）の三種類の運動器具を利用して、運動を毎日約二時間行うように、日課に組み込まれている。しかし、これらの運動器具の準備・収納には手間がかかることや、その使用頻度の高さゆえに器具に故障が起きやすいことなど、問題点もなくはない。また、運動は宇宙飛行士のよい気晴らしになる反面、運動後には、汗だくの身体やウェアの処置が待っている。前述のとおりシャワーは使えない。運動が宇宙飛行士の貴重な宇宙滞在時間の大きな部分を占めていることから、将来的には、無重力環境で筋肉・骨の維持や体調を整えるために、もっと短時間で、効率的に運動ができる方法や、対策が必要かもしれない。

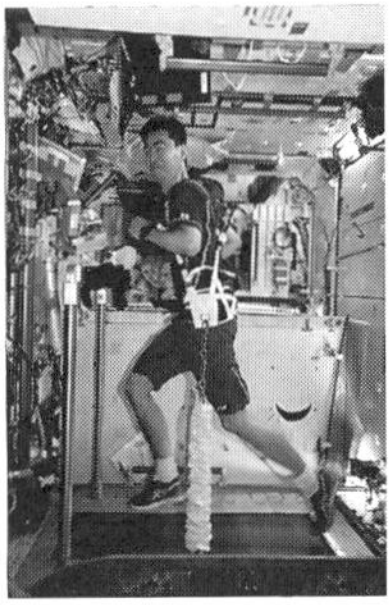

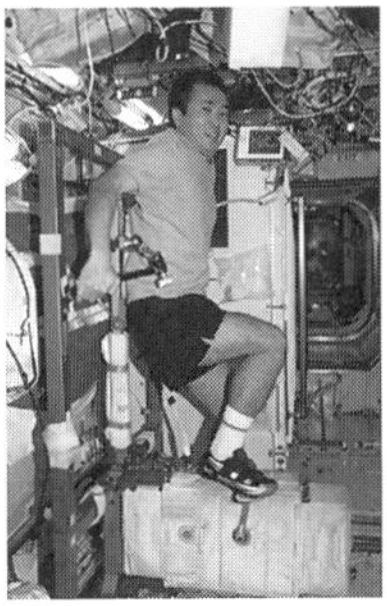

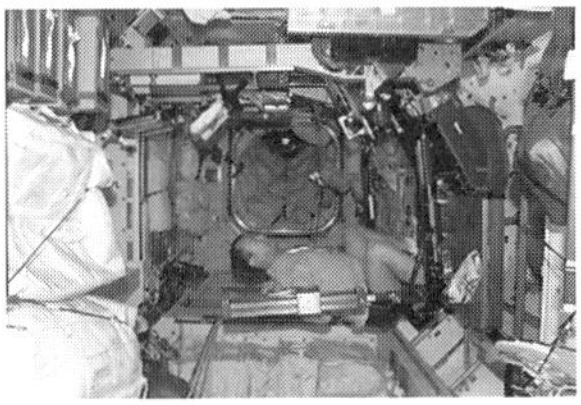

図３・20　ISS で運動をする日本人宇宙飛行士．左：トレッドミル ©JAXA/NASA, 油井飛行士の twitter. 中：自転車エルゴメーター ©JAXA/NASA. 右：抵抗運動器 ©JAXA/NASA. トレッドミルとは、屋内でランニングやウォーキングを行うための健康器具．モーターで回転するベルトの上を歩いたり走ったりする．自転車エルゴメーターとは、ペダルに負荷をかけてトレーニングする運動器具．

## 水の回収と再利用

ＩＳＳプログラムの当初から、ロシア製の水回収システム（空気中の水分を回収し、生活水として再利用するもの）が使われているが、あまり効率的な装置ではない。しかし、二〇〇八年一一月にスペースシャトルで打ち上げられた、アメリカ製の水再生システム（Water Recovery System：コラム11参照）は優れものである。これは同時に打ち上げられた二個目のロシア製のトイレと接続することで、宇宙飛行士が排泄した尿を蒸留・濾《ろ》過・高熱浄化の過程を経て、飲料水にまで精製することができる。いわば、完全な水のリサイクルを可能にしたシステムである。この装置は尿以外にも、宇宙飛行士たちの生活排水や、空気中の水分も回収して精製でき、年間六・八トンの水を再生・供給できるという。

これまでＩＳＳで必要な水の大部分は、地上から高いコストをかけて運搬していたが、このシステムの搭載によって大幅なコスト削減が可能になったばかりでなく、来るべき月・火星の長期間にわたる有人探査活動を容易にする見通しが立った。何度にもわたる慎重な水質のチェックの後、二〇〇九年五月二〇日、若田宇宙飛行士を含む三人のＩＳＳ宇宙飛行士が水再生装置により精製された〝飲料水〟を初めて試飲した（図３・21）。ＮＡＳＡのバレット宇宙飛行士は、「このようなことはＳＦの世界の話であり、これまで多くの人が閉鎖循環系での水の再利用のことを語ってきたが、誰も現実にはなし得なかった。今

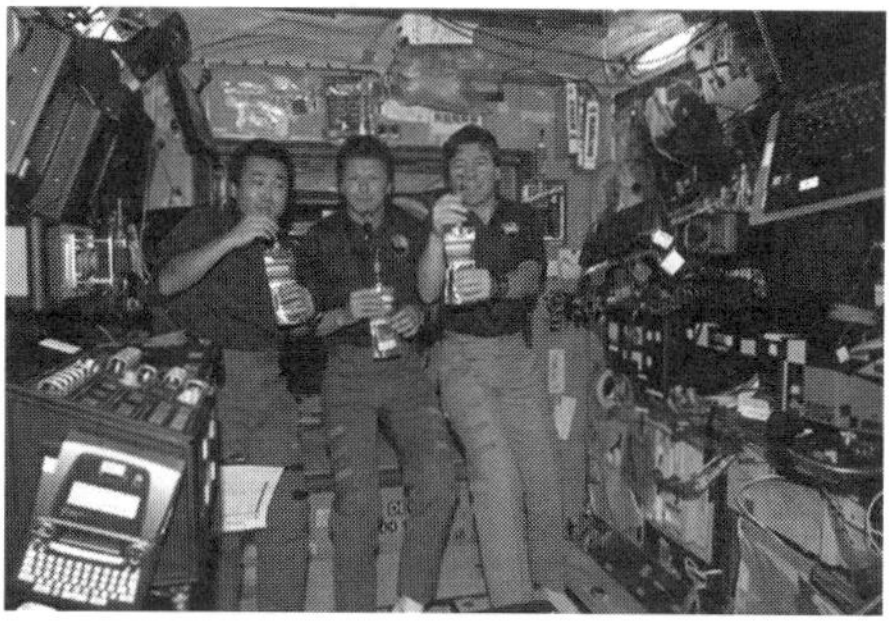

図３・21　再生水を初めて試飲する３人の宇宙飛行士 ©JAXA/NASA

## コラム 11

### 水再生システム（Water Recovery System）

まず尿を蒸留によって再生するが、無重力状態での蒸留には特別に製作された回転蒸留ユニットが使われる。蒸留によって分離された水は、他の廃用水（宇宙飛行士が生活用に使用した廃水）とともに、次の精製過程に入る。この段階でまず髪の毛やその他のゴミが取り除かれた後、水は濾《ろ》過装置に通される。次に高温浄化により微生物、有機物、その他の汚染物質が取り除かれる。このようにして精製された水は宇宙飛行士の飲用に供される他、酸素発生装置用の水としても利用される。

閉鎖環境系においては、酸素の供給、二酸化炭素の吸収、水のリサイクルが欠かせないが、ISS に搭載されたこのシステムによって、これらの課題が解決され、いよいよ人類は ISS のみならず、来るべき月や火星での長期滞在の準備のために大きく一歩前進したことになる。NASA が開発した本システムは有人宇宙開発にとって重要な発明であるばかりでなく、安全な飲用水の確保の困難な発展途上国の生活にとってもすでに大きな貢献をしているという。

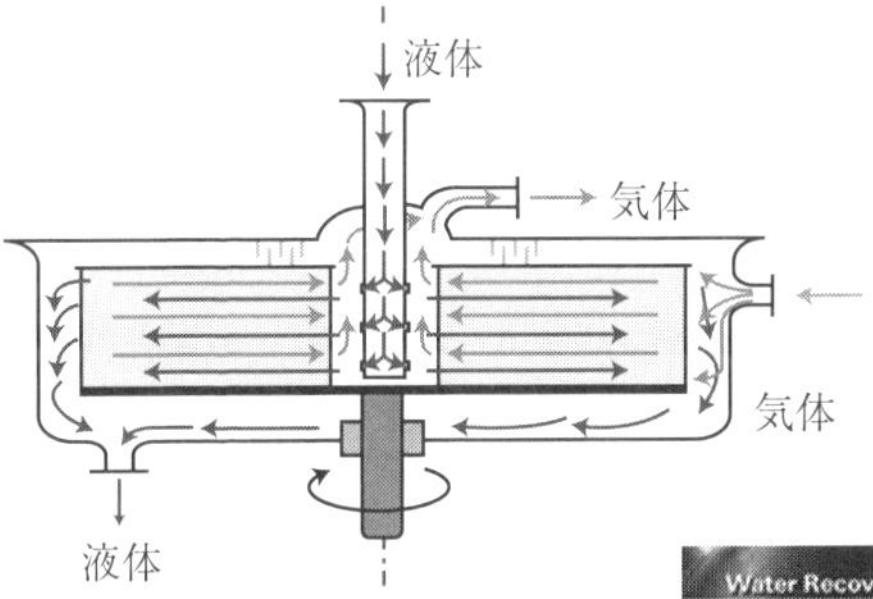


回転蒸留ユニットの模式図．回転蒸留法を用いることにより、無重力環境での液体と気体との分離が可能になる

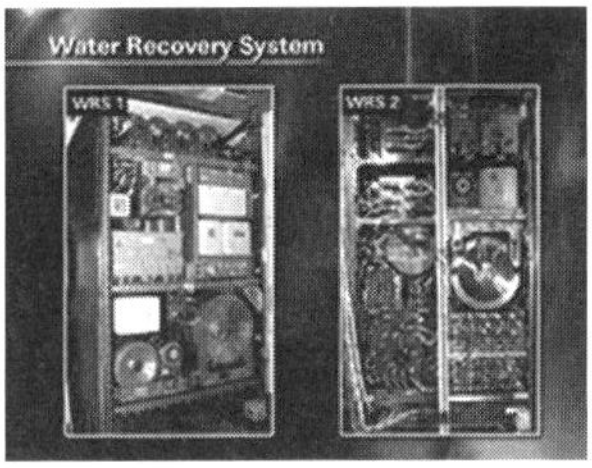


回転蒸留ユニット ©NASA

日われわれは、最初の再生水を試飲できて幸せである。この技術はわれわれを月に、そしてさらに遠くの星へ導くであろう」と語っている。

## ✷より遠く、より長く、より快適に

二〇一六年現在、ISSにおける約六カ月間ずつの長期滞在(注1)が順調に経過しており、一部の宇宙飛行士は約一年間の滞在さえ果した。ミール(旧ソ連の宇宙ステーション)の時代と比べると、格段の生活の質の向上が図られている。長期滞在をした宇宙飛行士たちは、ミッション中も心身の健康を維持し、帰還時の体力・体調も全般的に良好であるため、従来から必要とされている地球帰還後のリハビリテーション期間の短縮の可能性も見えてきている。いまや地上四〇〇キロメートル程度の低軌道の宇宙環境には、人類は十分に適応できることが証明されたともいえる。しかし、今後さらに年単位の宇宙滞在や、月・火星といった惑星探査となると、いくつか新しい課題やチャレンジ(注2)が浮上する。また民間活力により、一般の人々が宇宙環境を体験できる日も間近となっており、「宇宙の大衆化」も今後のチャレンジのひとつである。このような状況下で、より快適な宇宙居住を目指す場合の、いくつかの課題について考えてみたい。

## 食糧の自給と超長期保存技術

ＩＳＳでの食料のほとんどすべては、地上から高いコストをかけて運搬している。しかし今後の惑星探査や、さらなる長期滞在を考えると、食糧の自給、あるいは現地調達が重要な課題となるであろう。ＩＳＳ内でも食用になる植物の栽培実験をしている。あるＪＡＸＡの研究者は、カイコを食用にして重要なタンパク源とする研究などを行っている。将来、月や火星に宇宙基地が造られる時代には、食用植物の栽培や、カイコやエスカルゴ、カエルといった食用小動物（牛や豚の飼育はまだ困難であろう）の飼育が、真剣に検討されることが必要になるであろう。地球からの食糧の供給も相変わらず必要であろうが、その場合は、現在ＩＳＳへ供給されている宇宙食の保存期限基準（一・五年間）は大幅に見直されるべきで、三年から五年は保存に耐えられるような、さらなる長期保存技術が求められるかもしれない。

## 洗濯技術と衣服の再利用促進

ＩＳＳ内で宇宙飛行士が着ている日常の衣服や下着は、現行では使い捨てである。着用期間を延ばすために、防臭・防菌・汚れ防止機能などを付加した衣服が開発されているが、それでも最後には捨てるわけで、もったいない話である。光触媒による汚れの分解など、水を使わず衣服を〝洗濯〟する技術が確立されると、宇宙での超長期滞在に確実に貢献することになるだろう。あるいは、ミスト状の水を、無重力環境でコン

## コラム 12

### カイコ：有望な宇宙食の食材？

将来の火星などへの有人惑星探査を実現するためには、解決しなければならない課題がいくつもあるが、食材の調達もそのひとつである。地球から遠く隔たった惑星に、支援物資を届けるためには多大な困難とコストが必要となる。食材を現地である程度調達できれば、大幅なコストダウンにつながる。現在 ISS では、尿の再生による飲料水の精製や食用植物の栽培は試みられているが、食用動物の飼育は行われていない。このような状況の中で、JAXA や北京航空航天大学の研究者などが有望視し、真面目に取り組んでいるのがカイコの宇宙での飼育の研究である。カイコは絹織物の生産に欠かせない繭《まゆ》をつくる昆虫であるが、日本や中国、アジアの一部地域では伝統的に食材としても利用されてきた。研究者によると「カイコは繁殖が早く、飼育が比較的容易で、効率よく動物性たんぱく質を得られる。必須アミノ酸を豚肉の 2 倍、鶏卵や牛乳の 4 倍も含んでいる」という。カイコのさなぎを食べるのだが、食虫の習慣のない者はちょっと躊躇《ちゅうちょ》するだろう。しかし研究者たちが試みているように、から揚げ、てんぷら、クッキーなど調理法に工夫をこらせば、将来の有望な食材となるかもしれない。

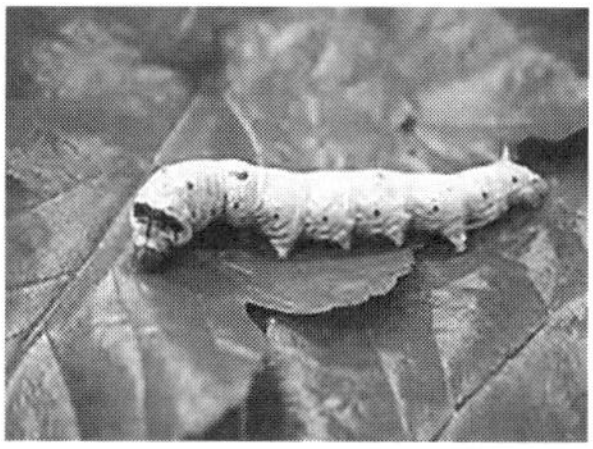

桑の葉を食べるカイコの幼虫
©Gakken/amanaimages

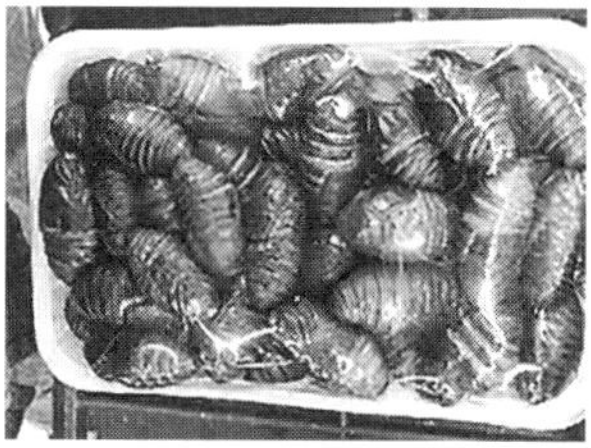

カイコのさなぎの佃煮
©HIDEAKI TANAKA/SEBUN PHOTO/amanaimages

トロールできる技術が開発されれば、宇宙での水を使った洗濯が可能となるかもしれない。

## シャワー・入浴技術の宇宙化

宇宙から帰還した宇宙飛行士が、口をそろえて言う言葉のひとつに、「熱いシャワーが浴びたい」、あるいは日本人宇宙飛行士であれば、「熱い風呂に入りたい」がある。現状では宇宙でのシャワーや入浴は、残念ながら技術開発は行われていない。最近、地上では介護用にミスト（温水を噴霧する）を使った入浴装置などが普及しているが、将来的にはこのような水をコントロールし周囲を濡らさない技術が宇宙化（宇宙環境で安全に使用できるように、設計変更や洗練化すること）されれば、無重力環境で宇宙飛行士がシャワーや入浴を楽しめる時代が来るかもしれない。

## ゴミ問題

ＩＳＳでは、できるだけゴミが出ないように、あらかじめ地上から送る物品の梱包などに工夫はされているが、それでも相当量のゴミは出る。これらは無人補給機プログレスなどに詰め込まれ、いっぱいになると補給機ごと投棄される。投棄された補給機は、大気圏突入時の高温により、機体ごと焼却処分されるという段取りになっている。将来さらに、深宇宙での超長期滞在を目指すとなると、ゴミを極力出さないような、リサイクル技術の進歩が重要となる。宇宙船を「小さな地球」と見立てると、地球で起こっている過剰ゴミと、リサイクルの問題解決の「実験場」として、宇宙で最新の研究開発の成果を、試すことが望まれる。

## 完全閉鎖循環系の確立

本来は人間が生きることのできない宇宙環境に、宇宙ステーションや基地を造り、長期間生活するための理想的な手段は、完全な閉鎖循環システムを確立することである。その中では、人間や動物が呼吸のために必要な十分な酸素が供給され、排出される二酸化炭素は効率的に吸収・再利用される。必要とされる電力は、太陽エネルギーからもらい、水は人間や動物から排泄される尿と生活排水、および空気中の水分から分離・精製する。食料も植物の栽培や動物の飼育で賄《まかな》い、有害ガスや有害微生物の繁殖なども効果的に制御する。まさに、現在われわれの生きている地球上でなされている現象を、小さな宇宙ステーションや、宇宙基地内で再現できるのが理想なのである。ＩＳＳという壮大な国際科学プロジェクトにおいては、参加各国の英知を結集して、この目標の達成に向けた実験が行われている。

## 宇宙の大衆化

国レベルでは、「より遠く、より長く」宇宙環境に人類を送り込み、活動させようと、甚大な努力がなされている。一方最近では、民間企業が宇宙開発に参入しようという、新たな動きが活発である。二〇一一年一〇月には、アメリカのニューメキシコ州シエラ郡に、一般宇宙旅行用の宇宙空港（スペースポート・アメリカ：ヴァージン・ギャラクティック社　Virgin Galactic）が開設された。同社はスペースシップⅡの開発と試験飛行を進めている。また日本を含めた主要国の旅行会社が「宇宙旅行」企画を発表し、すでに参加者が多数登録されている。このような情勢を受けて、アメリカ連邦航空局（Federal Aviation Administration）も宇宙旅行のための法整備を進めているし、パイロットの訓練装置の開発では定評のあるアメリカＥＴＣ社（Environmental Tectonics Corporation）では、宇宙旅行参加者のための耐Ｇ訓練等を行っている。

この一般人向け「宇宙旅行」は、何十億円もするソユーズでのＩＳＳへの往復とは違い、「数分間大気圏を脱して、丸い地球を宇宙空間から鑑賞する」くらいのものになりそうだが、一九六〇年代にユーリ・ガガーリン宇宙飛行士（旧ソ連）やジョン・グレン宇宙飛行士（アメリカ）が行った宇宙飛行を、十分に追体験できるはずである。これまでは、心身ともに壮健で、厳しい訓練に耐えたプロの宇宙飛行士だけが到達できる「極限の環境」であった宇宙が、科学技術の革新的進歩により、一般人の手の届くところまで来つつある。まさに宇宙の大衆化が、始まろうとしているのである。ジュール・ベルヌのサイエンス・フィクションの世界が、いよいよ現実のものになりつつあるといえる。

宇宙の大衆化に際しては、これまで国家レベルで行われてきた有人開発プロジェクトにより蓄積された

## コラム 13

### スペースシップⅡ

アメリカの Ansari X Prize 財団が民間の宇宙機メーカーに呼びかけて、競争イベント「高度 100km 以上の宇宙空間に、2 週間以内に 2 回、パイロットおよび 2 人の乗客（あるいは同等の重量）を到達させること」を企画した。このイベントのためにスペースシップⅠ（SpaceShip One）を開発し、2004 年 10 月に見事に優勝し、賞金 1000 万ドルを獲得したのがヴァージン・ギャラクティック社である。これをきっかけに同社は、一般人を対象とした宇宙旅行のための宇宙機スペースシップⅡの開発に乗り出し、試験飛行を繰り返している。この動きに同調する形で、ニューメキシコ州シエラ郡にスペースポート・アメリカという世界初の宇宙空港（あるいは宇宙港）が 2011 年 10 月に落成された。スペースシップⅡは残念ながら、2014 年 10 月に試験飛行中に墜落した。この事故は民間宇宙旅行の発展にとっては重大な影響を及ぼすかもしれないが、宿命的に多数の事故に見舞われながらも不屈の精神で発展してきた航空・宇宙産業の歴史を振り返れば、ぜひこの困難を克服し飛躍へのばねとすることを期待したい。

スペースシップⅡは、ホワイトナイトⅡという双胴の輸送機に搭載されて離陸し、高高度まで運ばれ、高度 1 万 5000m 付近で発射された後、自己のロケットエンジンで加速し宇宙空間を弾道飛行することになる。

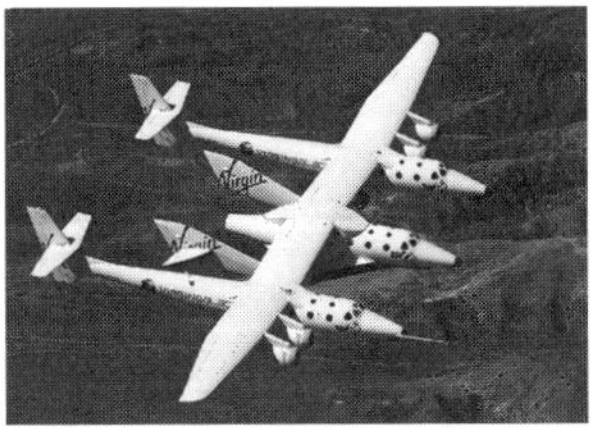

試験飛行中のホワイトナイトⅡとスペースシップⅡ ©Polaris/amanaimages

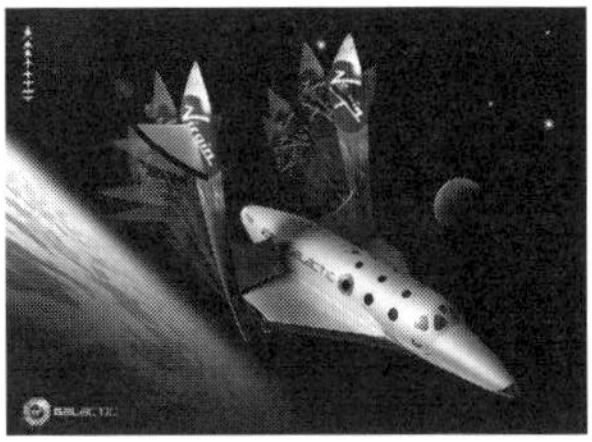

スペースシップⅡの想像図．2 人のパイロットと 6 人の乗客を乗せることができる ©Alpha Press/amanaimages

知見と技術が、大いに利用され（スピンオフと呼ばれる）、役立つことであろう。

（注1）　六カ月間ずつの長期滞在：ＩＳＳへのクルーの往還は、スペースシャトルが引退した現在では、ソユーズによって行われている。ソユーズは三人乗りのため、ＩＳＳの六人体制を維持するためには、年間四回の打ち上げが必要である。一人の宇宙飛行士のＩＳＳへの滞在期間は六カ月以上でも可能（ロシアのポリヤコフ宇宙飛行士はミールに一年以上滞在した）と考えられるが、現在、約六カ月にしているのは、もっぱらソユーズの安全寿命による。クルーがＩＳＳ滞在中には乗ってきたソユーズをＩＳＳに係留し、寝かせておくわけだが、帰還時にまたそのソユーズを正常に作動させなければならない。係留中のソユーズの機能点検のために、打ち上げから三カ月後（ミッション半ばの時期）にテスト始動させ、ドッキング位置を移動させる作業がある。この際は、そのソユーズで打ち上げられた三人のクルーメンバーが全員乗り込み、非常事態に備える。ＩＳＳのひとつのドッキングポイントから離れて、別のポイントにドッキングし直すという短時間の作業でも、常に危険と背中合わせであり、ドッキングに失敗した場合は、地上への帰還を選択しなければならなくなる場合もある。

（注2）　いくつか新しい課題やチャレンジ：ＩＳＳは宇宙にあるといっても、たかだか地上約四〇〇キロメートルの地球軌道上を飛行しているだけである。地上との交信も頻繁に行われるし、補給も不足なく行われている。非常事態が発生すれば、数時間後には地球に帰還もできる。しかし、月さらに火星となると、地球からの距離は相当に遠くなり、ミッションを遂行するためには、新たな課題を克服しなければならない。たとえば、宇宙滞在期間の延長とともに累積する放射線被曝《ひばく》、地球から離れるにしたがって困難となる通信・連絡や補給・支援の課題である。ＩＳＳは地上のコントロールセンターから適時適切な指示や助言が行われているが、火星に基地を造り活動するとなると、地球からのコントロールは困難となる。火星探査隊には、自力で状況判断を行い、決断し、対処するという

自立性と良質のリーダーシップ、チームワークがより強く求められる。また補給・支援が困難な状況では、食材の現地調達（栽培・飼育）、自立医療、生活の自主管理が必要となることが想定される。

# 第4章

# 余暇と楽しみ

国際宇宙ステーション（International Space Station：ＩＳＳ）では、宇宙飛行士は基本的に週五日間、一日八時間の仕事をするようにスケジュールを立てられている。しかし実際には、ＩＳＳ・「きぼう」利用実験やその成果を紹介するための広報関係の仕事や、子供たちへの科学教育のためのボランティア活動などが、土曜日の午前中に組まれることがよくあり、宇宙飛行士は忙しい。マスコミや小中学生からのリクエストに応じて、宇宙からのメッセージを発信したり、特別授業を行うことは、有人宇宙開発の意義を一般の人々に理解してもらううえで、宇宙飛行士の重要な任務のひとつである。最近流行しているソーシャルメディアのひとつであるツイッターによる発信なども余暇時間に行われる。地上の数多くの科学者や技術者の代表として宇宙に行っている宇宙飛行士に、できるだけたくさんの仕事をしてもらおうと、地上の運用管制要員は分刻みのスケジュール（注1）を組みがちだが、宇宙飛行士の心身の健康と安全を守るためには、適度な休息と余暇の確保が重要である。

宇宙飛行士の一日の日課は、ほぼ三等分されていて、八時間の仕事、八時間の睡眠、そして残りの八時間は食事、洗顔・歯磨き、トイレ、身辺整理などの個人的な作業、および自由時間と余暇にあてられることになる。無重力環境での筋力や骨量減少予防に欠かせない運動（一日約二時間）も、この余暇時間帯に行わなければならないので、宇宙飛行士に残された正味の余暇時間は結構少ない。

# ✷宇宙での余暇の過ごし方

地上のわれわれは、仕事帰りに仲間と一緒に酒を飲むとか、ドライブや旅行を楽しむ、あるいは温泉や風呂にゆったり浸かって心身の疲れをとるといった、いろいろな余暇の使い方を楽しんでいる。しかしＩＳＳの宇宙飛行士には、このような楽しみはない。ＩＳＳという隔離閉鎖空間で過ごす宇宙飛行士は、余暇の楽しみ方も限られてくる。

その限られた楽しみのなかで、宇宙飛行士が一様に称賛するのは、仕事の合間に、ＩＳＳの窓から「美しい地球の刻々と変わる風景」を

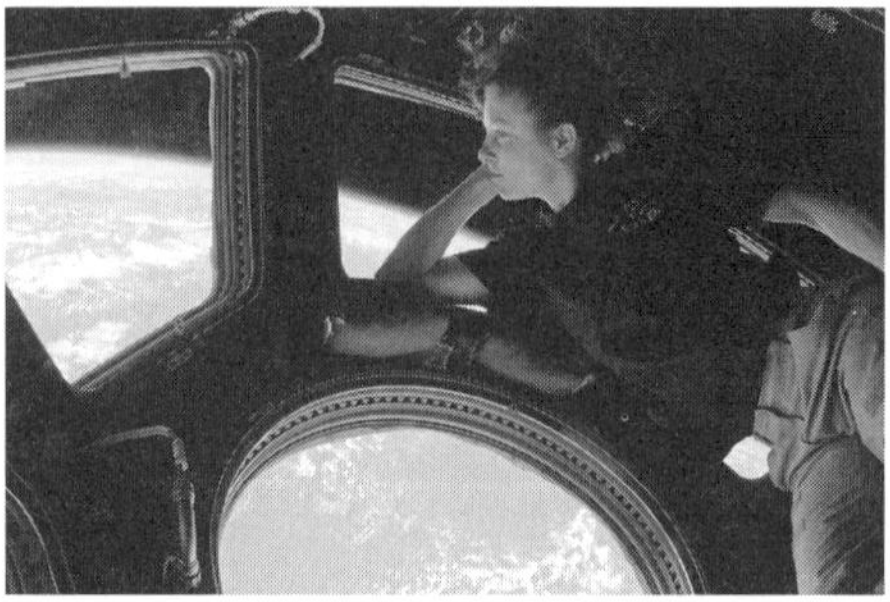

図４・１　ISS の窓から美しい地球の風景を楽しむ宇宙飛行士 ©White hot pix/ZUMAPRESS.com

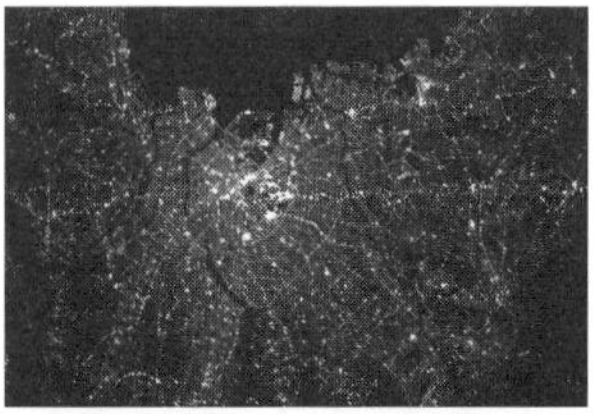

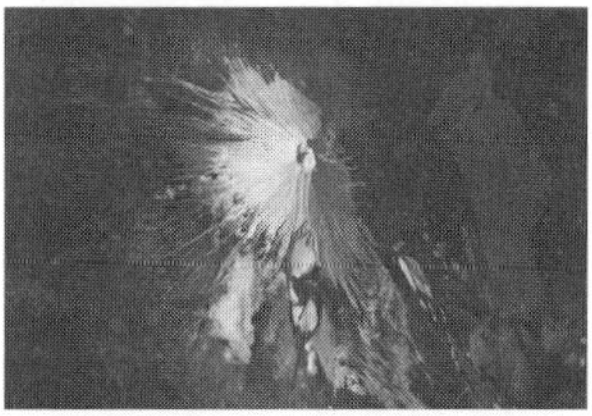

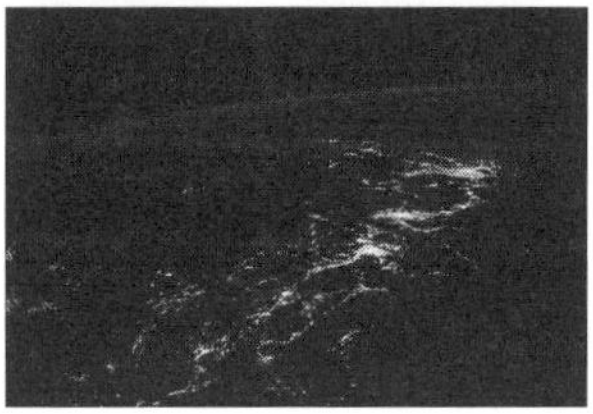

図４・２（上）東京の夜景、
図４・３（中）富士山、
図４・４（下）日本列島.
いずれも ISS から撮った写真
©JAXA/NASA

ぼんやり見て過ごすことである。これは、何ものにも代え難い贅沢《ぜいたく》なひと時なのかもしれない（図4・1）。ISSは地球を一日に何度も周回し、地球のいろいろな場所をスキャンしている。たとえば、極地の雪と氷の風景をオーロラの美しいカーテン越しに堪能するとか、アマゾンの熱帯雨林の緑のじゅうたんを眺めるとか、あるいは東京の眩いばかりの夜景（図4・2）や雪を頂いた富士山を真上（図4・3）から楽しむといったことを短時間でできてしまうのである。夜景にくっきりと輪郭された日本列島の様子（図4・4）さえ鑑賞できる。カメラ好きの宇宙飛行士には、おそらく「堪《たま》らない」絶好のシャッターチャンスに、数多く恵まれるはずである。

ISSにはいろいろなDVDやCD、本などが相当数搭載されており、ライブラリー（図書室）ができている（近年は電子化が進んでいる）ので、映画を見たり、じっくり読書するのも、よい余暇の過ごし方である。ギターやキーボードなどの楽器もあるので、腕に覚えのある宇宙飛行士は、仲間に演奏を披露することもできる（図4・5）。若田宇宙飛行士は長期滞在に際して、カラオケCDをISSに持ち込んだ（忙しくて、あまり活用はできなかったようだが）。二〇一三年には、カナダ人宇宙飛行士クリス・ハドフィールドが、ISS内でデヴィッド・ボウイの名曲「スペース・オディティー」を唄い、「宇宙で収録された初のミュージックビデオ」としてインターネットの動画サイトで公開され、世界中で大きな反響を呼んだのも余暇活動の一環であった。

食事も数少ない楽しみのひとつである。特に一日の終わりに仲間の宇宙飛行士たちと、会話を楽しみながら囲む食事は、われわれがキャンプや旅行の際に仲間との食事を楽しむように、リラックスできる手段のひとつである。食事の内容（宇宙食）も、最近は日本食の提供をはじめ、参加各国が宇宙飛行士にバラエティと国際色を提供できるように工夫している。宇宙開発初期に用いられたチューブ入りや一口サイズの固形食に比べて、ずいぶんと進化している。食堂にはテーブルを設置し、食器（フォーク、スプーン、ハサミなど）を使って、地上と同じように食事を楽しめるように、雰囲気づくりにも配慮されている（図４・６）。ＩＳＳでは食事は宇宙飛行士ごとにパッケージされているが、ＮＡＳＡやＪＡＸＡのホームページで公開されている動画からも、自分の食事をおいしいからと分け与えたりしながら和気あいあいと楽しむ様子がうかがえる。また、クリスマスの時期には特別メニューも提供され、少しでも宇宙飛行士が季節のイベントを楽しめるように工夫されている。

ＩＳＳ宇宙飛行士は、家族や友人と電子メールをやり取りしたり、インターネット電話で話すことによって、大切な人の安否を確認したり、お互いの日常に起こった出来事を伝え合ったりしている。以前は家族等との交信は、管制センターとの公式通信回線を、一時的にプライベート化（他の人々が聞けないようにする）して行っていたが、インターネット機能の一部をＩＳＳでも利用できるようになって、宇宙飛行士の通信の自由度は格段に向上した。これは外国

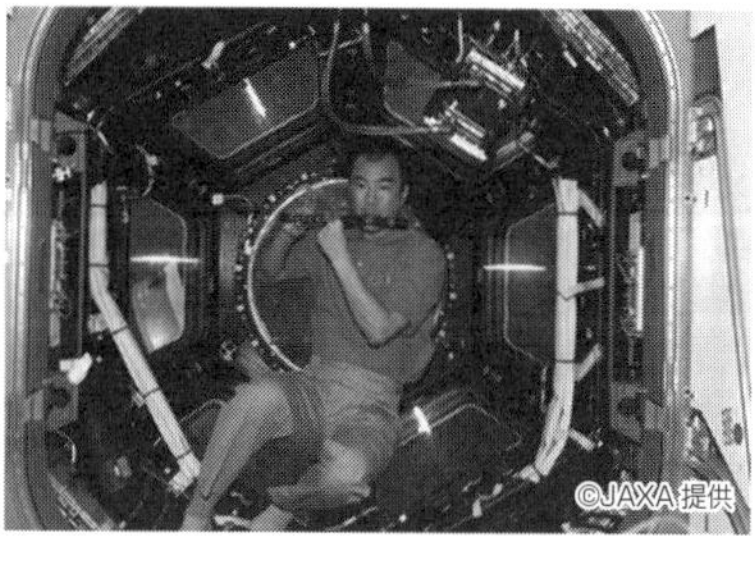


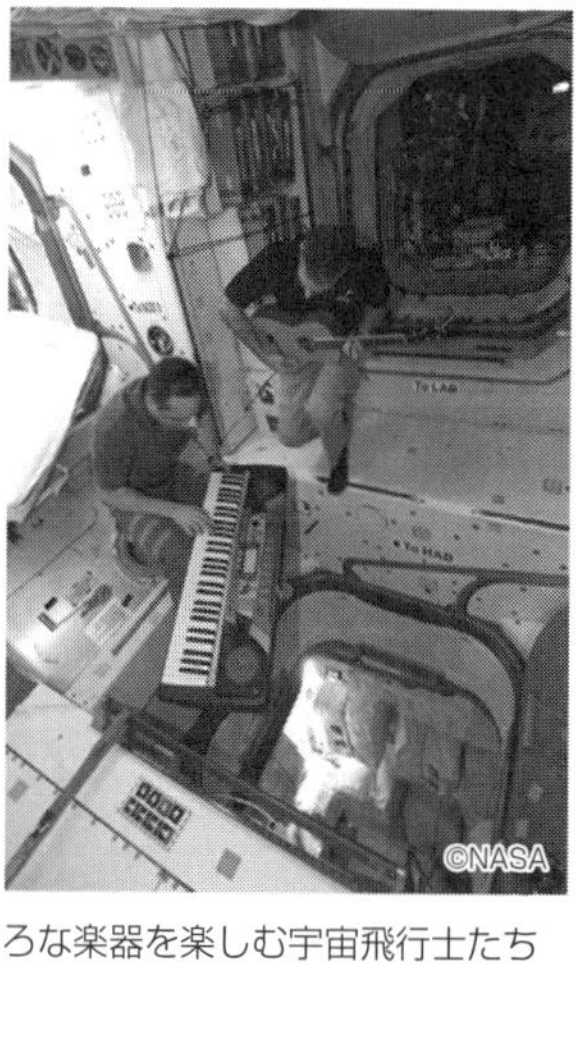


図４・５　ギター、笛、キーボードなど、いろいろな楽器を楽しむ宇宙飛行士たち

航路や遠洋漁業の船乗りが、以前は寄港したときにしか、家族と自由に連絡が取れなかったのに、インターネットの導入により家族と連絡が容易になり、格段にメンタルヘルス面での改善効果が見られたのに似ている。

　前述のように宇宙飛行士たちは一日約二時間（週六日間）の運動を日課としているが、大部分の宇宙飛行士にとっては、この運動の時間は「体を動かして汗をかく」楽しみの時間(注2)でもある。隔離閉鎖環境のなかで、気を張った仕事を継続した後では、適度に体を動かすことは、よいリラックスの手段となる。また、日中忙しい宇宙飛行士にとっては、トレッドミルや自転車エルゴメーター運動は、同時に読書・音楽・映画などを楽しむ格好の時間となっている（図3・20）。

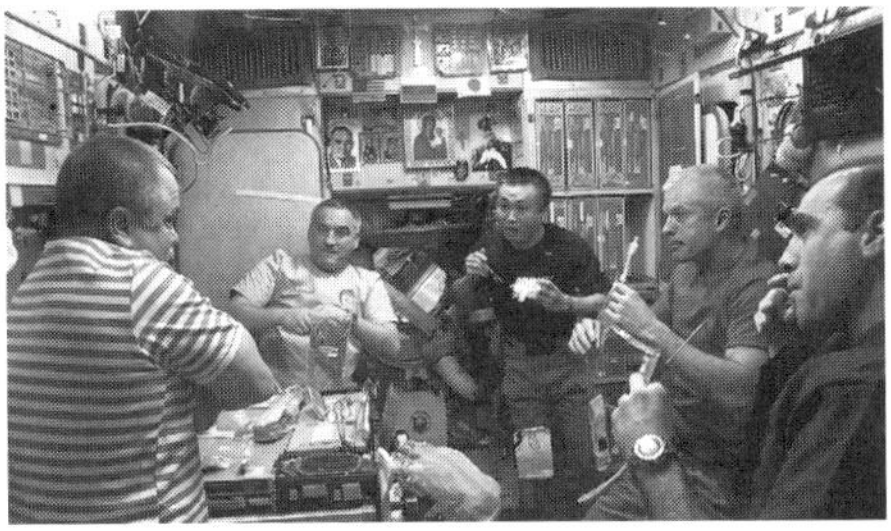

図４・６　一日の終わりに仲間と囲む食卓は楽しい（JAXA/NASA 提供）

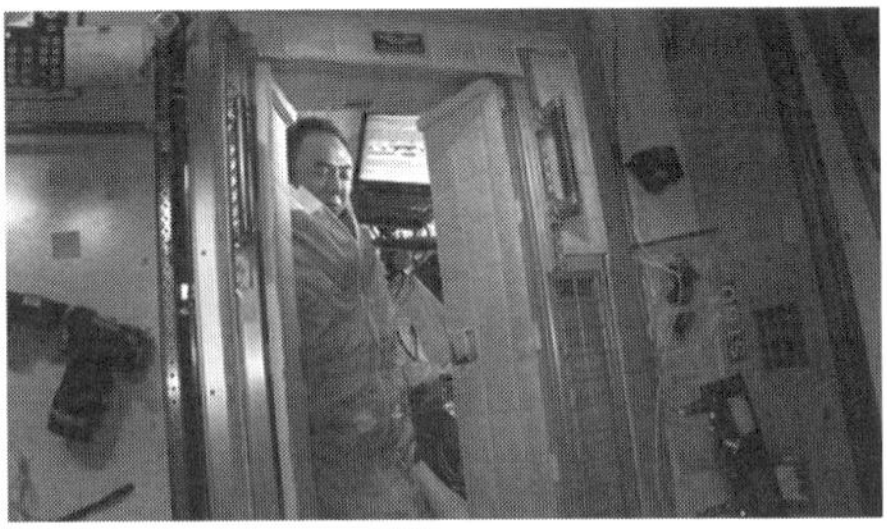

図４・７　個室ボックスで寝袋に入っている古川宇宙飛行士（JAXA/NASA 提供）

　宇宙飛行士たちには、それぞれ電話ボックスを一回り大きくしたような個室が与えられている（図4・7）。宇宙飛行士たちはあらかじめ集団生活やチームワーク、良好な対人関係のあり方などについて訓練を受け、協調性に富むとはいえ、四六時中同僚と鼻を突き合わせていてはストレスもたまる。時には仲間から離れて、誰にも邪魔されず個人的な時間を過ごすことも、精神の安定には重要である。家族や友人の写真を壁に貼り、自分の好みの小物を持ち込んだプライベート空間で、好きな音楽を聞いたり、本を読んだり、あるいはしばしまどろむといった自由時間は大変貴重である。

## ✷宇宙飛行士への「楽しみ」の提供

宇宙飛行士の精神の安定と、モチベーションの維持・向上のために、いろいろな心理支援プログラムが用意されている。「浦島太郎」状態にならないように、地上のニュースや各種情報（教養・娯楽・スポーツなど）を電子化して、通信回線で送付したり、家族や友人の写真などを電子アルバムとして作成して、宇宙飛行士に提供したりするなどのサービスを行っている。

最近ではインターネットの発達により、電子メールやインターネット電話を自由に使えるだけでなく、宇宙飛行士ごとに設定されている個人用ホームページに随時地上から写真やニュース、テレビ番組などを送信して、軌道上で楽しんでもらっている。また、宇宙飛行士の側からもソーシャル・ネットワーキング・サービス（ツイッターやフェイスブックなど）により、ＩＳＳでの生活や仕事の様子を「つぶやき」として発信し、世界各地の人々からの反応を楽しむとともに、時にはさらに自分からコメントを返すといった交流ができるようになっている。二〇〇九年一二月から二〇一〇年六月にかけてＩＳＳ長期滞在を行った野口宇宙飛行士は、帰還直前のＩＳＳからの記者会見で、海外メディアから「King of Twitter（ツイッター王）」と命名された。彼が日常業務の傍ら、世界中の二四万のフォロワーに対し、ＩＳＳの様子や地球の姿について写真やコメントを発信し続けたことに対する称賛であった。

地上とＩＳＳを、テレビ会議システムで結んだ各種イベント（自分の子供の学校の生徒たちとの交流や、親戚や友人を集めたグループとの交流など）の開催も、宇宙飛行士にとっては楽しみなひと時となる。さらには、やや公式な広報行事となるが、政府の要人や各界の有名人との交信イベントも、宇宙飛行士には「名誉な機会」としてとらえられ、自尊心やモチベーションを高める効果を及ぼす。また、宇宙飛行士がISSに滞在して一〇〇日が経過すると地上の管制チームが工夫をこらして祝福のメッセージとともに交信を行うことが恒例になっている。宇宙飛行士も管制室にケーキの出前を頼むなど、日頃多忙な両者にとって息抜きとなる交流の機会である。

各種補給機の打ち上げに際し、クルー・ケア・パッケージと呼ばれる小包便を送ることができる。これは宇宙飛行士一人あたり一回五キログラム程度の小さなパッケージであるが、家族からの送り物、お菓子やキャンディ、手紙、DVDなど、宇宙飛行士の喜ぶものを提供することができる。中身は宇宙飛行士からリクエストすることもあるが、家族や同僚が、いわゆるサプライズプレゼントを潜ませることもよくある。クリスマス（図4・8）や復活祭（日本人なら正月など）の時期に、タイミングよくパッケージが届けられる場合は、特に宇宙飛行士の楽しみは倍増する。さらには、宇宙食が多彩化したとはいっても、そのほとんどはフリーズドライやレトルト製品なので、時々届けられる新鮮な野菜や果物、パンなどは大変喜ばれる物のひとつである。

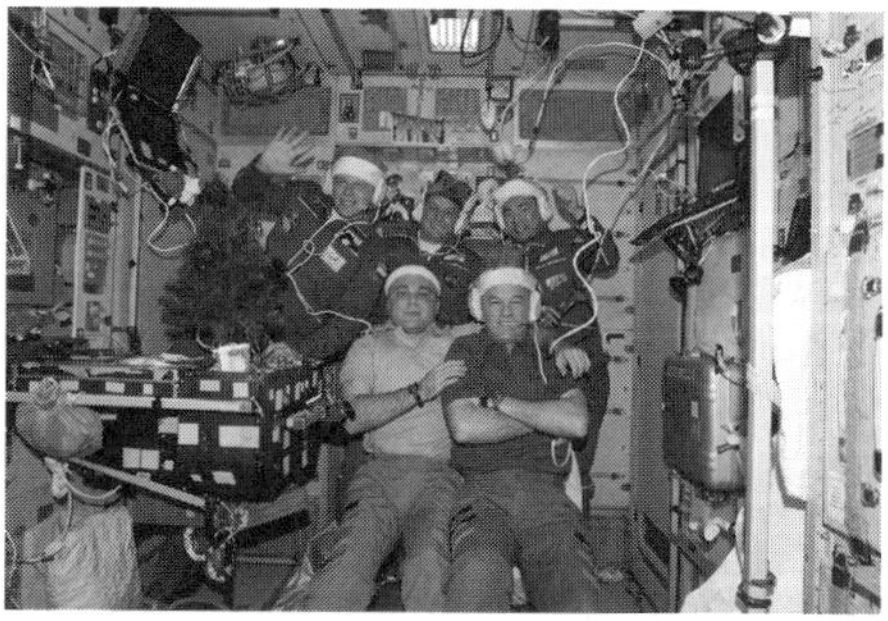

図4・8　クリスマスは宇宙飛行士たちにとっては楽しみな年中行事のひとつ
（NASA/ZUMAPRESS.com 提供）

# ✷無重力環境での遊び

無重力状態では、体がふわふわ浮き、壁にちょっとぶつかったり、手で壁を押したりすると、反動による慣性力のため、宇宙飛行士の身体がスーッと反対方向に流れるように動く（図4・9）。無重力環境では上下もないので、宇宙飛行士は最初のうちは空間認識（空間の中での自分の位置、姿勢、方向についての

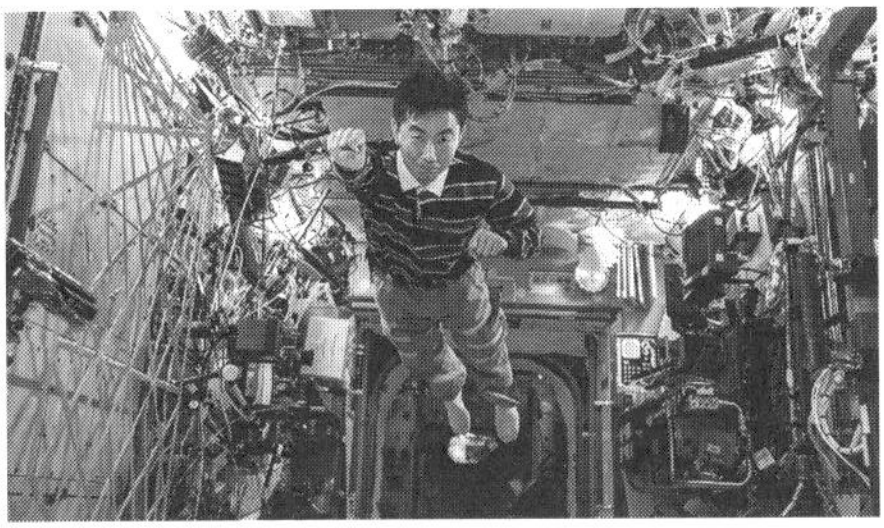

図4・9　ISS内でスーパーマン・ポーズで宇宙遊泳を楽しむ油井宇宙飛行士（JAXA/NASA, 油井宇宙飛行士のtwitterより）

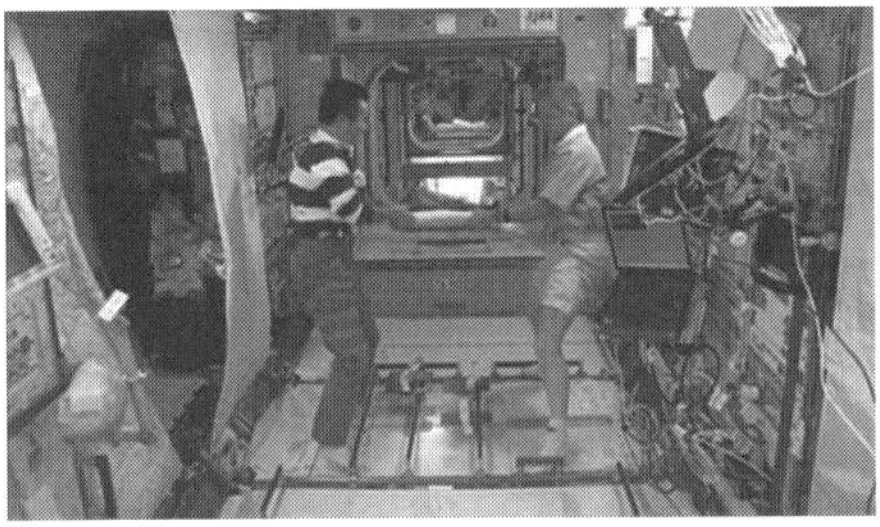

図4・10　2人の宇宙飛行士によるおもしろ実験シーン（無重力での共同運動）（NASA/JAXA提供）

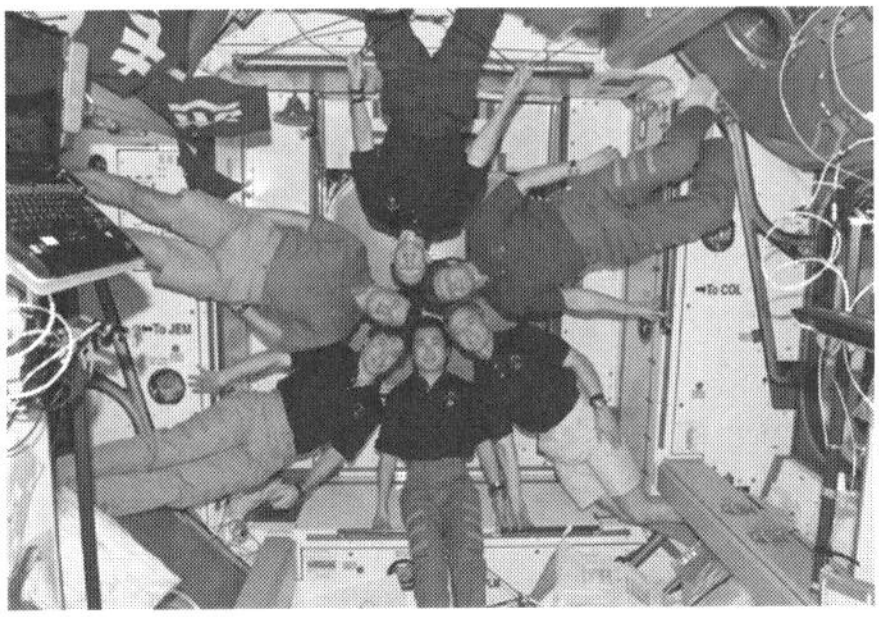

図4・11　無重力下ならではの集合隊形（JAXA/NASA提供）

認識）に戸惑いや過誤を生じやすいということ、人工的な照明や目印の設置などで対処していることは、第三章に記述した。この無重力環境は、厄介な課題を与えるとばかりはいえない。むしろこれに適応した飛行士は、そのユニークな環境を積極的に利用し、独自の効率的な移動法（慣性力を利用）を考案したり、遊びの要素として取り入れる。船内を〝忍者〟か〝曲芸師〟のように飛び回ったり、体操やトランポリンの選手しかできないような〝難度の高い〟回転技を披露して、〝遊ぶ〟のである。仲間との共同動作（図4・10）やユニークな集合隊形（図4・11）も、地上ではできない動きや形が得られるので楽しい。このような映像は、地上の小・中学生との交信イベントの際に、大変人気の高いデモンストレーションとなるが、宇宙飛行士自身も楽しめるものである。

宇宙食のパッケージからこぼれる液体や水も、無重力状態では表面張力のため球形となるのでおもしろい。宙に浮いた球状のジュースやスープを、ぱくりと口に飲み込むのは、見ていても楽しいし、やる方もおもしろい（図4・12）。

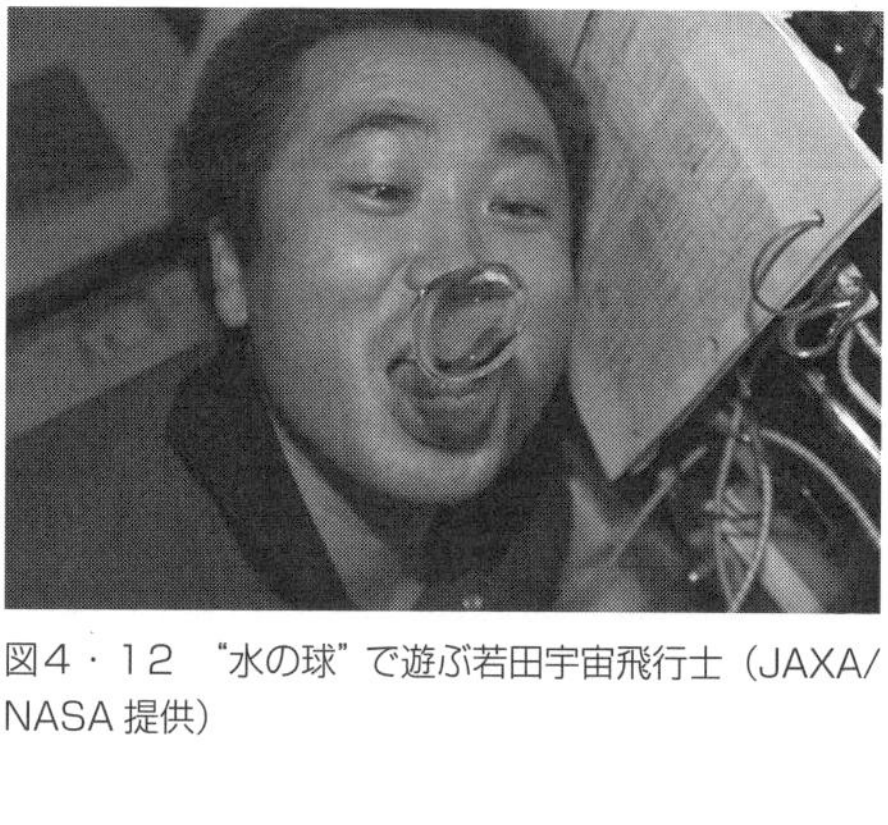

図4・12 “水の球”で遊ぶ若田宇宙飛行士（JAXA/NASA 提供）

宇宙飛行士は、地上のいろいろな分野の科学者が提案した研究や実験を、宇宙で直接実施する担い手となるが、そのなかにはアンコウやメダカを使った実験や、無重力環境でのみ起こる現象を再現するものもあり、このような実験に参加すること自体が楽しい（遊びといっては失礼だが）場合もある。実験用の植物を育てる作業も、われわれがオフィスのデスクに観賞用の植物を置いて、水やりするのと同様、楽しさの要素を含んでいる。宇宙飛行士には、もともと自然科学系の研究者や技術者出身の者も多く、彼らは自分に課せられた任務に真摯《しんし》に取り組むとともに、任務自体を楽しんでいる向きもある。

優れた宇宙飛行士というものは、常にユーモア（ユーモアは、緊張を強いられたり、ストレスの多い場面でも冷静さとリラックスを提供してくれる）を忘れないものである。彼らは時には、仲間同士でコミカルなストーリーの寸劇を行い、それを録画して楽しんだり、インターネットの動画共有サービスなどにアップロードすることもある。手段や材料の限られた状況でも、「遊べる」のが優秀な宇宙飛行士の特質なのかもしれない。

## ✷宇宙での芸術、人文科学的課題

これまでの有人宇宙開発は、人間が宇宙空間で、サバイバルないし生活できるように生命維持装置やサポートシステムを改良するとか、宇宙空間を利用した各種実験、天体や地球の観測など、技術開発や自然科学の分野での研究開発の努力が主であった。しかし、いよいよＩＳＳも完成し、六人もの宇宙飛行士がそれぞれ約六カ月間、ＩＳＳで日常生活を送ることが可能となった現在、われわれの興味は自然科学ばかりではなく、宇宙で人間が暮らした場合の、社会心理的な側面、文化的な側面、あるいは芸術的な側面にも移行しつつある。これは来るべき将来、人間が月や火星に宇宙基地、あるいはコロニーを造った場合に、人間の宇宙での生活はどうなるのだろうか、という興味ともつながる新たな分野である。

これまでに、哲学や心理学分野の研究報告や著述でいくつか指摘されているが、果たして、われわれは宇宙に行くと、価値観や人生観、あるいは宗教観が変わるのだろうか？無重力空間では、基本的に上下左右はなくなり、われわれは自由な姿勢をとり得るが、そのような知覚・認知の変化が、われわれの心理面、あるいは芸術的感性に影響を及ぼすものだろうか？これまで自分の生活の拠《よ》り所であった地球圏内から、一歩踏み出したときの心理的変化（解放感、孤立感、隔絶感、頼りなさなど）はどのようなものであろうか？などなど、解明すべき人文科学的課題や、実施したい芸術的テーマも盛りだくさんである。

ＪＡＸＡでは、このような人文科学あるいは芸術分野に関して、これまで研究テーマの公募等を通じて、大学や研究機関に、ＩＳＳ・「きぼう」（日本実験棟）を利用した研究課題の提案を働きかけてきた。宇宙環境を利用する芸術分野、および文化・人文社会科学分野パイロットミッションである。水の球を使った造形実験、墨流し水球絵画、飛天プロジェクト（無重力環境での舞踏）、宇宙庭園、宇宙での抹茶手前、お地球見（お月見に倣《なら》って地球を観賞）など、興味深いテーマが提案されている。ＩＳＳプロジェクト参加の欧米各国に対して、唯一アジアから参加の日本は、このような文化・芸術面で独特の研究や活動を行い、成果を報告してきている。

ＪＡＸＡはこの分野の研究をさらに発展させて、地球から宇宙に視座を移したときの人間のありさまを考える、「宇宙の人間学」をテーマに据えた幅広い研究活動を推進しようとしている。将来的には、自然科学や技術系のキャリアをもつ宇宙飛行士をもっぱら選抜していた現行の宇宙飛行士募集のやり方も変えて、人文科学系あるいは芸術に詳しい宇宙飛行士が募集され、新たなテーマの研究に活躍する時代がやって来るかもしれない。

（注1）　分刻みのスケジュール：宇宙に多くの人が簡単に行ける時代になれば、それぞれの専門家が宇宙環境で直接的に仕事ができるだろう。しかし現時点ではほんの限られた人数しか宇宙に行けない。宇宙飛行士は地上の科学者や技術者たちの代表として宇宙で仕事をするわけで、多岐・多種類にわたる仕事（マルチ・タスク）を地上からの支援を受けながらも、少人数でこなさなければならない。しかも打ち上げコストは莫大であるため、コスト・パフォーマンスすなわち効率的な仕事ぶりを要求される。このような理由から、飛行士の実働時間は〝クルー・タイム〟と呼ばれ、厳しく管理されている。ひとつの科学実験、ひとつの天体観測にかかる時間は分刻みでスケジュールされ、時間的に無駄が生じないように、地上で繰り返し実験手順や操作手順の訓練が行われる。スケジュール管理は専門のスタッフによって組まれるが、成果を期待するあまり詰め込み過ぎれば、失敗の誘因となったり、飛行士のストレス因となったりするため、配慮が必要である。器材の故障など不測の事態が生じれば、スケジュールは大幅に見直さなければならなくなる。

（注2）「体を動かして汗をかく」楽しみの時間：第5章でISSにおける飛行士の運動は、無重力環境での下半身の筋肉の萎縮や平衡感覚の低下、あるいは心肺機能の低下に対抗するための手段として重要であり、一日約二時間の運動がほぼ義務化されていることを述べている。一方、本章では、運動が宇宙飛行士たちの楽しみのひとつであると一見矛盾した説明をしているが、実はあまり矛盾はしていない。宇宙飛行士の選抜には心身の健康が重視され、その後も健康維持のために運動やスポーツが奨励される結果、一部の例外を除き、宇宙飛行士たちは運動好きであ

る。地上の日常生活の中に運動を組み込んだ日課に慣れ親しんでおり、ＩＳＳでの運動の重要性を理解しているため、宇宙飛行士たちは運動を〝義務〟というよりは、むしろ〝楽しみ〟として自主的に行っているのである。運動メニューにもちょっとした工夫が施され、たとえば、自転車エルゴメーターでのプログラムには、ツール・ド・フランスならぬ、ツール・ド・ＩＳＳというメニューがあり、楽しみながら所定の運動負荷をこなせるようになっている。運動中にヘッドフォンで好きな音楽を聞けるのはもちろんである。

# 第5章 健康管理

危険と隣り合わせの過酷な宇宙環境で、無重力、放射線、隔離閉鎖ストレスなど、地球上ではあまり経験することのない各種のストレス要因（表5・1）と向き合いながら、長期間宇宙に滞在して、任務を達成しなければならない宇宙飛行士には、高いレベルの健康度(注1)が求められる。これは、もし宇宙飛行士が病気やけがをした場合、国際宇宙ステーション（International Space Station：ＩＳＳ）内で行える医療処置が限られていることによる。ちょうど、限られた医療処置しかできない離島や、へき地に事情が似ている。もし将来、宇宙ステーションや宇宙基地において、相当高度な医療ができるようになれば、多少健康に不安を抱えた人でも、宇宙に行ける日が来るかもしれない。

宇宙飛行士は、選抜の時点から詳細な医学検査を受け、宇宙飛行士として認定されてからも、長年にわたり厳格な健康管理のもとに置かれ、一定の医学基準(注2)をクリアできた者だけが、実際の宇宙飛行ミッションに参加できるのである。

表５・１　宇宙飛行の長さとストレスの種類

| 短期飛行（スペースシャトルによる２週間程度の飛行） | 長期飛行（ISSでの数カ月の飛行） |
|---|---|
| 体液シフト<br>筋肉・骨量の減少 | 宇宙酔い<br>宇宙放射線による被曝《ひばく》<br>精神・心理的ストレス<br>心肺機能の低下<br>船内環境の悪化（空気、水、ガス、微生物、騒音など）<br>栄養の偏《かたよ》り・不足<br>病気・けがのリスク増加 |

# ✷選抜時の医学・心理学検査

有人宇宙飛行の歴史は、一九六〇年代にアメリカと旧ソ連の二大国が覇権《はけん》を争うようにして始まった。当時は「宇宙環境」の実態については、専門家でも意見が分かれるほどに、わからないことだらけであった。「無重力環境で、人間が食べ物を飲み込んだ場合、ちゃんと胃腸に運ばれ消化されるのか？」といった疑問に対しても、大部分の〝専門家〟は「否」と答えるほどであったという。事前の動物実験等で、(注3) 宇宙でのサバイバルは可能であるとはわかってからも、宇宙は未知の危険な環境であることに変わりはなかった。このような危険をはらんだ環境に、どのような人間を送り込むのかという課題に対し、アメリカと旧ソ連は、軍のテストパイロットや戦闘機パイロットをあてることを選んだ。当時最も危険とされる任務に就き、状況の急変に対しても、瞬時に的確な判断をなし得る職業集団がふさわしいと考えたのである。アメリカでは、陸海空軍および海兵隊のパイロットから志願者を募り、あらゆる角度から医学・心理学検査と、体力検査を徹底的に実施し、ベスト・オブ・ベストを選ぼうとした。このときの選抜試験の様子は、トム・ウルフ（Tom Wolf）のノンフィクションで、映画化もされた「ライト・スタッフ（The right stuff 1979）」に描かれているが、検査を受けた者たちは、まさに「モルモット」扱いを受けたと感じたらしい。こうして厳しい選抜検査の末、一九五九年に選ばれたマーキュリー計画の七人の宇宙飛行士は、アメリカの国民的英雄となった。このなかの一人（ドナルド・デューク・スレイトン）だけは採用後に、ある種の不整脈が見つかり、長い間宇宙に行けなかったが、その間の医学の進歩により、対処法と安全が確認され、採用から一六年後に、宇宙への初飛行を成し遂げたというエピソードもある。

その後の飛行ミッションの積み重ねにより、宇宙環境の人体に及ぼす影響についての理解が深まり、宇宙飛行士の健康管理手法は格段に進歩した。医学審査基準は以前に比べると、緩和される方向にあるが、それでも宇宙飛行士の選抜時の医学検査は、詳細で厳しいものがある。わが国でも一九八三年に、宇宙開発事業団（現・宇宙航空研究開発機構：ＪＡＸＡ）が、スペースシャトルに搭乗して科学実験を行う、日本人宇宙飛行士（ペイロード・スペシャリストと呼ばれた）を選抜する作業を始めた。このときはＮＡＳＡの宇宙飛行士選抜基準を参考に、相当に詳細な医学検査を数次に分けて実施し、最終候補者七名をアメリカに派遣し、直接ＮＡＳＡの医学検査を受けさせて、三名（毛利衛、向井千秋、土井隆雄）に絞った。

その後もＪＡＸＡは、数回にわたり日本人宇宙飛行士の選抜作業を繰り返し、若田光一、野口聡一ら宇宙飛行士が選ばれた。最近では二〇〇八年にＩＳＳ搭乗要員の宇宙飛行士候補者の選抜が、一〇年ぶりに行われた。これまでの選抜試験と同様に、三次にわたる詳細な医学検査が行われた。応募者九六三名のなかから三名の宇宙飛行士候補者を選んだが、過去の選抜試験との大きな違いは、ＪＡＸＡが主体的に選抜を実施したということである。つまり、それまでの日本人宇宙飛行士はＮＡＳＡの一員としてスペースシャトルに搭乗するために、すべてＮＡＳＡの選抜基準により、ＮＡＳＡの資格審査に合格しなければならなかった。しかし今回は、ＩＳＳという「国際的な宇宙船」に搭乗するために、ＩＳＳの基準に合致することを、ＪＡＸＡが確認すればいいわけで、有人宇宙開発におけるわが国の立場と責任が、一歩前進したという点で意義は大きかったのである。

宇宙飛行士の選抜は、基準に適合しない医学的あるいは心理学的不具合を有する者を排除するという、セレクト・アウト（select out）の原則に基づいて行われる。しかし、宇宙環境の特性の理解と、健康管理の経験が蓄積されるに従って、宇宙環境に「より適応しやすい」宇宙飛行士を選ぼうとする、セレクト・イン（select in）の観点も重要視され始めている。特に心理適性の面では、隔離閉鎖環境において長期間にわたり、小集団のチームで任務を遂行する際に重要視される、チームワーク、リーダーシップ、フォロアーシップ、自己管理能力などの側面を評価し、より適応能力のある者を選ぼうとしている。宇宙放射線による被曝《ひばく》は、長期宇宙滞在に伴う大きなリスクのひとつであるが、最近同じ量の放射線を浴びても、染色体・DNAのダメージには、個人差がある可能性が知られている。将来的には、放射線による染色体ダメージを、直接評価することにより、「宇宙放射線に耐性の高い体質」を識別し、長期間の宇宙ミッションに選抜するという、セレクト・インの手法が加わるかもしれない。

## ✸年次医学検査および日常の健康管理

宇宙飛行士は「候補者」として選抜された後、一、二年の基礎教育訓練コース（コラム14）に入るが、わが国には独自のコースはないため、これまではNASAの常設コースに入り、NASAの宇宙飛行士候補者たちと一緒に訓練を受けてきた。カリキュラムの途中には、いくつもの関門となるテストが設けられ、合格しなければ途中でコースから外される場合もあるし、最後の総合評価で不合格となる場合もある。ようやく宇宙飛行士として認定されても、実際の飛行ミッションのメンバーに任命されるまでは何年もかかり、その間は「見習い」宇宙飛行士として、それぞれの部署で先輩宇宙飛行士からの実地指導を受けながら、ミッションの支援業務や、地上での各種訓練に参加する。

この間宇宙飛行士たちは、「いつでも宇宙に飛べる」ように、常に高い健康状態と体力を維持しなければならない。このため宇宙飛行士たちは、パイロットが定期的に航空身体検査（注4）を受けるように、年に一回詳細な身体検査を受ける。これを年次医学検査と呼んでいる。ISS搭乗予定の宇宙飛行士たちの検査データは、国内および国際医学審査委員会（コラム15）で総合的に評価され、その都度「合格」の認定を受けることが必要である。もし検査データに疑問点があれば、追加検査が行われ、徹底的に「宇宙飛行に支障ない」ことを確認できなければ「合格」とはならない。自覚症状がなくても、ミッションに重大な影響を及ぼすような疾患が見つかれば、宇宙飛行士の資格さえ失うことになる。

年次医学検査と同じ時期に、体力検査も並行して実施される。宇宙で無重力環境に長期間滞在すると、特に下半身の筋肉や骨量が減

表５・２　宇宙ミッションまでの長い道のり（選抜から宇宙飛行まで）

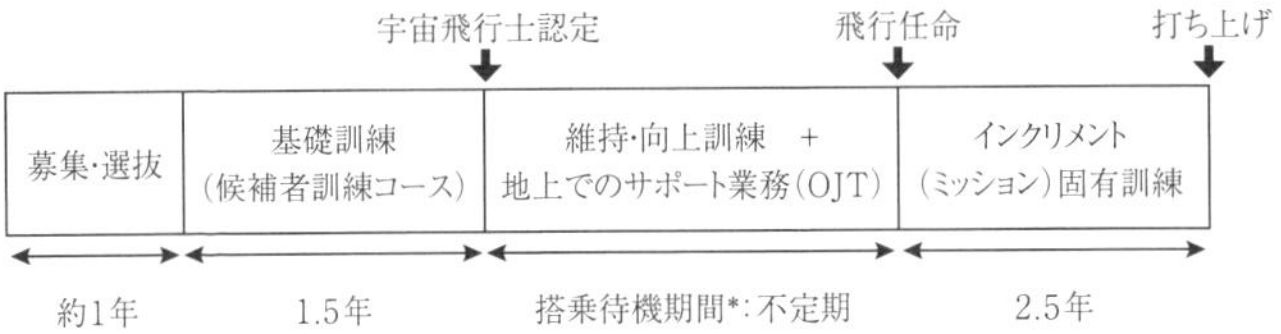


＊搭乗待機期間：地上でのサポート業務をしながら、維持・向上訓練を続ける期間は不定期で、宇宙飛行士たちは忍耐と辛抱の日々を送ることになる．これまでのJAXA宇宙飛行士の例では、この期間は４年から９年に及んでいるが、スペースシャトルの２度の事故による計画の遅れも影響している．

## コラム 14

### 宇宙飛行士候補者訓練コース　Astronaut Candidate Training Course (NASA)

　宇宙飛行士候補者として選抜したものに対して行われる１年半の基礎訓練コースで、ＩＳＳ、スペースシャトル、ソユーズなどの宇宙機に関する講義や、飛行機操縦、船外活動模擬訓練、ロボティクス操作訓練などの実技訓練、さらにはＩＳＳで行われる各種実験や天体・地球観測の手技など、将来宇宙飛行士として宇宙で活動するために必要な広範囲にわたる教育・訓練が行われる。課程の途中および最終段階では、数多くの試験や評価が行われ、適性がないと判断されれば遠慮なく「不合格」とされる厳しいコースである。JAXA では独自の宇宙飛行士基礎訓練コースをもたないため、宇宙飛行士候補者を NASA のこのコースに入れて教育訓練を委託している。

## コラム 15

### 多数者間宇宙医学審査委員会 Mulitilateral Space Medicine Board (MSMB)

　ISS 計画に関する政府間合意（Memoranda of Understanding）で規定される宇宙医学に関する委員会で、宇宙飛行士の医学審査を行う重要な委員会である。ISS に参加する５つの宇宙機関の医学代表が１票ずつ投票権を有し、各宇宙飛行士の年次医学検査データをもとに審議を行う。審査を受ける宇宙飛行士に重大な医学的問題が指摘されれば、宇宙飛行士資格を失うこともある。最近は宇宙医学の進歩と経験の蓄積により、多少の疾患が見つかっても治療と管理が適正に行われ、宇宙飛行中の安全に関するリスクが低ければ、条件つきで「合格」とされるケースも増えてきている。

少する「廃用性の変化」が起こることが知られているため、宇宙飛行士の日頃の筋力トレーニングによる体力維持は欠かせない。体力検査で問題点が指摘されれば、専門のトレーナーによる改善指導が行われる。

宇宙飛行士たちは、宇宙で完璧な仕事をするために、地上において種々の訓練を繰り返し行う。特に宇宙服を着て行う船外活動は、危険と隣り合わせの任務であるため、綿密なシミュレーション訓練（図5・1）を行う。巨大なプールの水深約一〇メートルで、宇宙服を着た宇宙飛行士がたくさんのプロのダイバーたちの支援を受けながら、船外活動の作業を何度も繰り返し訓練する。この訓練自体、相当の危険を伴うため、宇宙飛行士の心電図や酸素消費量などをモニターしながら行われ、フライトサージャン（コラム16）が立会い健康管理を担当する。同様に遠心力発生装置を用いた耐G訓練（注5）、各種サバイバル訓練（図5・2）、海底での長期居住訓練（図5・3）などにも、フライトサージャンが健康管理のために同行する。

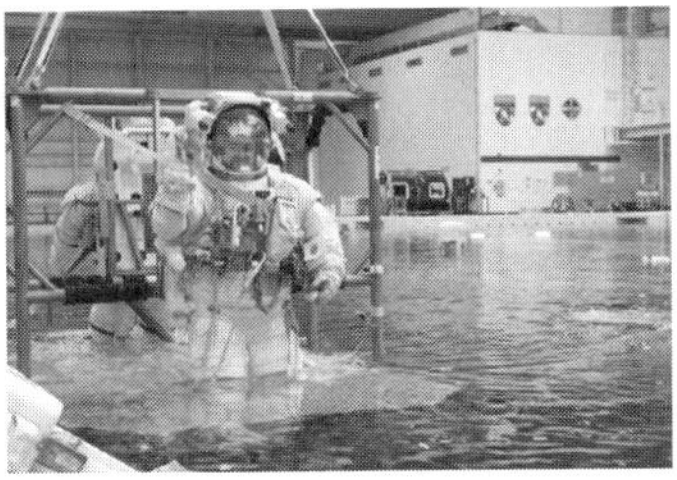

図５・１　巨大プールで船外活動訓練をする星出宇宙飛行士（JAXA/NASA 提供）

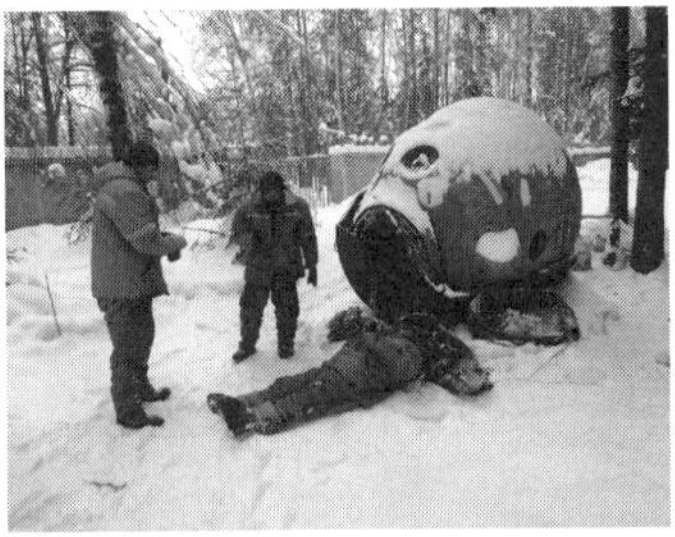

図５・２　厳寒のロシアでサバイバル訓練に参加する若田宇宙飛行士（JAXA/GCTC 提供）

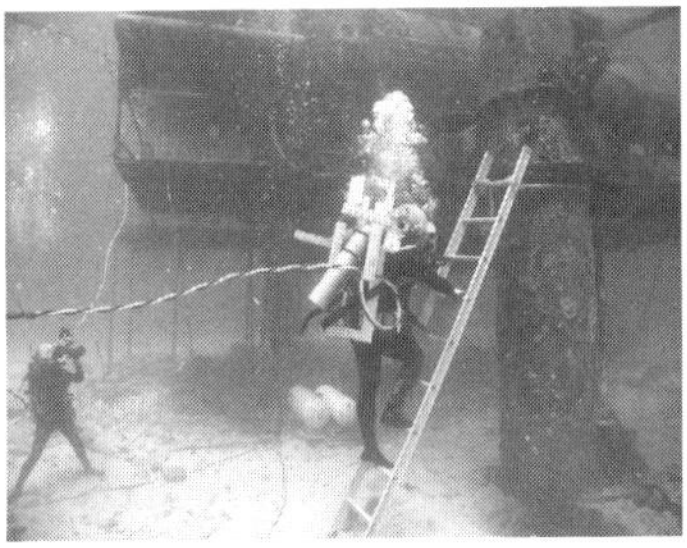

図５・３　フロリダ沖の海底構造物アクエリアスから出て船外作業をする宇宙飛行士たち（JAXA/NASA 提供）

フライトサージャンは日常においても、宇宙飛行士とその家族に対して健康相談や、要すればメンタルヘルスの相談にのる。宇宙飛行士およびその家族が心身に不調をきたした場合に、早い段階で対処することにより、問題の芽を摘むことができ、将来の飛行ミッションへの影響を、最小限に留めることができるからである。宇宙飛行士の健康管理には、このような予防医学的な見地からの対応が重要となる。

## ✷飛行ミッション前中後の健康管理

### 飛行前健康管理

スペースシャトルによる短期ミッションなどでは、フライトが決まった宇宙飛行士の健康管理は、打ち上げの一カ月ぐらい前から本格化するが、ＩＳＳの長期ミッションでは、六カ月前からすでに健康管理プログラムが始まる。短期ミッションに比べて、筋

**コラム 16**

**フライトサージャン**

航空宇宙医学の専門医で、パイロットや宇宙飛行士の日常の健康管理や定期的身体検査に携わる。航空宇宙環境の特性、すなわち低圧・低酸素、気圧変化、減圧症(注6)、加速度、空間識失調(注7)、無重力などについての医学的・生理学的知識を有し、これらの研究にも携わる。元来は軍隊用語で、パイロットと主に飛行機に乗り、戦場などの現場に進出し、日常的にパイロットの健康管理をする軍医をフライトサージャン（空飛ぶ軍医）と呼んだのが始まり。日本では自衛隊とJAXAがこの資格制度をもち、独自の教育訓練を行っている。

力・骨量の評価、体力評価、家族を含めた精神心理面の評価や支援が重要となるからである。長期ミッションでは、ＩＳＳ内で医学的問題が発生しても、地上のように容易には対応できない。そのため、特に心臓・循環器系と脳・中枢神経系の検査は詳しく行われ、六カ月間の長期滞在の間、重篤な疾病が起こる可能性が低いことを確認している。また隔離閉鎖環境で、仲間の宇宙飛行士との日常生活での距離が接近している（家族同様に衣食住を共にする）ため、感染症の予防対策は重要で、結核菌検査、各種肝炎ウィルスの検査と予防接種、各種インフルエンザの予防接種に加えて、胃潰瘍などの原因とされるピロリ菌の検査と、陽性時の除菌治療なども行われている。このような検査や評価を、打ち上げ日を目標に、六カ月前、三カ月前、一カ月前、七日前、二日前、当日というタイミングで、健康管理スケジュールに組み込み、整斉《せいせい》と実施していく。

宇宙飛行士は、打ち上げが近づくほどに、仕上げの最終訓練に明け暮れ、忙しいスケジュールをこなしていくが、その間隙をぬって身体検査が行われる。打ち上げの一カ月前の検査は、最終評価の意味合いを含んでおり、この時点の検査データをもとに、総合医学審査会が行われる。この審査に合格すると、宇宙飛行士本人はもちろんであるが、健康管理を担当するフライトサージャンも少し安心する。宇宙飛行士たち（プライム・クルーと呼ばれる）には、常に不測の事態にそなえて、バックアップ・クルー（いつでも交代できるように、同じメニューで訓練を続けている、もうひとつの宇宙飛行士グループ）が控えている。それはつまり、いつでも交代させられる可能性があることを意味しており、打ち上げの当日まで、宇宙飛行士も担当フライトサージャンも気は抜けない。ソユーズによる打ち上げでは一二日前になると、宇宙飛行士たちはカザフスタンのバイコヌール基地に移動し、専用の宿泊施設で〝隔離〟生活を始める。打ち上げ前の重要な時期に、外部の人との接触により感染症をうつされたり、精神や体調のリズムを乱されることがないようにするためである。宿泊施設内には運動設備や食堂が整えられ、体調管理に重要な要素である運動と、栄養補給に細心の注意が払われている。

また、宿泊施設は、照明の調節が自由にできるようになっている。これには、たとえば宇宙飛行士たちが深夜の打ち上げスケジュールにそなえて、睡眠と生活リズムを深夜帯にずらさなければならないときでも、容易に対応できる利点がある。スペースシャトルのプログラムでも同様に、七日前になると宇宙飛行士たちはテキサス州・ヒューストンから、フロリダ州・ケープカナベラルの打ち上げ地区に移動し、〝隔離〟生活に入っていた。この〝隔離〟生活には、それぞれの宇宙飛行士担当のフライトサージャンたち（宇宙飛行士には個別にフライトサージャンが任命される）も同行し、同じ施設内で寝起きをして健康管理を行う。

宇宙飛行士に面会できる人は、プログラム関係の幹部や一部の家族メンバーに限られ、面会者も事前に簡単な健康診断を受けて、リストに載せて管理するという徹底した方法がとられている。このような打ち上げ前の隔離は、健康安定化プログラム（Health Stabilization Program）と呼ばれているが、ＮＡＳＡでは、アポロ一三号以降に取り入れられたという。アポロ一三号ミッションは、打ち上げ直後に支援船の爆発事故で、司令船オデッセイが致命的な機能不全に陥り、月着陸はおろか地球への帰還が絶望視された。しかし地上管制官らと搭乗クルーの超人的な努力により奇跡的に生還を果たし、トム・ハンクス主演の映画化もなされている。このミッションは、実は医学的にも教訓的な意義をもっている。ひとつはプライム・クルーのメンバーだったケン・マッティングリーが麻疹《はしか》の疑いのために打ち上げ前日に外され、バックアップのジャック・スワイガートに交代させられた（マッティングリーは結局は発症しなかったが）ことである。さらにはフレッド・ヘイズが帰還の途上、冷え切った司令船の悪環境の中で尿路感染症を発症し、激しい排尿時痛と高熱に悩まされ続けた。このような事態の反省から、打上げ前の飛行士の健康管理、特に感染予防が重視されたのである。それ以前は、宇宙飛行士が打ち上げ直前に、風邪やその他の感染症のために交代したり、打ち上げが延期になったり、飛行中に発熱するなどの事象が絶えなかったが、このプログラム導入後は、そのような事例はほとんどなくなったようである。

こうして無事打ち上げが成功すると、担当フライトサージャンは打ち上げ場から、飛行管制センターに移動して、今度は通信を介した飛行中の健康管理に移ることになる。同じメニューで訓練と健康管理を続けていたバックアップ・クルーは、ようやく任を解かれることになる。

## 飛行中健康管理

飛行中の健康管理は、ＩＳＳと地上の飛行管制センターを通信回線で結んで行う遠隔医療となる。ＩＳＳと管制センターに設置したビデオカメラで、お互いの表情や姿を見ながら、定期的な遠隔診察（原則週一回）を行っている。日本人宇宙飛行士の遠隔診察は、基本的にはＮＡＳＡジョンソン・宇宙センターに派遣されているＪＡＸＡ担当フライトサージャンが実施している。しかし二〇〇八年六月の日本実験棟「きぼう」のＩＳＳ組み込みを契機に、「きぼう」は筑波宇宙センターから管制を実施しており、このときに設置した通信回線により筑波からも遠隔診察が可能となった。実際、二週間に一回行われる精神心理面談は、テレビ会議システムによりＪＡＸＡの専門家が筑波から実施しているし、必要があれば筑波にいる健康管理責任者が、直接筑波から宇宙飛行士の診察や面談ができる態勢が整っている。スペースシャトル時代には、日本人宇宙飛行士の健康管理は、ＮＡＳＡ医療チームに大幅に依存していた。しかし、ＩＳＳの本格運用が始まるに至って、ＪＡＸＡが独自に行う健康管理業務が確実に増えており、この経験の蓄積は、日本の有人宇宙開発にとって意義深いものと考えている。

ＩＳＳには、へき地の医務室程度ではあるが、各種医療器材と治療薬剤が搭載されている。検査器材としては、自動血液分析装置、尿分析装置、心電図、血圧計、超音波診断装置（図５・４）などがあり、最近、日本製のホルター心電図（二四時間連続記録可能）や、高感度のハイビジョンカメラも加わった（図５・５）。ホルター心電図は、通常の心電図では検知できない不整脈をとらえることができるし、自律神経活動の研究(注8)にも有用である。ハイビジョンカメラを用いた診断装置は、たとえば皮膚疾患、口内炎、眼科疾患（結膜炎、ものもらい）など、地上にいる医師の目の補助として、視診に威力を発揮しそうである。治療器材としては、点滴セット（無重力環境で使用できるようにポンプ装置がついている）、気管内挿管器具、洗眼セット、小外科キットや、除細動器（ＡＥＤ）などがあり、治療薬剤は使用期限切れにならないように在庫管理され、地上から逐次補充がなされる。無重力環境で、意識を失った宇宙飛行士の治療を容易にするため、専用の固定器具（図５・６）も用意されている。

長期滞在クルーのなかに医師資格をもった宇宙飛行士が常にいればよいが、そうもいかないので、あらかじめ地上で一定時間の医療に関する教育訓練を受けた、医療係（Crew Medical Officer）を複数任命している。ＪＡＸＡの若田宇宙飛行士や野口宇宙飛行士も、長期滞在ミッションの前にこの訓練を受けた。こ

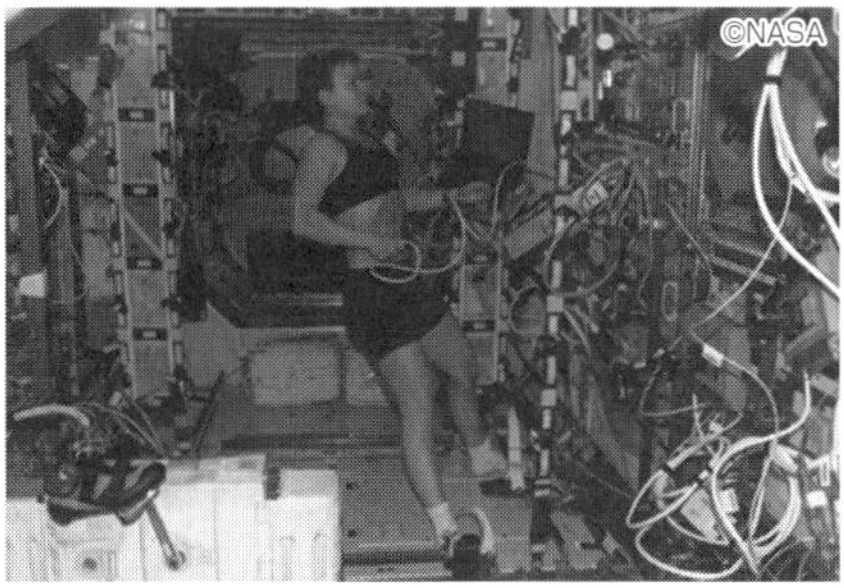

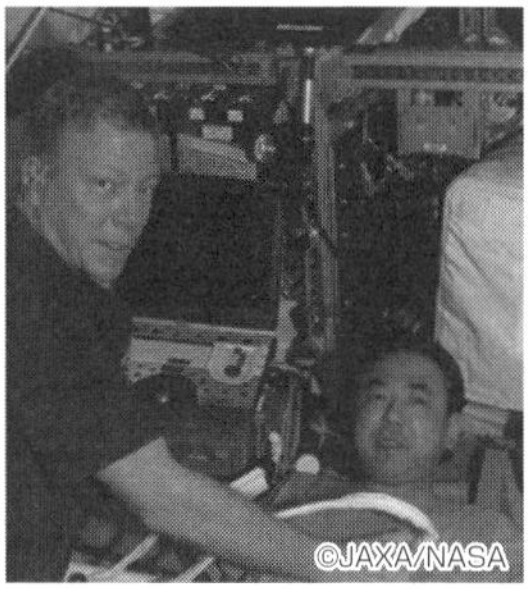


図５・４　搭載されている超音波診断装置と使用の様子

の医療係は、日本の救急救命士並みの訓練に加えて、止血などの小外科手技を、病院救急救命室などにおいて実地に修練している。この医療係が、地上のフライトサージャンの指導を受けて、一カ月に一回の定期健康診断（採血、採尿、心電図、血圧測定など）を行い、いざ怪我や病気となれば、各種薬剤と治療器材を駆使して、治療にあたる体制をとっている。

検査データは地上に送信され、フライトサージャンや専門家が、データの解析と評価を行っている。これまでの長いＩＳＳプログラムでの健康管理の経験では、筋肉痛、擦過傷、皮膚炎、風邪、胃腸炎など、地上でわれわれも日常的に体験する、軽症の疾患は結構起きているが、幸いなことにＩＳＳ内で手に負えず、緊急帰還を余儀なくされるような深刻な事態は起きていない。ちなみに、緊急医療事態が発生した場合は、ドッキングしているソユーズ宇宙船に傷病者と、同僚の二人のクルー（打ち上げ時の三人チームの構成員：ソユーズは三人乗りなので、ＩＳＳ滞在の六人の宇宙飛行士たちは、それぞれ異なる二つのソユーズ・チームに所属している）が同乗して、帰還するように決められており、ＩＳＳ滞在中に緊急帰還訓練も行っている。

健康管理活動を、飛行ミッション中の段階ごとに見てみると、まず宇宙環境に到着して一週間程度の間には、無重力状態に体が適応するための過程としての症状（宇宙酔いと、上半身への体液シフト）がよく見られる。宇宙酔いのメカニズムについては別巻（『宇宙空間と人体メカニズムI　どうして宇宙酔いは起きる?』）に譲るが、吐き気や嘔吐など「乗り物酔い」と同様の症状が出るので、酔い止め薬などで対処する。体液シフトのために、鼻づまりや頭痛を訴える宇宙飛行士がいるが、これも症状がひどい場合は頭痛薬などで対処する。幸いなことに、人体の環境適応能力は優れたもので、一週間もすると前記のような、いわば「無重力不適応症候群」は消失するのが通常である。

飛行ミッションのなかで、宇宙服を着てISSの外に出る船外活動は最も危険な作業のため、船外活動宇宙飛行士の健康管理は細心の注意を払って行われる。船外活動中は心電図、体温、酸素消費量、二酸化炭素濃度などをモニターして万全を期するが、活動前にも特別に健康診断を行い、体調に問題のないことを確認する。また減圧時（一気圧のISSから〇・三気圧の宇宙服に体を入れる）には、減圧症の発生に細心の注意を払う。減圧症予防のために、一〇〇パーセント酸素の吸入による「脱

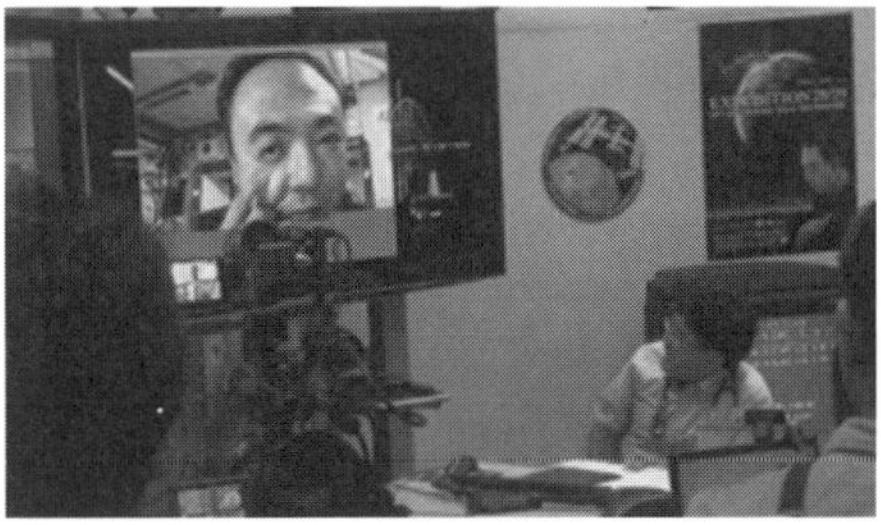

図5・5　日本製ハイビジョンカメラで眼科の診断実験をする古川宇宙飛行士（JAXA 提供）

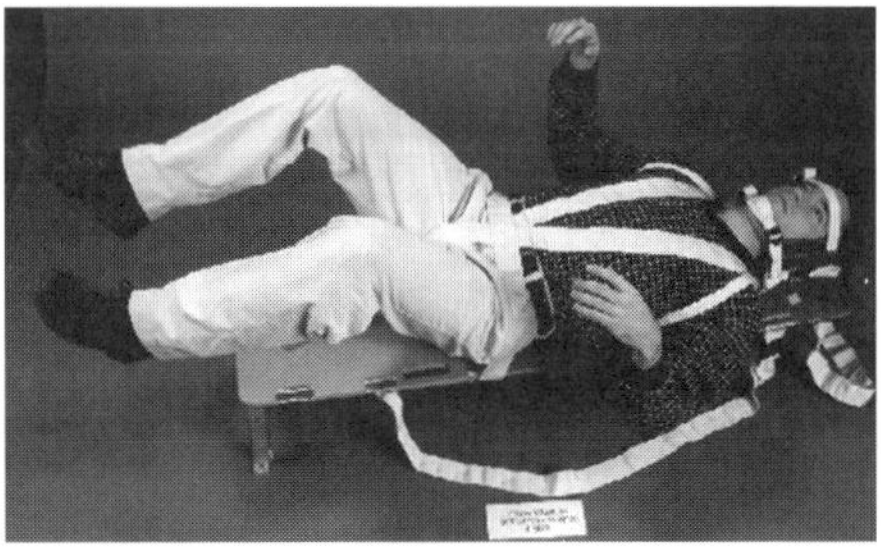

図5・6　クルー用医療固定装置（NASA 提供）

窒素（注9）」やアスピリンの内服（血管内の塞栓《そくせん》形成の予防のため）が行われる。

いよいよミッションが終わりに近づき、地球に帰還する前にも、追加の健康診断が行われる。無重力状態から、再び一Gの地上重力環境に戻るため、体を支える十分な筋力があるか、立ちくらみ（起立性低血圧）を起こさないかを確認するのである。ロシアの宇宙飛行士たちは帰還二週間ほど前から、下半身陰圧装置（図5・7）により人工的に下半身に血液を引っ張って、一G環境を模擬する訓練を行って事前に体を慣らしている。この訓練は失神を誘発する危険があるため、監視役の宇宙飛行士は、同僚に陰圧をかける際には細心の注意を払う。なお、ソユーズ（スペースシャトルも同様）がISSを離れて、大気圏に再突入する五時間ほど前には、体内の水分量を補正するために、宇宙飛行士たちは二リットルぐらいの飲水をする。三〇～六〇分程度をかけて、塩分も取りながら飲水するが、スープで代用することもある。これは無重力環境への適応（注10）として、体から失われている水分を再補給することにより、脱水傾向を改善し、帰還後に地上で立ったときの、失神や立ちくらみを予防する効果がある。

　長期ミッションの場合、宇宙飛行士の精神心理状態を良好に保ち、任務に対する意欲を高く維持させ

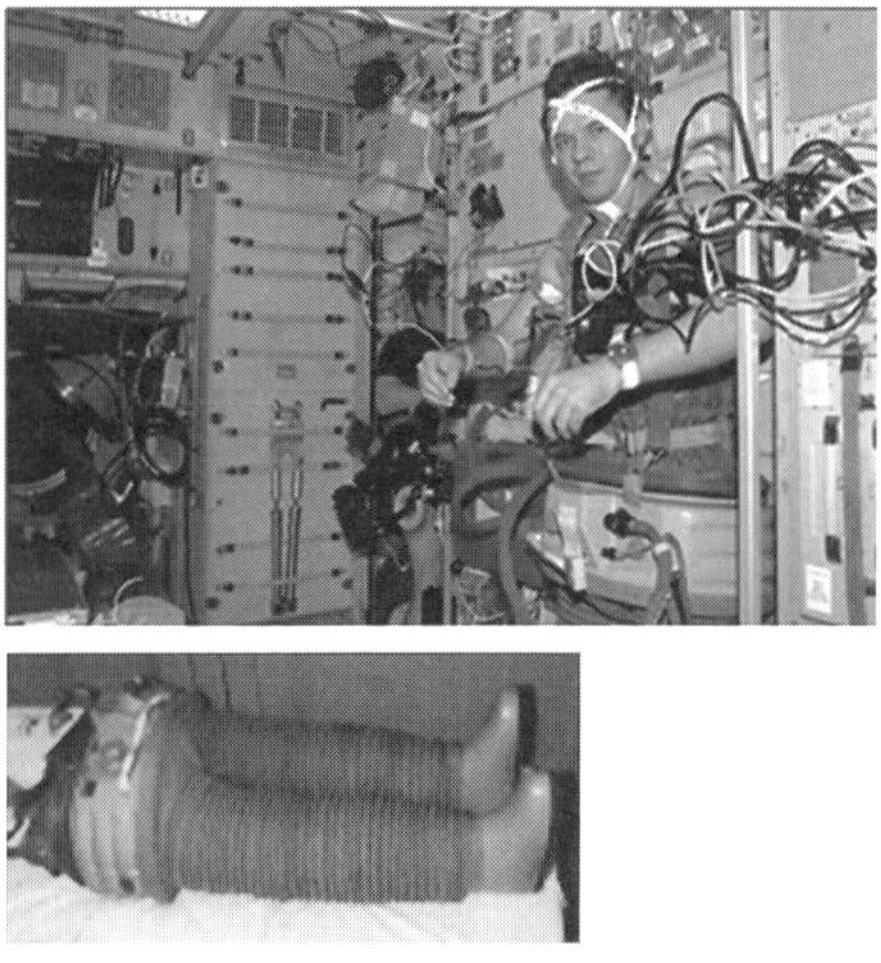

図５・７　ISS 搭載の下半身陰圧装置．ロシア人宇宙飛行士は帰還前に、この装置で重力負荷訓練を行う（ROSCOSMOS 提供）

ることも、健康管理の重要な要素となる。二週間程度の短期ミッションであれば、宇宙飛行士は高い集中力と意欲で、多忙な任務を乗り切ることができるが、六カ月間となるとマラソンのようなもので、気分や意欲の調整にもペース配分が必要になってくる。宇宙飛行士の精神心理状態を評価し、適切な助言をするために、二週間に一回、精神心理専門家による遠隔面接が行われている。精神心理面の健康管理の詳細については、第Ⅱ部に譲る。

## 飛行中のフィットネス

飛行ミッション中の健康を保ち、帰還時に想定される緊急事態にも対処できる、最低の体力を維持するために、宇宙飛行士たちは一日約二時間の運動をほぼ毎日行っている。使用器具はトレッドミル、自転車エルゴメーター、抵抗運動器の三種類（図3・20）である。無重力状態では宇宙飛行士一人が運動しても、その振動がＩＳＳ全体に伝わり悪影響を及ぼしかねない（指一本で壁を押すと、反動で自分の身体が大きく動くことからも想像できる）。そのため各運動器具には、振動吸収装置（コラム17）が取りつけられて、運動時の振動がＩＳＳ本体には伝わらないようになっているのが、宇宙用機材のひとつの特色である。また、運動時には、宇宙飛行士の体をそれぞれの器具に専用のベルトで固定して、有効な負荷がかかるように工夫がなされている。

トレッドミルは有酸素運動を行うことにより、心臓・循環器系への負荷と平衡感覚のトレーニング（注11）も行

## コラム 17

### 振動緩衝装置　Vibration Isolation System (VIS)

ISS のような無重力環境においては、重いものでも簡単に動かすことができる。地上では 100kg 以上もある宇宙服を宇宙飛行士が比較的簡単に装着したり、無人補給機で運ばれてくる大きな荷物を簡単に運べるのもこのためである。一方問題もあり、たとえば宇宙飛行士が ISS の壁にぶつかると、その衝撃はＩＳＳ全体に影響を及ぼすのである。宇宙飛行士が健康を保つうえで欠かせない毎日の運動に用いるトレッドミルや自転車エルゴメーターなどの運動器具も、そのまま ISS の床に設置されると、宇宙飛行士が運動をするたびに振動や衝撃が ISS 全体に伝わり、実験機材に悪影響を及ぼすだけでなく、ISS の姿勢や軌道を制御している重要な装置にまで支障を及ぼすことになりかねない。そこでそれぞれの運動器具は Vibration Isolation System（VIS）と呼ばれる、スプリングやシリンダーにより振動を緩衝したり、振動が直接 ISS の床面に伝わらない装置を必ず付けている。たとえば ISS に搭載されているトレッドミルは TVIS と呼ばれているが、これは VIS 付きのトレッドミル（Treadmill）ということである。運動器具は毎日のように使われ、VIS は酷使されるので故障も多い。運動器具が長期間使用できないと、宇宙飛行士の健康に悪影響を及ぼすので、VIS のメンテナンスや修理は宇宙飛行士の重要な仕事のひとつとなっている。最近は磁石を利用した VIS の研究も行われ、より故障の少ない装置の開発が期待されている。

うことができる。自転車エルゴメーターは、心電図の電極をつけての運動が容易なことから、定期的な体力評価時にも使用されている。二〇〇八年一二月に打ち上げられた改良型抵抗運動器は優れもので、それまでの旧型に比べて、約四倍の二七二キログラムまでの負荷をかけることができ、三〇種類ぐらいの筋力運動ができるため、下半身の筋力維持に有効性が大変期待されている。実際、この器材を初めてフルで使用できたのは若田宇宙飛行士のグループであったが、いずれも帰還時から予想以上に元気で、帰還後のリハビリテーションも、大変順調に行われたのが印象的であった。

宇宙飛行士のISSでの運動メニューは、専門の運動療法士が個々の宇宙飛行士の地上での体力評価に基づき作成する、いわばオーダーメイドとなっている。宇宙飛行士の体調を見ながら修正を加えつつ、一週間ごとに徐々に負荷を増やしていき、最大負荷量に達したら、そのレベルを維持するという方法をとっている。そして毎月一回の体力測定データの評価により、運動の種類を微調整して、全体的にバランスの良い筋力トレーニングを行うように助言している。

## 飛行後健康管理

二週間前後の短期宇宙飛行では、飛行後の健康管理は、帰還後三日間でほぼ終了する。短期飛行では、人体は無重力環境に慣れる前に地上に戻るので、リハビリテーションによる「地上環境への再適応」はあまり考える必要はない。しかしISSでの約六カ月間の長期滞在となると、帰還後の十分なリハビリテーションと、健康管理が必要となる。

現行のISSリハビリテーション・プログラムは、帰還後四五日間を確保しており、その期間を三つの段階に分けて、専門のトレーナーやリハビリ専門医の指導のもと、怪我をしないように、慎重に行われている。第一段階（帰還後三日間ぐらい）では、マッサージやストレッチ、平衡感覚の回復など、簡単で負荷の少ない運動にとどめ、まず一Gの重力環境に体を慣らすことを目標にする。第二段階（帰還後二週間後まで）では、トレッドミル、自転車エルゴメーター、抵抗運動器など、ISSでも使い慣れた運動器具を使って、次第に筋力の増強・回復を行う。同時にボールなどを使った、平衡感覚や手足の協調運動なども行われる（図5・8）。最近できたNASAのリハビリ施設にはプールもあり、水中歩行やスイミングもプログラムに取り入れられている。第三段階で、屋外のトラックでのランニングができるようになれば、ほぼ日常生活に支障なしと判断できる。

最近はISS滞在中に十分な運動ができた宇宙飛行士は、飛行後のリハビリもスムーズに進み、飛行後二週間程度で、筋力や体力は相当に回復するようで、旧ソ連の宇宙ステーション・ミール

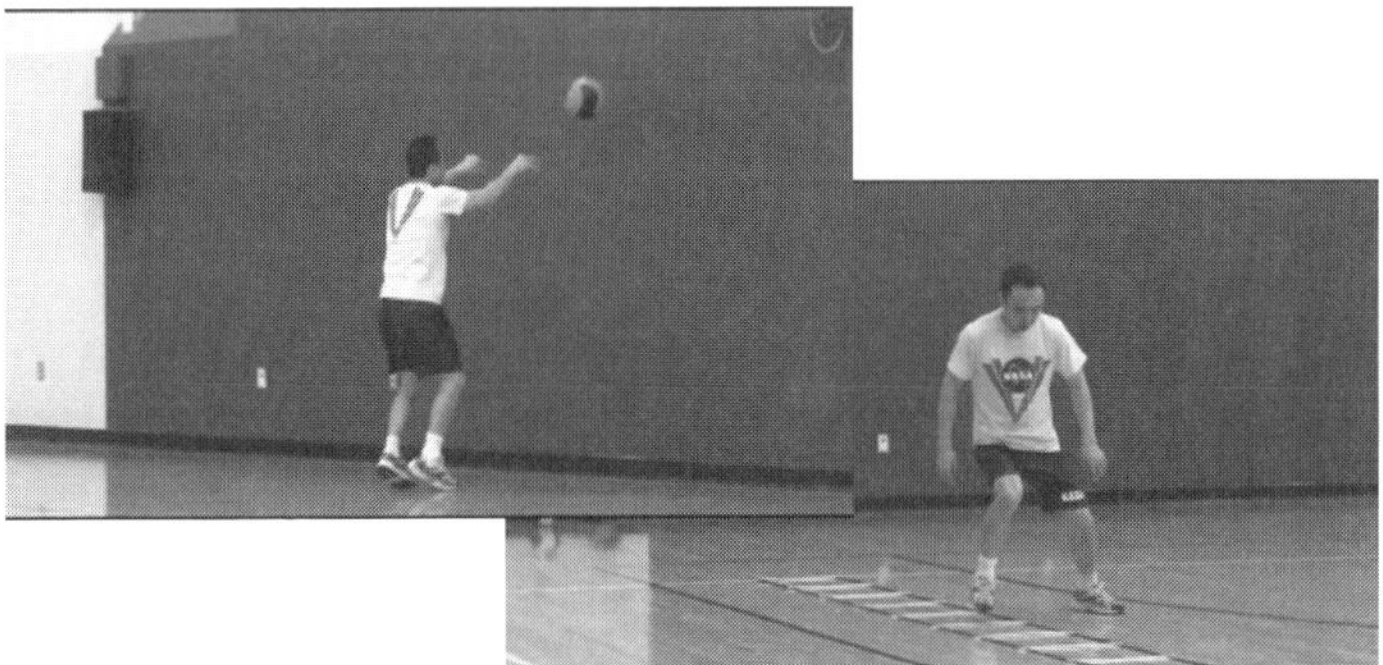

図5・8　古川宇宙飛行士のリハビリの様子．筋肉トレーニングに加えて、平衡感覚トレーニングやボールを使った協調運動なども行われる（JAXA/NASA 提供）

の宇宙飛行士が長期間のリハビリに苦しんだ時代とは、ずいぶん違った様相を呈している。しかし安易にリハビリ期間を二週間程度に短縮することは間違いで、過剰な負担が筋肉の疲労や損傷を引き起こす危険がある。宇宙飛行士に精神的なリハビリ（ミッション後の心の整理）の機会や、十分な休養を提供する観点からも、四五日間の確保は妥当と思われる。宇宙飛行士はこのリハビリ期間が終わると、ミッションの最後の締めくくりとして、ミッションの総括会議、ＩＳＳ関係各国への帰国報告会、各種セレモニーやイベントへの参加など、飛行ミッション中にも増して、忙しい日課をこなさなければならなくなる。リハビリ期間中、宇宙飛行士は家族とともに自宅に滞在し、家から毎日リハビリに通うが、この期間が久しぶりに家族とともに、ゆったりと過ごす貴重な機会となる。

リハビリ期間中に、並行して飛行後の医学検査・健康管理が行われるが、帰還日を起点に、飛行後三日、七日、一四日、三〇日などに、精神心理的な評価も含めて実施される。回復に時間のかかる骨量の測定は、その後も継続され、飛行前の値に回復するまで行われる。長期宇宙滞在に伴う下半身の骨量減少は、宇宙飛行士の宿命ともみなされていたが、現在行われている骨粗しょう症の治療薬ビスホスホネート製剤の予防投与実験によると、宇宙飛行士の骨量減少はずいぶん改善できる可能性が示唆されており、結果の最終報告が待ち遠しい。ちなみに、宇宙飛行士はいろいろな宇宙実験の被験者として薬剤の投与を受けたり、繰り返し採血をされたりと、身を挺《てい》して宇宙科学の進歩に貢献している。ビスホスホネート剤の投与実験では、真っ先に若田宇宙飛行士が被験者として名乗りを上げ、躊躇《ちゅうちょ》する他の外国人宇宙飛行士の参加を、促すきっかけになったと聞いている。

# ✷宇宙飛行士の現役引退後の経過観察

人類が宇宙環境に進出するようになって五〇年ほどを経過したが、宇宙環境の多様な要因の人体への影響は、いまだ解明されているとは言い難い。特に宇宙放射線による被曝の長期的影響や、無重力環境への長期曝露の骨代謝への影響など、飛行ミッション後も長期間の医学的経過観察を要する課題が多数ある。これまで三〇〇人以上の宇宙飛行士を輩出したNASAでは、各宇宙飛行士との契約により、現役引退後も一年に一回健康診断を兼ねた医学検査を生涯にわたり継続的に実施し、死亡時にはその死因を特定するという、徹底した長期医学フォローアップ・プログラムを実施している。このような地道な医学的調査・研究を実施することにより、宇宙環境の特徴の解明が進むとともに、宇宙飛行の安全性がより確実になるのである。宇宙飛行士は現役引退後も生涯にわたり、このような形で有人宇宙開発に貢献している。JAXAも宇宙飛行士の数は少ないが、NASAと同様に、宇宙飛行士の健康状態の長期経過を観察するプログラムの構築が期待される。

# ✷健康管理を担うチームと国際協力

これまで述べたように宇宙飛行士は、地上の各種訓練においても、宇宙でのミッションにおいても、いろいろな精神的・身体的ストレスを受けながら、高い健康度と精神の安定を保たなければならない。彼らの健康管理のためには、フライトサージャンだけでなく、筋・骨代謝、筋力トレーニング、栄養、行動科学（精神医学や心理学）、宇宙放射線や被曝防護、環境衛生（水、空気、微生物など）など、幅広い分野の専門家が必要となる。また飛行ミッション中の健康管理は、通信機器を介しての遠隔作業なので、地上の各専門家と宇宙飛行士の橋渡しを技術的に支援する、通信機器や搭載医療器材、環境計測器等に詳しいバイオメディカル・エンジニア（Biomedical Engineer：ＢＭＥ）と呼ばれる宇宙開発特有の技師たちが活躍している。ＢＭＥは病院でいうと、検査技師、兼看護師、兼医療器機担当ということになろうか。ＪＡＸＡにも十数人の小規模ながら、これらの多職種からなる健康管理チームが置かれている。

ＩＳＳは五つの宇宙機関の国際協同プロジェクトなので、それぞれに健康管理チーム（アメリカやロシアのチーム規模は、ＪＡＸＡとは比較にならないほど大きいが）があり、連絡を密にとりながら、統合的な活動を行っている。ＩＳＳ計画では、事前に参加国間で覚書（Memoranda of Understanding：ＭＯＵ）が取り交わされたが、このなかに三つの医学関係の組織をつくることと、その活動内容が明記された。まず最上位の医学組織としては多数者間医学方針委員会（Multilateral Medical Policy Board：ＭＭＰＢ）が設けられ、五つの宇宙機関の宇宙飛行士健康管理責任者が構成メンバーとなっている。この委員会ではＩＳ

Ｓにおける健康管理のルールづくりや、大きな医療行政的問題の解決・調整を行う。スペースシャトル・コロンビア号事故後に二年間スペースシャトルが飛べず、アメリカ側の医療資材や薬品の補給ができなくなったことがあった。宇宙飛行士の健康維持が危ぶまれ、「ＩＳＳからの宇宙飛行士の一時撤退」も検討されるに及んで、頻繁にＭＭＰＢの会合が開かれ、ロシア側医療機器や資材の共同利用について合意がなされた。当時、建設途上にあったＩＳＳには、アメリカとロシアの宇宙飛行士しかおらず、アメリカ人宇宙飛行士はアメリカ側の医療システムで、ロシア人宇宙飛行士はロシア側の医療システムで、それぞれ健康管理をするというルールのため、医療資源の共同利用や共通の医学基準での健康管理は行われていなかった。欧米（日本も含む）側の医療文化と、ロシアの医療文化は相当に違っており、ＩＳＳ計画が進行するなかでも、共通のルールづくりや医療資源の共同利用は先送りになっていた。ＩＳＳ計画を当初から提唱し主導しているアメリカと、宇宙ステーションに関してはサリュートやミールでの豊富な経験があると自負するロシアとの主導権争いやプライドのぶつかり合いが、医療分野に限らずＩＳＳ計画全体を縛っていたことは否めない。しかし「ＩＳＳ計画の頓挫《とんざ》」という共通の危機に際し、ＭＭＰＢが最大限に機能し、健康管理分野における国際協力と統合化が一挙に進んだのである。

ＭＭＰＢのもとにはワーキンググループとして、二つの委員会が置かれている。多数者間宇宙医学委員会（Multilateral Space Medicine Board：ＭＳＭＢ）と、多数者間医学運用パネル（Multilateral Medical Operations Panel：ＭＭＯＰ）で、いずれも五つの宇宙機関の代表メンバーから構成される。ＭＳＭＢは各国の宇宙飛行士が毎年受ける年次医学検査の結果を評価・審査し、宇宙飛行士としての資格（医学）を与える重要な意思決定組織である。当初は宇宙飛行士の医学審査は、各国の宇宙機関の医学意思決定機関に任され、年二回行われるＭＳＭＢ会合では、各宇宙機関から結果が要旨だけ報告され、事後承諾を与えるという形式的なものであった。しかし、コロンビア事故後にＭＭＰＢの指示を受けて、ＭＳＭＢは審査基準や医療情報の提供の仕方を標準化し、月一回電話会議を実施して、宇宙飛行士の医学検査の結果を実質的に評価・審議するようになった。月一回二時間以上にわたり（時差の関係で日本代表は夜一〇時から参加することが多い）、多数の宇宙飛行士の医学検査データを詳細に検討するのは、各メンバーにとって相当な負担である。しかし、ＭＳＭＢ設立当初に目指された本来の活動が行われ、宇宙医学の知識や経験の共有化が進んでおり、メンバー同士の信頼関係もいっそう進み、統合的なＩＳＳ健康管理がなされるに至っている。医学データも、当初はＦＡＸで膨大な枚数を送信していたが、インターネットの進化とともに、互いに映像データを含めて電子送信が可能となり、メンバーはパソコン上の表示を見ながら、効率的に会議を進めることができるようになった。

ＭＭＯＰは、ＩＳＳ宇宙飛行士の日常的な健康管理活動について、具体的に調整する場で、やはり原則月一回のテレビ会議を行っ

表５・３　ISS 搭乗宇宙飛行士の健康管理のための国際組織

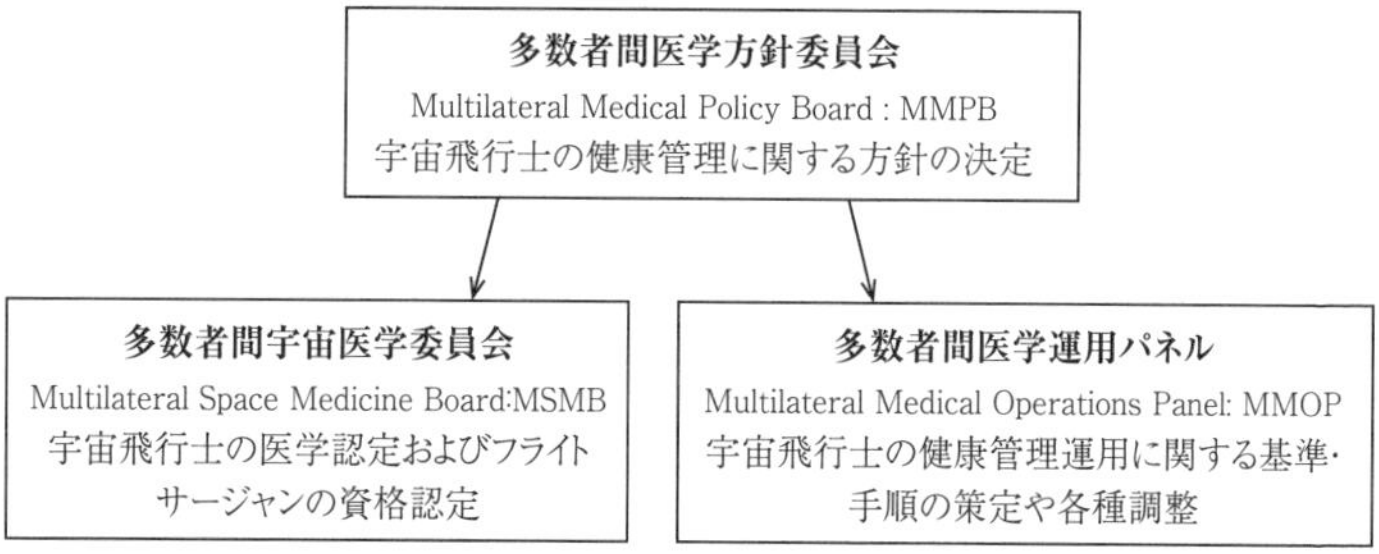


＊年2回のフェイストゥフェイスの会議の他、毎月電話会議を行って、飛行士の医学審査を行っている

＊MMOPには筋トレ、放射線防護、栄養、環境衛生、行動科学、医療情報など、さらに11個のサブ・ワーキンググループがあり、それぞれ電話・テレビ会議やフェイストゥフェイス会議を行っている

ている。この下にさらに一二個のワーキンググループ(放射線、行動科学、筋力トレーニング、栄養、環境管理、船外活動など)があり、それぞれ各宇宙機関から専門家がメンバーとなっている。それぞれのワーキンググループが基準の標準化、協同と相互理解を促進する方向で努力しており、MMOPもひとつの国際健康管理チームとして統合化が進んでいる。

(注1) 高いレベルの健康度:単に病気でない、あるいは医学検査で異常がないというレベルでなく、ストレスの高い状況にあっても心身の安定を維持し任務を遂行し得る、余力と柔軟性を備えた健康状態の意味。いわばアスリートの健康状態に匹敵する。

(注2) 医学基準:中枢神経系(脳)、心臓・循環器系、感覚器系(眼・耳など)、各種血液検査など、詳細な医学検査を受け医学的評価を受けるが、それぞれに合格基準が設けられている。

(注3) 事前の動物実験等:人間が飛ぶ前に動物実験で安全性等を確かめるというのは、一八世紀の気球開発以来、航空宇宙医学の常道となっている。有人宇宙開発においても、宇宙飛行士の命がけのミッションの前には、多数の動物実験が行われている。なかでも一九五七年一一月にロシアのスプートニク二号で打ち上げられ周回軌道飛行を行ったライカ犬(クドリャフカ)、一九五八年五月アメリカのジュピター弾道ミサイルで弾道飛行を行ったアカゲザル(エーブル)とリスザル(ベーカー)は有名である。この他にも、ラット、ネコ、サル、イヌ、チンパンジーなど多数の動物が宇宙開発に貢献している。一方で人間

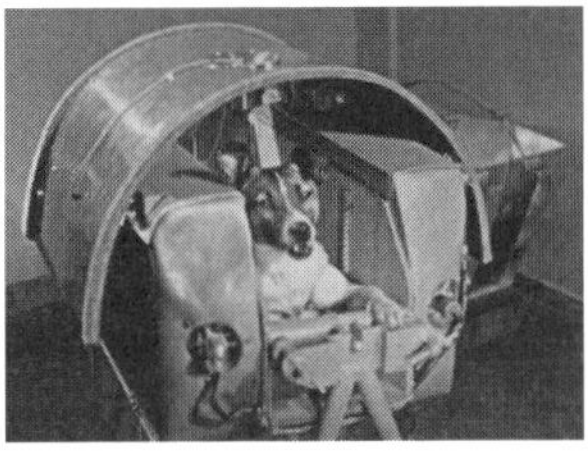

を対象とした地上実験も行われたが、その主なものは低圧実験室を用いた低圧・低酸素実験、遠心力発生装置を用いた高G負荷実験、航空機を用いた模擬無重力実験などである。

（注4） 航空身体検査：パイロットは軍隊でも民間でも、飛行安全の見地から、病気があろうがなかろうが、一年に一回ないし二回（機種・責任によって頻度は異なる）身体検査を受けなければならず、これを航空身体検査と呼んでいる。宇宙飛行士も初期にはパイロットから選抜が行われた歴史から、同様の身体検査制度が行われている。

（注5） 耐G訓練：遠心力発生装置（遠心分離器の巨大版のような装置で、ぐるぐる回る先端のゴンドラに人が乗り込む）を利用して、宇宙飛行士に約八G（体重が八倍になる重力加速度）を負荷して過重力に耐える訓練をする。戦闘機パイロットにも欠かせない訓練だが、大きな違いは宇宙飛行士が体の前後方向（胸から背中）のG（＋Gxという）を受けるのに対し、戦闘機パイロットは体の上下方向（頭から足先方向）のG（＋Gzという）に耐える訓練をする。

（注6） 減圧症：われわれは通常一気圧の大気に包まれて生活しており、体全体に一気圧の圧力を受けている。ISS内も一気圧に保たれている。宇宙飛行士が船外活動をするために宇宙服を着る際には、宇宙服内の気圧は〇・三気圧（ロシア製宇宙服では〇・四気圧）に減少する。体全体にかかる圧力

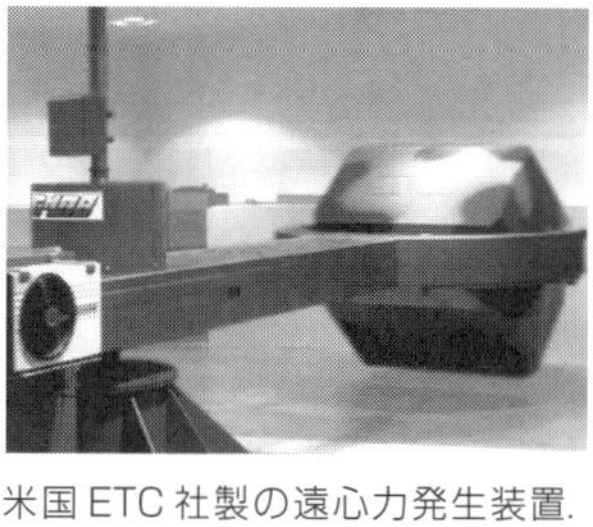

米国ETC社製の遠心力発生装置．アームの先にあるゴンドラに人が乗り込み高G負荷を体験する（NASA提供）

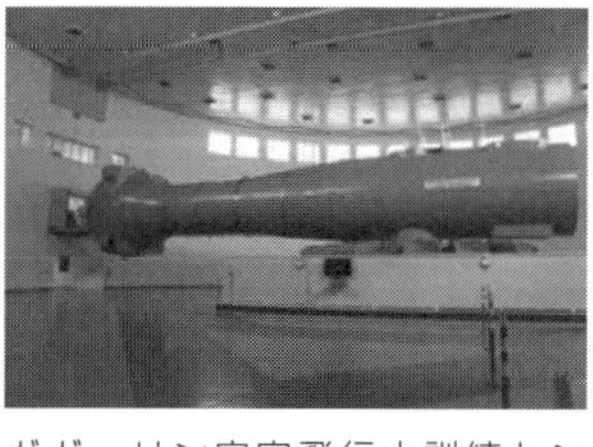

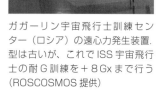

ガガーリン宇宙飛行士訓練センター（ロシア）の遠心力発生装置．型は古いが、これでISS宇宙飛行士の耐G訓練を＋８Gxまで行う（ROSCOSMOS提供）

が一気圧から〇・三気圧に急激に減少すると、人体の血液や体液に溶けていた窒素が気泡化し（ビールの栓を抜いて圧力を取り除くと炭酸ガスの泡が出現するのと同じ原理）、皮膚発赤、関節痛、呼吸困難（肺の血管が詰まる）、脳梗塞様症状（脳血管が詰まる）などの症状が発現する。これを減圧症と呼んでいるが、宇宙飛行士に限らず、ダイバーやパイロットが急激な減圧に曝されると起こる。これを防ぐためには、窒素を徐々に体（肺）から排出させるように、時間をかけて減圧をしていく必要がある。

（注7） 空間識失調：主にパイロットが視覚目標の少ない状況（悪天候、夜間、洋上、雪上など）で、自分の姿勢、位置、運動の種類（水平飛行、旋回、上昇・下降など）などに錯誤を生じてしまう現象のこと。主な航空事故原因のひとつ。宇宙飛行士では、たとえば船外活動中に、「自分が宇宙船から離れて、宇宙空間の中に落下していくような錯覚に襲われて、安全レールにしがみついてしまう」などという現象があげられる。

（注8） 自律神経活動の研究：心拍数の日内変動をみることによって、間接的に交感神経と副交感神経の活動状況を観察できる。つまり心拍数が多い時間帯は交感神経優位で活動時間帯であり、心拍数が減った時間帯は副交感神経優位でリラックスしているか、眠っている時間帯ということになる。このようにホルター心電図は、単に心臓機能のモニターだけでなく、自律神経リズムすなわち生活リズムの間接的モニターとしても活用できるのである。

（注9） 脱窒素：減圧症の原因は、体内に溶けている窒素の気泡化であるため、減圧をする前にはできるだけ体内の窒素が少ない方が良い。一〇〇パーセント酸素を吸うことによって、体内の窒素を酸素に置き換えて、体内から窒素をある程度取り除くことができる。この操作を「脱窒素」と呼んでおり、高高度飛行を行う偵察機・戦闘機パイロットや船外活動を行う宇宙飛行士が、事前にこの操作を実施している。

（注10） 無重力環境への適応：宇宙飛行士が地上の一Ｇ環境から軌道上の無重力環境に移ると、当初悩まされるのは宇宙酔いと「上半身への体液シフト」である。宇宙の無重力状態にある人の体液の状態は、頭の方が六度下がったベッドに横になった時に似ている。頭の方が低いので体液（血液を含む）は上半身に集まるため、鼻づまりや頭重感・頭痛、顔のむくみがでる。宇宙飛行士も無重力状態に移った当初は、このような症状に悩まされる者もあるが、頸部の周辺にある圧力センサーが機能して「体内の水分が余分にある」と感知すると、体から二リットル程度の水分が尿として排出される。こうして一週間ほどで無重力環境に適応した〝宇宙人体型〟ができあがると、顔のむくみも軽減し、症状はなくなるのである。

（注11） 平衡感覚のトレーニング：トレッドミルでの走行が平衡感覚のトレーニングにもなるということを、意外に思う人がいるかもしれない。われわれは「走る」時には、片足を地面から離し一本の足で体を支えなければならず、無意識に体の重心を移動させている。つまり平衡感覚を利用して体のバランスをとっている。無重力環境にいる宇宙飛行士はほとんど足を使うことがなく、移動する時はつかんだ取っ手を上腕で引っ張ったり、壁を押して反動を利用したりする。水中での移動に上腕を利用するのに似ている。このような宇宙での生活に慣れ、歩くことを〝忘れた〟宇宙飛行士は、地上に戻るとうまく歩けない。これは下半身の筋力の低下も要因であるが、歩くために必要な平衡感覚の失調を来しているためでもある。宇宙飛行士は歩いたり走ったりする時に必要な平衡感覚を忘れないために、ＩＳＳ内でもトレーニングをしなければならない。

# 第6章

# 宇宙服

## "I'm not losing you!"

映画『ミッション・トゥ・マーズ』(Mission to Mars 2000)のワンシーン。火星を目前にしたトラブル。一人の宇宙飛行士が別の宇宙船に移ろうとしたが失敗し、ゆっくりと火星の重力に引っ張られていく。仲間が助けに来ようとすると二人とも遭難してしまう。二重遭難を防ぎ、事故を自分一人にとどめるべく、その宇宙飛行士は自ら宇宙服のヘルメットを外して命を絶とうとする。それを見ていた仲間の一人が発した言葉である。正しくは「I'm not going to lose you」である。字幕では「何をする気!?」と訳されている。時折、話し言葉でアメリカ人は「not going to」を省略して現在進行形で未来を表す。

問題は文法ではなく、宇宙空間で宇宙服を脱ぐと、あるいは着ないと、どうなるかということである。すでに読者の方々は宇宙には重力がなくていかに大変かということについて詳しくなっていることと思う。しかし、宇宙にはもうひとつたいへんなことがある。空気がないのである。あたりまえのことだが、あまり語られない。今はなきスペースシャトルも、国際宇宙ステーションも、その内側に空気を充満させ与圧しているので、内部にいるかぎり息をするのに困らないからだろう。機内の空気組成は地上と同じ、一気圧で酸素二一パーセント、窒素七九パーセントである。したがって、ステーション内では宇宙飛行士たちの服装もポロシャツに短パンである。しかし「船外活動」と呼ばれる、宇宙船の外で行う人工衛星の回収や、宇宙ステーションの補修といった活動を行うためには、空気の入った宇宙服を着なくてはならない。

ここで問題が生じる。宇宙服の内部には空気があり、気圧が生じている。しかし外は高度真空の宇宙空間、ゼロ気圧である。内側の気圧が高いと宇宙服は膨らむ。風船やタイヤの内部に空気を送り込むのと原理は同じである。あるいは旅客機に乗るとポテトチップスの袋が膨らむのと同じである。旅客機の内部は〇・八気圧と、地上に比べて低くなっている。袋内部は封を開けていなければ、ほぼ一気圧のままなので膨らんでしまうことになる。また、宇宙服の素材は基本的に布製なのでやわらかい。風船だって空気が入ってないとき、すなわち風船の中と外で気圧に差がないときにはやわらかい。しかしひとたび膨らませば変形しにくくなる。大道芸人が使うような細長い風船ならまだしも、丸い風船など曲げようがない。タイヤのようにもともとのゴムがかなり厚く、伸縮性に乏しいものは、空気を入れるとまったく変形しなくなる。自転車でも自動車でも、タイヤの外の気圧よりも内側がわずか二気圧高くなるだけでまったく変形しなくなる。そもそも簡単に変形するようならタイヤとしての意味がない。

宇宙服の内部を宇宙船と同様に一気圧に与圧すれば、これと同じことが起こる。膨らんで動けなくなる、あるいは動くためには並はずれた強い力が必要になるのである。活動するために着るのに活動できないのでは困る。それならば、気圧を減らせばいい。宇宙服内部の気圧が低ければ低いほど、外気圧と差が小さくなるほど、つまり真空＝ゼロ気圧に近づくほど動きやすくなる。さすがにゼロ気圧にはできないし、それでは宇宙服を着る意味がなくなってしまう。では、どこまでなら下げることができるか。ここで先ほどあげた空気組成が意味をもつ。空気の組成のうち、短期的にはわれわれが吸い込んで利用しているのは酸素だけである。酸素さえ吸うことができれば活動できる。分圧の法則によれば、混合気体（空気）一気圧中に酸素二一パーセントならば酸素分圧は〇・二一気圧であり、窒素七九パーセントなら窒素分圧は〇・七九気圧である。酸素だけが必要なら〇・二一気圧あれば生きていけることになる。

現在、アメリカ製の船外活動用宇宙服の内圧は約〇・三気圧、正確には〇・二九気圧、ロシア製は〇・三八気圧である。〇・二一気圧で十分なのだが、アメリカ製は「〇・二五気圧ならより安全、〇・三気圧なら最も安全」という、根拠があるのかないのかよくわからない基準で〇・三気圧になっている。もっとも、アメリカ人は「気圧」ではなく「ピーエスアイ（psi）」という単位を用いる。これも圧力の単位で pound/square inch の略である。ポンド（pound）は重さの単位、インチは長さの単位だが、平方インチで面積になる。つまり面積一平方インチあたりにかかる重さ、ポンド数ということである。〇・三気圧は、四・三ピーエスアイである。

日本人には、グラム／平方センチメートルがイメージしやすいだろう。一平方センチメートルあたりにかかるグラム数。しかもこれは国際単位だ。地上一気圧は一〇一三グラム／平方センチメートル。一平方センチメートルの水柱だと一〇一三センチメートル、一・〇一三キログラムになる。地上で人差し指をまっすぐ水平に突き出してみる。指の先端が約一平方センチメートルだとすると、安静にしているときでも、この指先に一キログラムの空気を載せていることになる。なんと地上の生活は重苦しいことか。肩がこるわけである。

人体における圧力の単位はミリメートルエイチジー／平方センチメートル（mmHg/cm$^2$）、略して

表6・1　気圧換算表

| 気圧 | psi | hPa | mmHg |
|---|---|---|---|
| 1 | 14.70 | 1,013 | 760 |

mmHgで表されることが多い。つまり、一平方センチメートルの底面にかかる水銀柱の高さで測る。一〇一三グラムにするには水銀柱七六〇ミリメートルの高さが必要になる。つまり一気圧は七六〇ミリメートルエイチジー(mmHg)である。これは人体で日常的に計測する「圧力」の代表が「血圧」であることに由来すると思われる。血圧、つまり血液が血管を押す力であり、それを歴史的に長い間、水銀柱の高さで測ってきたことによる。

医療の現場では血液中に溶け込んでいる気体の分圧までmmHgで表されることが多い。実際には水銀柱で計測など行われないにもかかわらず。これで換算すると宇宙服内部は二二〇ミリメートルエイチジーとなるが、宇宙服の内圧は酸素によってかけられる「気圧」なのだから、パスカル(Pa)で表してほしいところである。パスカルとは一平方メートルあたりにかかる力、ニュートン数である。一気圧は一〇万一三二五パスカル、基本単位の「一〇〇倍」の意味であるヘクト(h)使って表すと一〇一三ヘクトパスカル(hPa)。水柱で測ったのと同じである。天気予報ではこのヘクトパスカルという単位がよく用いられる。大気圧がこの一〇一三ヘクトパスカルより高くなると「高気圧」、低くなると「低気圧」である。宇宙服の内部は二九四ヘクトパスカルとなる。ものすごい低気圧である。雨は降らないが、どんどん体表面の水が蒸発していく。鼻が渇き、のどが渇く。旅客機の内圧〇・八気圧、すなわち八一〇ヘクトパスカルですら、ひどい場合にはのどを痛めたりする。いわんや宇宙服をや。現在の宇宙服内部ではストローで水分補給できるようになっている。

古くはアポロ宇宙船の船内圧が酸素一〇〇パーセントで〇・三気圧、月面に降り立った宇宙服も同様である。つまり宇宙服の基本は、この四〇年間変わっていない。ただ〇・三気圧であっても服の内側の方が、服の外側、つまり宇宙空間よりも高い気圧であることに変わりなく、前述のように風船のように膨らんでしまって宇宙飛行士は重労働を強いられている。これを動かすため、地上でひたすら筋力トレーニングを繰り返すことになる。この、「服の内側の方が圧力が高い」という状況を地上ではほとんど経験することがないのでなかなか実感し難い。外部の圧力が高いという状況は、たとえば、着衣で水中に入るとか、防水手袋をして水中に手をつけるといったことで経験することができる。しかし、この逆はなかなか経験できない。それが四〇年間、宇宙服に目に見えた進歩がない遠因のひとつであるかもしれない。

宇宙服内の気圧をギリギリまで下げることで、とにもかくにも動けるようにはなる。しかしそのためにさらに大きな、命にかかわる問題が生じてくる。「減圧症」である。使っていないとはいえ、われわれは普段、窒素を酸素と同時に吸っている。しかも先の法則によれば約〇・八気圧もの窒素を吸い込む環境で生活している。これがすべてなくなり外部気圧〇・三気圧にまで下がると、どうなるか？　窒素が血液中に溶け切れなくなるのである。特に体の表面、皮膚のすぐ内側の圧力は体の周りの圧力によって変わることが知られている。皮膚に近く、しかも血管の壁が非常にやわらかい「静脈」は体周囲の圧力変化の影響をまともに受ける。圧力が下がって溶け切れなくなった窒素は泡となって出てくる。コーラのフタを開けると、溶け切れなくなった炭酸ガスが泡となって出てくるのと同じである。

ここで気をつけておくべきなのは、これは「沸騰」(注1)ではない、ということである。沸騰ならば、コーラあるいは血液そのものが水蒸気として気体になる。よく宇宙空間に宇宙服なしで放り出されると血が沸騰するという「伝説」を聞くことがあるが、体内にあるかぎり沸騰はしない。あくまで溶け込んでいる窒素が溶け出してくるだけである。

もし静脈血液中に窒素が溶け出してくればどうなるか？ 体中の静脈血管は次々に合流していき、どんどん太くなる。太くなっていく間、泡は血液中を漂い、血液の流れによって心臓へ帰っていく。心臓を通り抜けた血液はやがて肺動脈を通ってガス交換をするために肺へ送られる。肺胞という小さな部屋と毛細血管の間でガス交換、つまり酸素をとりこみ、二酸化炭素を血管から外へ排出するために、これまでとは逆にどんどん血管は枝分かれして細くなっていく。やがて血管が泡の直径よりも細くなったとき、泡は通過できなくなって詰まる。血管の中を血液が通らないから、その先でガス交換を行うことができない。かくして窒息と同じ状態となり、詰まった血管が広範囲であれば生命に危険を生じる。

気泡が生じるのはなにも血管内、血液中に限ったことではない。人体の構成要素のうち、体重の六〇パーセントは水であるが、血管内に存在するのは約五パーセントにすぎない。一〇パーセント程度が血管の外、細胞と細胞の隙間、つまり間質に存在する。残りは細胞内に閉じ込められている。この間質内の水分、「間質液」にも血液と同じ濃度、分圧で酸素、窒素が溶け込んでいる。間質にかかる圧力が下がると血液と同様に溶け切れなくなった気体の気泡ができる。特に多く溶け込んでいる窒素の気泡である。これに加えて皮膚は周囲の圧力が下がることで膨張するといったことが重なって皮膚に痒《かゆ》みや痛み、関節痛が生じることになる。

ここで注意すべきことは、吸い込む窒素の圧力が下がったために、こういった現象が起きているのではなく、体を圧迫している気圧が下がったために起きているということである。逆に言えば、これらの減圧症症状が起きているときに、いくら窒素吸入や吸入圧上昇を行っても意味がないだけでなく、かえって、より多く溶け込んだ窒素が体中で溶け出して症状がひどくなるのである。あくまで体に外側からかかる圧力を上げて窒素が溶出しないように、皮膚が膨張しないようにすることが重要である。さらに言えば、体にかかる圧力は空気や窒素の圧力である必要はない。あくまで「圧力」がかかっているなら、酸素のみの気圧であっても水圧であっても構わないし、布でぐるぐる巻きにした圧力でもかまわない。「皮膚呼吸」(注2)ができなくならないのかと心配するひとがいるかもしれない。しかし人間は元来、皮膚呼吸を行っていないため問題にならない。でなければ、ボンベだけ口にくわえて一時間も水中に潜るスキューバダイビングなどできるはずがない。有効な圧力が体にかからず、減圧症が発症することが問題なのである。

この減圧症を予防するために、宇宙飛行士は窒素を体内から追い出して船外活動にそなえる「予備呼吸」をしなければならない。宇宙船内の気圧を徐々に下げていくのである。周囲の窒素分圧が下がると、血液中に溶けた窒素は肺を通して吐く息とともに体外へ排出される。血液中の窒素分圧が下がると、間質に溶け込んだ窒素は血液中へ移動する。この窒素も同様に肺から体外へ排出される。こうして徐々に宇宙船内の気圧を下げていくと、減圧症を引き起こすことなく窒素を排出することができる。最終的には、酸素のみで与圧された宇宙服を着て宇宙空間へ出ることになる。船外へ、宇宙空間に出るには実に二四時間もかけて予備呼吸を行っているのである。

## ✷変身

前述のような理由で、宇宙空間に出るには宇宙服を着ることが必要である。では宇宙服とはどのような構造になっているのか。

図6・1は、国際宇宙ステーション（ISS）で用いられているアメリカ製船外活動用宇宙服の構造図である。この図が現在までに世界で最も数多く用いられている。パーツごとの構造図、素材を示したものは文献をあされば数多く見つかるのだが、公式文書で全身の構造を示しているものはほとんどない。宇宙で着る服は、宇宙船内であっても船外であっても宇宙服（space suit）なのだが、ここでは「宇宙服」といえば船外活動（extravehicular activity：EVA）用の宇宙服（EVA suit）を指すことにする。

まずアメリカ製の宇宙服は大きく二つのパーツから構成される。すなわち、いわゆる「服」部分と背中に背負っている「生命維持装置」である。基本的な構成は一九六九年、アポロ一一号で初めて月面着陸したときから変わっていない。

「服」部分はさらに上中下三つのパーツに分かれる。ヘルメットおよび上半身はさまざまな装置やチューブ類が接続されるため、硬いパーツで構成されている（hard upper torso：HUT）。下半身はやわらかい素材で構成されている（Lower Torso Assembly：LTA）。まず宇宙飛行士は後述の冷却下着でほぼ全身を包みこみ、次に下半身LTAに脚を入れる。次に上半身HUTを着こむのだが、セーターのように、よっこらしょと一人で着られないので、他の人に持ち上げてもらって着こむことになる。補助がなければ着られない。ロシア製の宇宙服、オーラン（Orlan）スーツは初めから上下つなぎあわせた状態なので、背中の生命維持装置の部分を大きく開けておき、ここから潜りこむ方式になっている（図6・2）。

宇宙服は大きく四層で構成される（図6・3）。一番体に近い内側が体を冷やすための「冷却下着」である。これは後述するが、全身ストッキングのようなもので体に密着している。次に空気（酸素）漏れを防ぐ「気密層」である。これは空気漏れを防ぐためナイロン製になっている。このナイロンだけでは、圧格差〇・三気圧とはいえども、さすがに膨らみ、伸びきって破裂してしまう可能性があるため、その破裂を防ぐために布製（ダクロン製）の「拘束層」で覆っている。一番外側が、宇宙の塵や温度変化から内部を守る「防護層」となる。

見かけ上は、この四層なのだが、細かく見

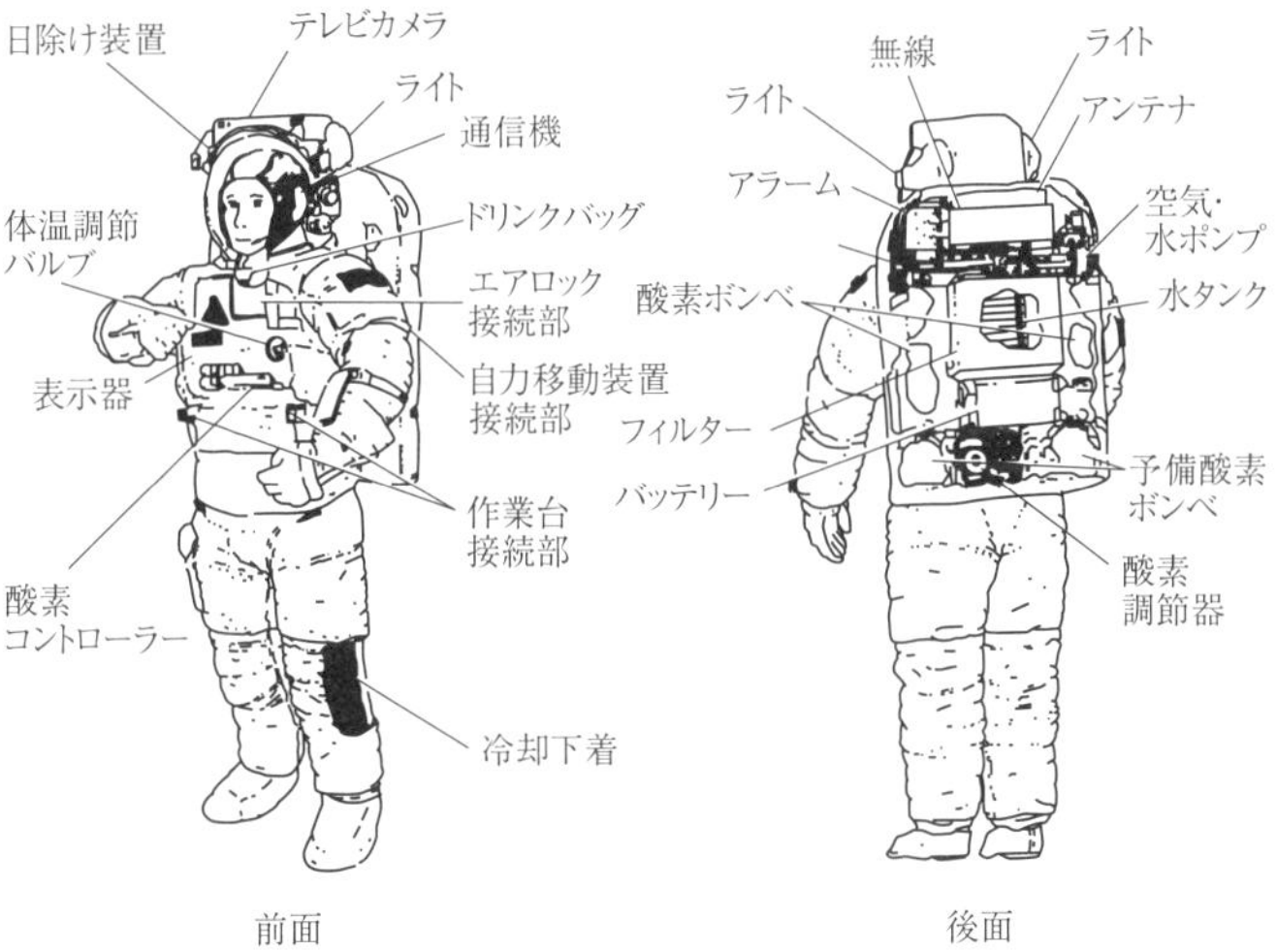


図6・1　船外活動用宇宙服前面と背面（Wilde RC., et al. Identification and status of design improvements to the NASA shuttle EMU for international space station application. Acta Astronautica 40, 797-805; 1997. から改変）

ると冷却下着と防護層はそれぞれ材質の違う三層で構成されている。冷却下着の場合は、①本当の下着部分にあたる織物の上に、②伸縮性のある素材、その間に③冷却用の水を流すためのチューブが張り巡らされている。防護層の場合は一番内側に、万が一外側が裂けてもその裂け目が広がらないようにするための①裂け止めとなる層。次に②断熱、塵防護用のアルミフィルム、一番外層に布製（ゴアテックス製）の断熱、塵防護層となる。さらにアルミフィルム層は七枚程度重ねてある。したがってどの層をどれだけカウントするかで宇宙服を構成する層の数が変わってくる。一般的には、冷却下着の伸縮素材とチューブは一体になっているので一層に数えられることが多く、①下着②冷却下着③気密層④拘束層⑤裂け止め⑥～⑫アルミフィルム⑬最外層の一三層と表記されることが多い。宇宙服と生命維持装置（portable あるいは personal life support system：PLSS）を合わせて

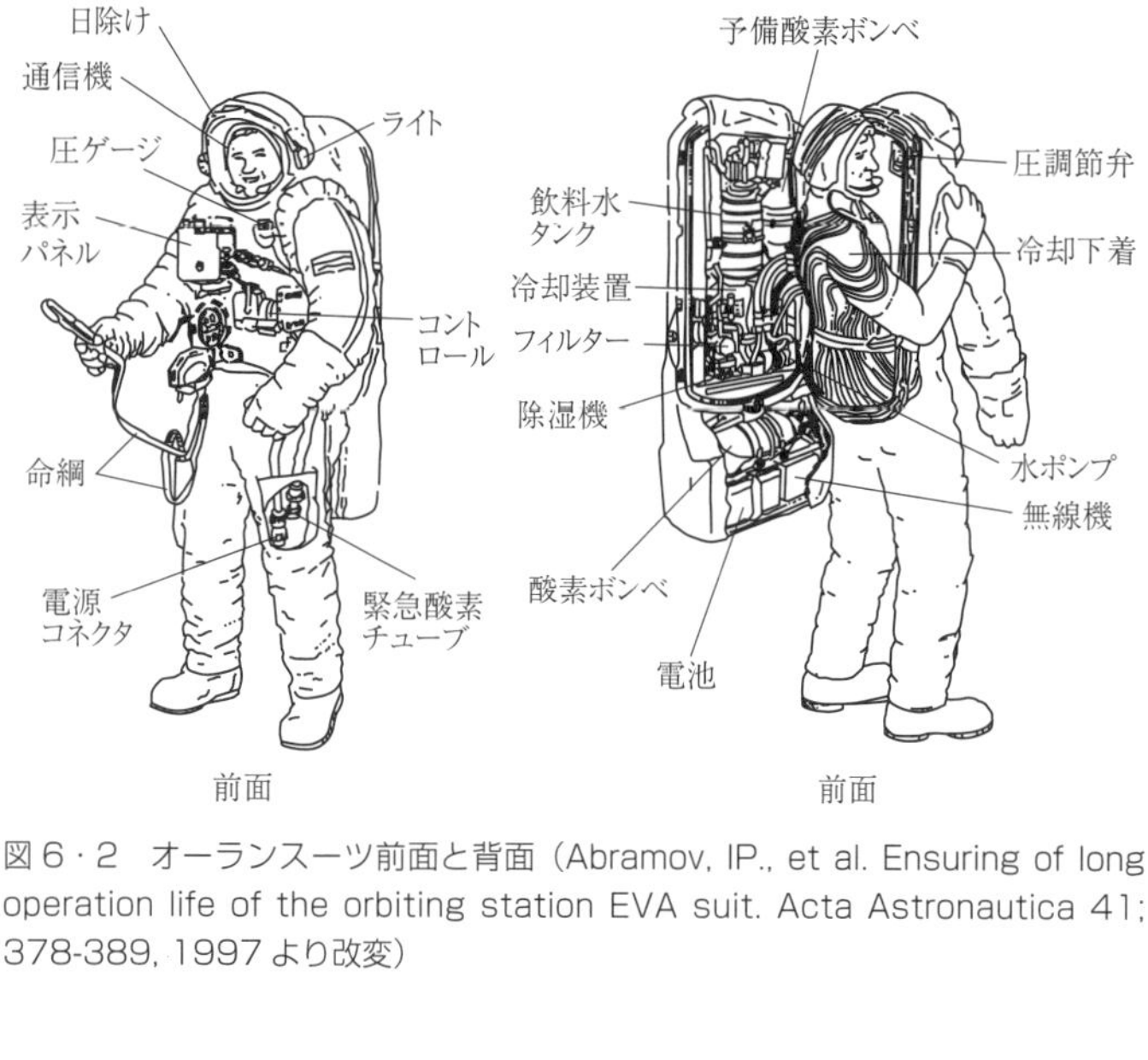


図６・２　オーランスーツ前面と背面（Abramov, IP., et al. Ensuring of long operation life of the orbiting station EVA suit. Acta Astronautica 41; 378-389, 1997より改変）

船外活動ユニット（extravehicular activity mobility unit：EMU）と呼ばれている。

## ✱水冷式か空冷式か

ポルシェ911のエンジンは長い間、空冷エンジンだった。正確には油冷＋空冷ということらしいが、一九六四年にデビューして以来三〇年以上も、効率のよい水冷エンジンを頑《かたく》なにつくらなかった。宇宙服は一九六五年、ジェミニ四号でエド・ホワイト宇宙飛行士が初めて船外活動を行ったときからずっと水冷式である。宇宙服は当然、空気（酸素）が漏れないように密封されている。

その閉鎖空間の中で、膨張した宇宙服を動かさなければならない。あっと言う間に汗だくである。汗をかくだけならまだしも、熱中症にかかっては作業を行えないばかりか命にかかわる。そこで宇宙服内を冷やす、あるいは身体を冷やす必要がある。身体を冷やすために宇宙飛行士は冷却下着なるものを着込むことになる。Liquid Cooling and Ventilation Garment（ＬＣＶＧ）、すなわち液体による冷却と換気用の服と呼ばれる。

この下着は、ストッキングのような弾力性のある生地で縫製されている。手と足先、首から上を残して

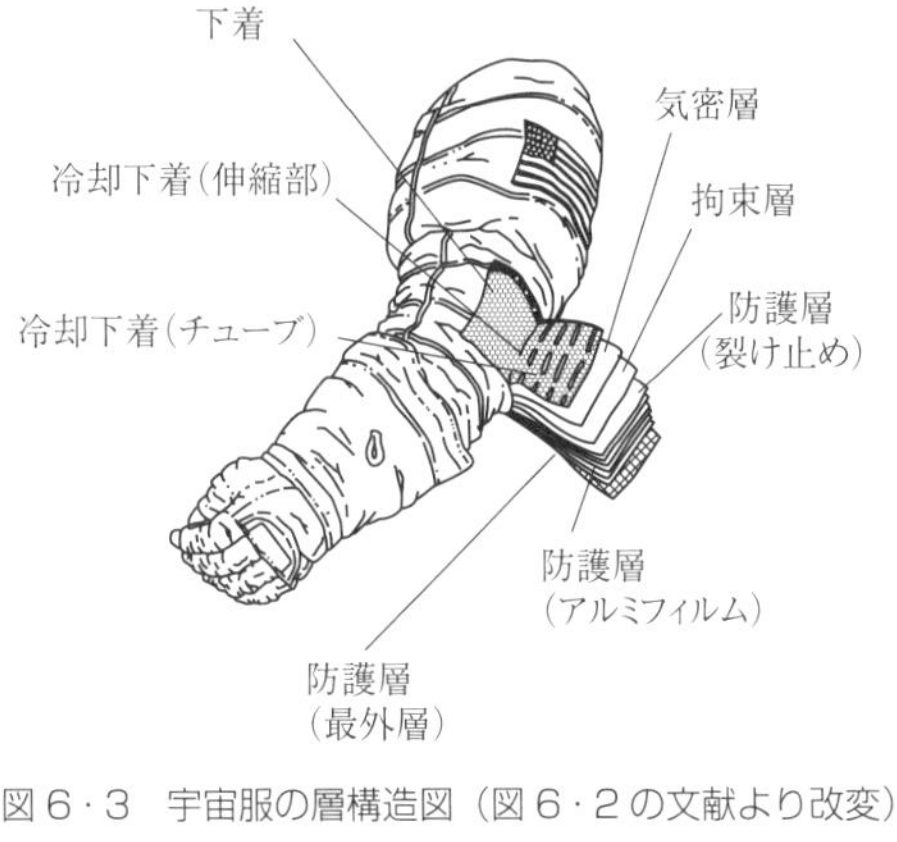

図６·３　宇宙服の層構造図（図６·２の文献より改変）

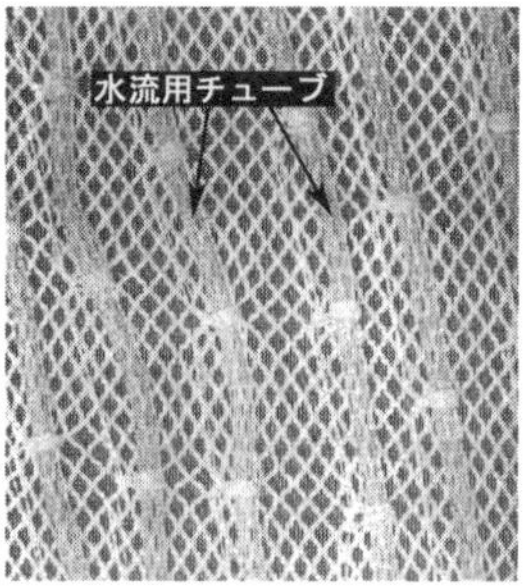


図6・5　冷却下着拡大図

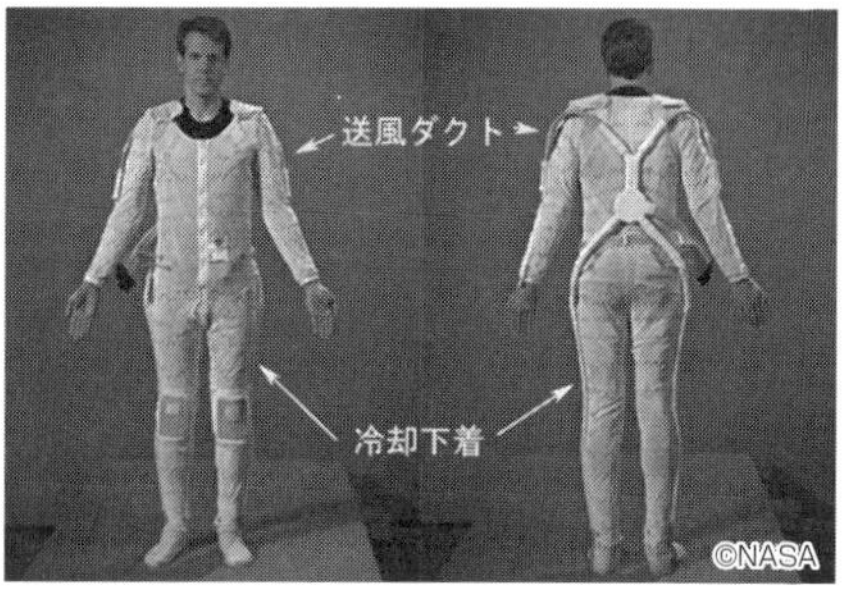


図6・4　冷却下着

(Chambers, AB. Controlling thermal comfort in the EVA suit. ASHRAE Journal 12; 33-38, 1970 より改変)

全身を覆うデザインである。これも基本的にはアポロ時代から変わっていない。最近のものは白色でぴったりフィットしているのでいかにも下着といった風情である(図6・4)。かつてはストッキング同様、茶色のものも存在したようで、こちらは全身ぴちぴちの「らくだシャツ」と「ももひき」状態である。

この生地には波のようにビニールもしくはシリコン製のチューブが編みこまれている。生地の表と裏を縫うように走らされているチューブの中に冷却用の水を流すのである(図6・5)。

この生地の裏面(身体側)を走るチューブが皮膚表面の熱を奪っていくことになる。空気よりも水の方が熱を奪う効率がよいので水冷式になっているのだが、問題は体温で温められた水を冷やす方法である。宇宙に出てしまうと水道局から水を流し続けてもらうというわけにいかないので、再び冷やして使うことになる。ジェミニ時代の宇宙服は本船とケーブルでつながれていたため、このケーブル内を通して本船にもどし、冷やした後、宇宙飛行士にもどすことができた。しかしアポロ時代からは本船から独立して活動するようになったため、背中に背負っている生命維持装置から水を送り出し、温まった水をまた装置にもどして冷やした後、再び宇宙飛行士に向けて流すことになる。冷蔵庫のような機械で冷やすとなると大がかりで重いものになってしまう。大きいと作業のジャマになるし、重いと月面上での活動に支障をきたす。そこで氷を積み込んで冷やすことになる。氷の間にチューブを通して温まった水を流し、冷えた水を宇宙飛行士にもどしてやるのである。また宇宙空間は高度真空状態なので、氷は水にならずにそのまま水蒸気＝気体となって宇宙空間へ消えていく。このとき奪われる気化熱でもチューブ内の水を冷やすことになる。冷却水の還流速度は宇宙服を着たままで宇宙飛行士が自分で調整できるようになっているため、暑すぎれば還流速度を速め、寒すぎれば遅くすることになる。われわれの代謝率、つまり消費カロリーは安静時では毎時六〇～九〇キロカロリーであるが、スペースシャトル時代の船外活動では毎時平均一九五キロカロリーを消費したという。ＬＣＶＧは毎時平均二五二キロカロリーの熱量を除去できるということなので、数値的には十分な能力をそなえているのだが、体の表面を冷たい水が流れるというこの方式、実際にヒトが着てみるとあまり気持ち良くない。宇宙服内部は気圧が低いので汗も蒸発しやすいはずであるが、冷却下着の表面をびっしりとチューブが這わされているため蒸発を妨げている。つまり汗ごと冷やしてしまうのである。汗が冷えたままの下着をつけて行う作業は快適とはいえない。加えて無重量環境では対流が起こらないため、温められた空気は上に、冷たくなった空気は下にといった地上ではごく自然な空気の移動がない。運動によって上昇した体温によって宇宙服内の空気は延々と熱くなっていく。当然、宇宙飛行士の吐き出した二酸化炭素もその場にとどまったままである。これは非常にまずい。窒息してしまう。そこでより冷たい空気を送り込んで快適性を上げるため、汗の蒸散を促すため、また窒息を予防するため、水だけでなく空気も還流させる必要がある。宇宙服内には頭部と両腕に向かって空気を送り込む冷却・換気ダクトが装着されている。

これで万全と思いきや、実際に運用してみるとさらに問題が生じてくる。宇宙服を着て作業していると、なるほど胸や背中といった「体幹部」は暑く、汗だくになるのだが、指先は凍りついた作業用ツールや人工衛星をつかむため非常に冷たいのである。宇宙空間では、月でも火星でも地上のように大気による熱の干渉がないため、日光の当たっているところと当たっていないところで寒暖の差が非常に激しい。日照部ではプラス一二〇度、日陰ではマイナス一二〇度になる。宇宙服は当然、全身を断熱材で覆っているので、周囲の温度が変わっても内部には伝わりにくい構造になっているが、指先だけは別である。できるだけ指先の感覚を保持できるように、そして、より器用に作業できるように、他の部位とちがって指先はポリキャップ一層でつくられている。したがって外部温度の影響を強く受けてしまうのである。日光を避けて仕事をするとなると、マイナス一二〇度に冷やされたツールや人工衛星をつかむことになる。これによって指先が冷やされるのみならず、蒸散しきれなかった汗が凍りつくのである。したがって体幹部は熱くムレムレなのだが指先はかじかんでいるという奇妙な状態になる。前記の冷却・換気ダクトは体の隅々まで冷却できるようにとの配慮から前腕まで装着できるようになっているのだが、宇宙飛行士は指先が冷たくなることを知っているので、そこまで延ばさず上腕までで止めている（図6・4）。さらに最近の宇宙服では電気で温める「ヒートパッド」を指先に取りつけ、体幹とは逆に指先は「温める」ことで快適に作業できるようにしている。

なかなか宇宙空間には出たり入ったりということができないので、一度出た際にまとめて長時間の作業をこなすことになる。一回の船外活動は六〜八時間程度とされている。この間、宇宙飛行士は宇宙服を着たまま作業することになる。動きにくい宇宙服を力づくで変形させながら行う作業で汗だくになる。脱水になっては困るので水分補給することになる。バックパックからペットボトルを取り出して、というわけにはいかないのでヘルメット内にストローが用意されている。ここから水分を吸い上げることになる。

問題は排泄である。勤務時間中に便意ということはあまりないにしても、尿意の方は我慢できなくなる可能性がある。ただし実際には尿意を催すことは少ない。八時間の長時間作業とはいえ緊張状態にあるため、それほど尿が生成されないのである。外科医が長時間立ちっぱなしの手術を行っても尿意を催さないのと同じことである。また宇宙飛行士は船外活動のみならず離陸、着陸などを含めて長時間同じ姿勢を維持したり作業を続けたりしなければならない状況が数多くある。したがって宇宙飛行士は普段からあまり水分をとらない。体をドライに保つように心がけている。それが身体にどういう影響を与えているかはさておき、できるだけトイレに行かなくてすむように心がけている。しかし行きたくなってしまったらしょうがない。地上であろうが、宇宙であろうが、船内であろうが、船外であろうが我慢できるものではない。

宇宙開発初期の宇宙服には、排泄のための対策がなかったらしい。仕方がないので宇宙服内で排尿したところ、ヘルメット内まで尿が浮き上がってきたという。事実であったかどうかはともかく、可能性はある。そうなると、臭う・臭わないとかいうレベルの話ではない。そこで男性器にカバーをかぶせ、その先にチューブをつないで採尿するシステムを取りつけた。現在も医療用、介護用に使用されている採尿器である。一九七八年以前は女性宇宙飛行士がいなかったので、このシステムは考案、実用化されやすかった。これで尿がヘルメットまで浮いてくることはないだろうと思われた。しかし、体の大きさがヒトそれぞれ違うのだから外性器の大きさも異なる。当初、外性器を覆うカバーのサイズは自己申告制だったらしい。哀しいかな、宇宙飛行士のような国民の代表となるほど人格のよくできた人々でさえ、なぜか大きめに申告してしまうらしい。結果、カバーがブカブカで効果的に尿を集めることができないことがあったらしい。そこで実際に男性器の大きさを担当係が計測することになった。映画『スペース・カウボーイ』(Space Cowboys 2000)にはこの様子が描かれている。

現在は「オムツ」が使用されている。ご存じのように現代のオムツは非常に高機能なので、そのまま排尿しても問題はない。お肌はサラサラである。以前、嫉妬に狂ったある美人女性宇宙飛行士のニュースを聞いたことがある。好意を寄せていた男性宇宙飛行士が他の女性と付き合っているのではないかと疑ったこの女性宇宙飛行士、なんと一五〇〇キロメートルの道のりをドライブして男性宇宙飛行士に会いに行った。その間トイレに行かなくてすむようにと、宇宙飛行とその訓練で覚えたようにオムツをはいて運転していたらしい。アメリカ国内でも日本でも遠方への車での移動はたいてい高速道路だから、平均時速一〇〇キロで走ったとすると一五時間。宇宙飛行士が身体をドライに、脱水気味に保っていたとしても二回程度はトイレに行く必要があるだろうか。車種は不明だが、一リットルあたり一〇キロメートル走るとして一五〇リットルのガソリンが必要となる。タンク容量が五〇リットル、満タンにしてスタートしたと仮定すると最低二回の給油が必要になる。ということは別にオムツしなくても給油時に用を足せばすむようにも思うが、そこまで思いつめていたということか。そんなところに有人宇宙飛行で培った知識と経験をつぎ込まなくてもと思うのだが、逆にそこまで思いつめていたときにさえ現れるほど、体にしみこんだ知識と経験であるということでもある。子供の頃に慣れ親しんだり、覚えこまされた知識ではない。たいていは大学を卒業し社会人として、各方面の専門家としてしての知識と経験を積み上げたあと中年の域にさしかかろうかという時期に宇宙飛行士に採用され、その後に得たものである。宇宙飛行士の訓練とはどれだけ厳しいものかと冗談抜きで思わされる。

## ✷足は飾りか？

地上の生物が海で生まれ、陸に上がり、そして宇宙へと重力の変化に適応して活動の場を広げる「進化」の過程において、足（脚）の発達は非常に重要な命題である。重力にしばられていては、生命の革新はありえないのである。

ここで、本節タイトルが投げかける疑問は大きく二つである。一つめは、宇宙空間で作業するのに足（脚）は必要かどうか。二つめは宇宙服に足（脚）は必要かどうか。

まず一つめ。月や火星といった重力のある環境でなく、宇宙ステーションのような無重量環境の宇宙空間で作業するのに、基本的に脚（以降、足、脚をふくめて「脚」と表す）は必要ない。クジラ、イルカを思い浮かべるとわかりやすい。彼らは哺乳類であり、脚の骨格をもつにもかかわらず二本に分かれた脚をもたない。水中では浮力がかかり、身体を重力に逆らって支える必要がなく、また移動のために脚が二本に分かれている必要もない。宇宙空間では元より重力がないか、あるいは非常に小さいため体を支える必要がない。重力のみならず空気抵抗すらないので、一度動き出したらもう止まれない。実際、宇宙飛行士は移動のためでなく、身体を固定するために脚を使っている。足先を宇宙船のレール状の構造物にひっかけて作業を行うのである。これがないと手で宇宙船を触っただけで宇宙空間へ放り出されてしまう。しかし固定のためだけなら二本に分かれている必要はない。宇宙空間で作業するのに脚は必要ないことになる。

では二つめの疑問。宇宙服に脚は必要か。移動、固定のために脚が必要ないのなら宇宙服の下半身が二本に分かれている必要はない。そもそもヒト型をしている意味がない。作業するためなら腕だけ出ている人魚型だとか、ボール型でマジックハンドだけ出ていればいいことになる。さらに言うなら、遠隔で遠くの病院にいる患者さんの手術ができる時代なのだから、ヒトがわざわざ危険を冒して空気もないような場所に出ていく必要なんてないのである。ロボットに行ってもらえばいい。こちらはリモコンで船内か地上でぬくぬくといっぱい空気を吸いながら操作していればいい。

ところが、ここに問題が生じる。ロボットを打ち上げるには、まずロボットをつくらなくてはいけない。多種多様なミッションに対応できれば理想的だが、おそらくは、それぞれのミッションに応じて何種類ものロボットをつくらなければならない。ロボットの指は器用に動き、リモコンの操作とロボットの指の動きに時間差があってはいけない。その大きさはヒトの指以下でなくては細かい作業はできない、また頻繁に宇宙船が飛ぶわけではない現代では、ロボットの大きさ・重さもヒトと同等かそれより小さくなくてはならない。大きな力を出すことは可能かもしれないが、高速で移動する各種人工衛星の回収、望遠鏡の修復など周囲の環境を判断して力のコントロールを行わなくてはならない。そしていかなるトラブルにも対処できなければならない。予定外のミッションが生じた場合。たとえば、宇宙船の一部から飛び出ている金属破片を取り除く、宇宙船損傷による気圧低下、空気漏れの補修などの船外活動が生じた場合の判断と運動の調節などは、機械でできそうなことではあるが、ヒトが目視して判断する速度、対応力にはかなわない。だからヒトが実際に宇宙に宇宙空間へ出ていく必要がある。

ヒトが出ていく以上、最も対応力が高まるのはヒトの形にフィットした服である。握力だけが必要であればグローブも親指以外の四本がくっついたミトン型のグローブで構わないし、体を固定するためだけなら脚はくっつけておいていい。しかし細かい作業を行うには五本指が最も効率がよいし、脚は二本に分かれていた方が身体のバランスをとるのに好都合である。さらに重力が存在する月や火星で作業するとなると話は変わってくる。月の重力は地上の六分の一なので、月面着陸時の映像を見ても移動にほとんど脚は必要としていないが、身体のバランスをとるために左右の脚は別々に動いている。また火星では重力が地上の三分の一にまで強くなるので歩くには脚が必要であるし、移動車を使用する場合にも脚が二本に分かれている方が好都合であると想像される。まず宇宙服ありきで移動車が設計されるわけではないであろうから、どんな形状の移動車であってもその乗り降り、操作には生まれてこのかた慣れ親しんでいる二本脚の方が場面に応じた対処がしやすい。身体に可能な限りフィットさせていない宇宙服で作業させて、国民の英雄たる宇宙飛行士にもしものことがあった場合、宇宙服をつくった人、つくらせた人、着せた人は重い責任を問われるだろう。

したがって将来、前述のような問題がすべて解決できたなら、宇宙服そのものの存在意義が薄れるであろうが、いまのところヒトが着る宇宙服は必要だし、宇宙服をつくるにあたっては二本脚である必要がある。

# ✷船外活動

予備呼吸を終え、冷却下着の上に船外活動用宇宙服を着こむと、いよいよ高度真空の宇宙空間、あるいは月面に出て行くことになる。

人類最初の船外活動は一九六五年、旧ソ連のアレクセイ・レオーノフ宇宙飛行士によって行われた。レオーノフ宇宙飛行士は、地球を一七周まわる間に、搭乗していたカプセル、ボスホート二号から外に出た。その後、カプセルから体を離し、いわゆる「宇宙遊泳」を行った。ここまではよかった。浮いているだけだから。そろそろカプセルに戻ろうと思ったとき困った。前述のように、宇宙服がパンパンに膨らんで動けないのである。カプセルに帰れない。そんなこと事前にわからなかったのかと思うが、動けないものしかたがない。旧ソ連製の宇宙服は約〇・四気圧に与圧している。彼は運動性を上げるため、これを約〇・二六気圧まで落とした。それでも動きづらい。しかしぼやぼやしている場合ではない。なんとか帰らないと命にかかわる。懸命に頑張った結果、カプセルに戻ることはできたが、汗だくで脱水症状も引き起こして疲労困憊していたという。わずか一二分間の出来事である。

アメリカで最初の船外活動は一九六五年、ジェミニ計画のなかでアメリカのエド・ホワイト宇宙飛行士が行った。このときの宇宙服は、戦闘機パイロット用のスーツを改良したもので腰がまっすぐ伸びなかったらしい。そこで、誰しも学生の頃に体育でやらされた「透明イス」という、イスのない状態でイスに腰かけたような姿勢を維持するという罰なのかトレーニングなのかよくわからない競争を船外活動候補の宇宙飛行士たちにやらせてみた。結果、ホワイト宇宙飛行士が一番長い時間耐えた。それだけが選抜理由ではないだろうが、彼は最初の船外活動を行う宇宙飛行士に選出されたという。なるほど写真（図6・6）を見ると、ホワイト宇宙飛行士の腰は曲がっているのだが、船外でも船内でも無重力状態では体のバランスをとろうとするとこういう姿勢になるので、真偽のほどは定かではない。ちなみに彼は一九六七年、アポロ一号の訓練中の火災事故で亡くなっている。

スペースシャトルが飛び始めた一九八〇年代初めに行われた主な船外活動は、軌道を外れた人工衛星の回収、修理、あるいは正しい軌道への再投入であった。動いている人工衛星の回収には通常ロボット・アームが使われるのだが、うまくいかないと結局、宇宙飛行士が外へ出て人力でやることになる。動いている人工衛星を回収するには、まず人工衛星がやって来る方向にスペースシャトルを移動させなければならない。これはシャトル内で操縦している「コマンダー」、「パイロット」たちが行う。人工衛星と並んで動くようにシャトルを動かした後、人工衛星を捕獲する。このときロボット・アームを使えば、全長一五メートルで伸縮可能なので作業ができる範囲はかなり広いといえるが、宇宙飛行士が手でつかもうとすると、せいぜいシャトルから二メートル程度でなければつかめない。衛星スレスレまでシャトルを近づけなければならない。広い広い宇宙空間を漂っている人工衛星にそこまで近づくの

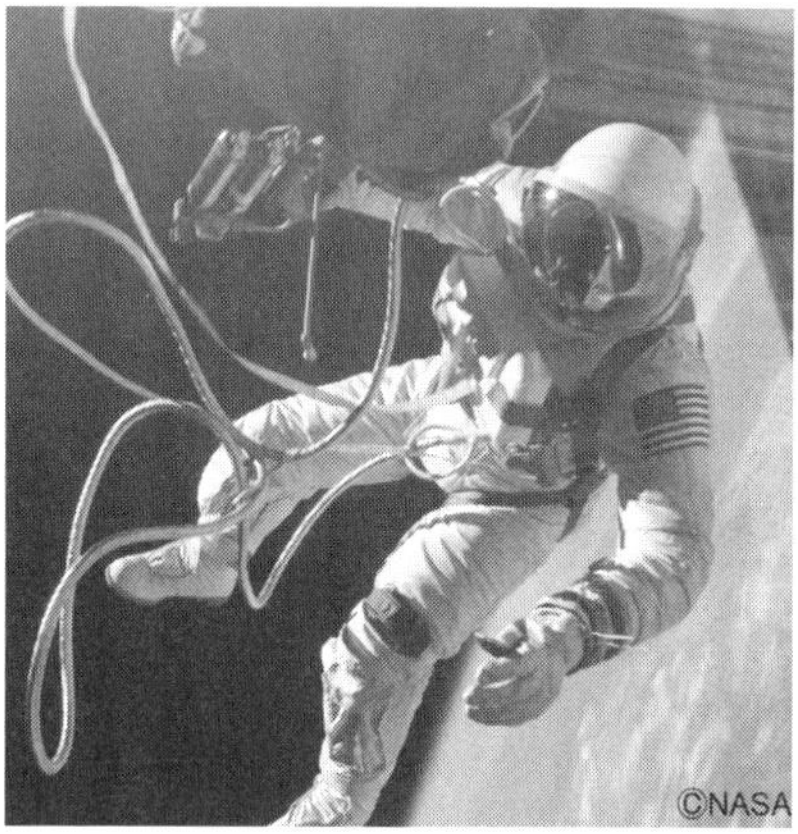

図6・6　ジェミニ４号でアメリカ初の船外活動を行うホワイト宇宙飛行士

もたいへんそうだが、実際に捕獲するのもたいへんである。宇宙飛行士二人でつかんでシャトルへ引き下ろすわけだが、なにせ動いているものだからつかみにくい。しかも二人のタイミングと力の強さ、つまり「息」が合わないと、つかんだ後、まっすぐ引き下ろすことができない。全世界をカバーする衛星通信を目指しているインテルサットという会社の人工衛星のひとつ、6F－3という人工衛星は一九九二年、タイタン3というロケットで打ち上げたのだが、軌道投入に失敗した。そこで、STS－49、四九回目のスペースシャトルミッションの間に捕獲、軌道投入を試みた。ところが二人の宇宙飛行士で二回の船外活動を行ったがうまくいかなかった。結局もう一人、船外活動を行う宇宙飛行士を増やして三人でようやく捕獲に成功、固体ロケットモーターをとりつけて軌道投入を行った。有人宇宙開発史上初の三人での船外活動であり、しかも八時間二九分という最長記録でもあった。

九〇年代には、人工衛星の捕獲に加えてハッブル望遠鏡の修理・メンテナンス、さらには宇宙ステーション建設が加わるなど、船外活動の目的も多様化するとともにその内容も複雑化していった。シャトルでのミッションは約二週間程度であるが、その間に一回の船外活動ではこなしきれなくなっていった。一九九三年のSTS‐61では実に五回もの船外活動を行っている。五日間、毎日船外活動を行ったのだが、同ミッションの宇宙飛行士は七名しか搭乗していない。そのうち二人は船長とパイロットで、シャトルの操縦が主な仕事である。残り五人のミッション・スペシャリストのうち四人がこれに参加したが、一日おきに船外へ出たため、四人中二人は一、三、五日目と三回もの船外活動を行わなければならなかった。スペースシャトル一回のミッションで五回の船外活動は初めてのことであった。

日本人で初めて船外活動を行ったのは、一九九七年、STS‐87の土井隆雄宇宙飛行士であった。このとき二回の船外活動を行っている。最初は衛星をつかんで回収するミッションであった。この日本人初の船外活動は予定されていたものではない。ミッション三日目、太陽観測を行うためのスパルタン２０１と呼ばれる衛星をスペースシャトルからロボット・アームを使って軌道投入する予定であったのだが、うまくいかなかった。スパルタンのコンピュータ上のトラブルをシャトル側でも地上のミッションコントロールセンターでも感知できていなかったため、投入二分三〇秒後に衛星が行うはずであった「つま先旋回」という動作が行われなかったのだ。ロボット・アームでもう一度つかもうとしたがうまくいかず、ひとまずシャトルは衛星を離れた。その二日後、再び衛星に近づき、土井宇宙飛行士を含む二名の宇宙飛行士が手づかみにして回収することになった。初めての船外活動で、しかも予定外の作業であったにもかかわらず、土井宇宙飛行士は無事にスパルタンをつかんでシャトル内に戻すことに成功した。このあと本来予定されていた、国際宇宙ステーション建設時に使用するクレーンの検証作業を行う予定であったが、スパルタンの回収にかなりの時間を要したため、すべてを終えることができず、あらためて行うことになった。結局、スパルタンは回収されただけで同ミッションでは再放出されなかった。その後、土井宇宙飛行士の二回目の船外活動で本来予定されていた活動が行われた。ＥＶＡクレーン先端への小型軌道上交換ユニット(Orbital Replacement unit：ＯＲＵ)の取りつけ、クレーン上での小型ＯＲＵの操作およびＯＲＵ専用固定装置への取りつけ等、こちらは問題なく終了した。この後、国際宇宙ステーションの建設が本格化した。

仮に今後、再び月面上で、あるいは火星で船外活動を行うとなると、最初にあげられる目的は、月・火星の土砂、岩石を持って帰るという地質調査ミッションであると思われていた。「いた」というのは、日本の「はやぶさ」がすでに他の天体に到達して、そこのサンプルを持って帰ってくるという偉業を成し遂げてしまったので、人間が危険を冒して取りに行く必要がないのではないかという雰囲気になってしまっているからである。これまで月にしても火星にしても調査船は行きっぱなしで、帰ってくることを想定していなかったので写真が送られてきただけであったが、重力を振り切って再び飛び立って帰ってくることができるのであれば、機械だけで行える。人間を送り、帰還させるためには人数分の重量を打ち上げなければならないうえ、離着陸時にかかる重力、宇宙船の加速度も「モノ」を運ぶだけのときと比較すると、できるだけ小さく抑えなくてはならない。したがって、より重いものをよりゆっくり打ち上げなければならないので多大なエネルギーを消費する。機械だけでミッションを行えるのであれば、宇宙服も食糧も必要ないため重量を極力抑えることができ、また加速度も打ち上げの効率を第一に考えることができる。これまで、宇宙服の基本的な部分はアポロ時代から変わっていない。しかしながら、少しでも改良した新しい宇宙服をつくった際には、地質調査が行えるかどうか検証するため、与圧した宇宙服を着こんで砂漠でツルハシを振るってみる、地面を掘ってみるというなんとも原始的な、しかして実用的なテストが行われていたのである。

## ✷これからの宇宙服

アメリカがスペースシャトルを引退させ、国際宇宙ステーション計画からも離脱し、再び月を目指すという。しかし景気が悪く、国民が日々の生活に不安を抱える状況ではなかなか新しい宇宙計画も進まないかもしれない。有人宇宙開発が進まなければ宇宙服の必要性も非常に少なくなってくる。

しかしそんな状況でも次世代宇宙服開発に関する公募がアメリカで行われた。これまでアメリカの宇宙服はハミルトン・サンドストランド社が独占していた。しかし次世代宇宙服開発の権利は、潜水服メーカーであるオーシャニアリング・インターナショナル社が勝ち取った。外部にはなかなかどのような宇宙服を考案しているのかが聞こえてこないが、あまり画期的な宇宙服を考案しているような気配はない。せっかく一から開発を行うのであれば、ここに述べたような問題点をクリアした宇宙服が期待される。

日本は有人ロケット開発の気配がまったくないため、アメリカ以上に次世代宇宙服の研究・開発は進みにくいかもしれない。しかしアメリカとともに有人宇宙開発を行うのであれば単に有人ロケットに乗せてもらうお客さんとしてではなく、積極的に参加する共同研究者として名を連ねたいところである。そのために、より良い宇宙服はひとつのツールになり得るかもしれない。あるいはヒトが着る宇宙服ではなく、日本人お得意のロボット技術を生かした、遠隔操作による船外活動を目指すのもひとつの開発目標かもしれない。いずれにしても宇宙開発が人工衛星打ち上げのみならず、その回収・修理から惑星探査といった船外活動へ広がっていくことで、モノつくり大国日本復活のひとつの柱になることを期待したい。

（注1） 沸騰：沸騰とは、温度が上がって液体の分子の運動≒蒸気圧が高くなり、この蒸気圧が周囲の気圧と等しくなって「液体が気体になること」である。血液の場合、血液中の液体、つまり「血漿」が気体になることである。周囲の気圧が低くても体内の圧は保たれるので沸騰にまでは至らない。しかし出血すれば真空状態では体温によって沸騰してしまう。あるいは、あっという間に冷やされて凍りつくことになる。潜水病の場合は血漿が気体になるのではない。

（注2） 皮膚呼吸：「呼吸」とは外気から酸素を体内に取り込み、二酸化炭素を放出することである。人間の皮膚は多少酸素を透過するようであるが、二酸化炭素を排出するわけでもなく、またその透過がなければ生きていけないわけでもない。どうやら、皮膚呼吸を行わなければ死に至るという説は『００７ゴールドフィンガー』（Goldfinger,1964,アメリカ）という映画において全身に金粉を塗られた女性が、皮膚呼吸ができなくなって死に至ったというエピソードによるところが大きいようである。ただし、皮膚は汗腺から水＝汗の蒸散によって体温を低下させる機能をもっている。金粉を塗ったり広範囲のやけどによって、この機能が損なわれると熱中症を引き起こす可能性はある。

# II部

# 宇宙飛行士の心理と行動

# 第7章 長期宇宙滞在とストレス

国際宇宙ステーション（International Space Station：ＩＳＳ）（図７・１）は二〇〇九年に建設がほぼ終了し、クルーの数も六人と倍増し、いよいよＩＳＳを利用した本格的な実験や観測を行う「利用フェーズ」に入っている。このフェーズでは各宇宙飛行士のＩＳＳ滞在は五～六カ月間と長期間に及ぶのが標準で、すでに日本の若田、野口、古川、星出、油井の五人の宇宙飛行士が長期滞在ミッションを完了しており、若田宇宙飛行士は二回目の長期ミッションで、船長（コマンダー）の大任も果たした。日本人宇宙飛行士の宇宙滞在日数は、アメリカ、ロシアに次いで第三位となっている。二〇一六年と一七年には、大西宇宙飛行士と金井宇宙飛行もすでにミッションが決まっており、地上での訓練に余念がない。

これまでの有人宇宙開発は、ロシア（旧ソ連）のサリュートやミール宇宙ステーション計画、およびアメリカのスカイラブ計画以外は、スペースシャトル計画に代表されるような二週間程度の短期ミッションであり、いわば宇宙への「短期出張」であった。短期出張の

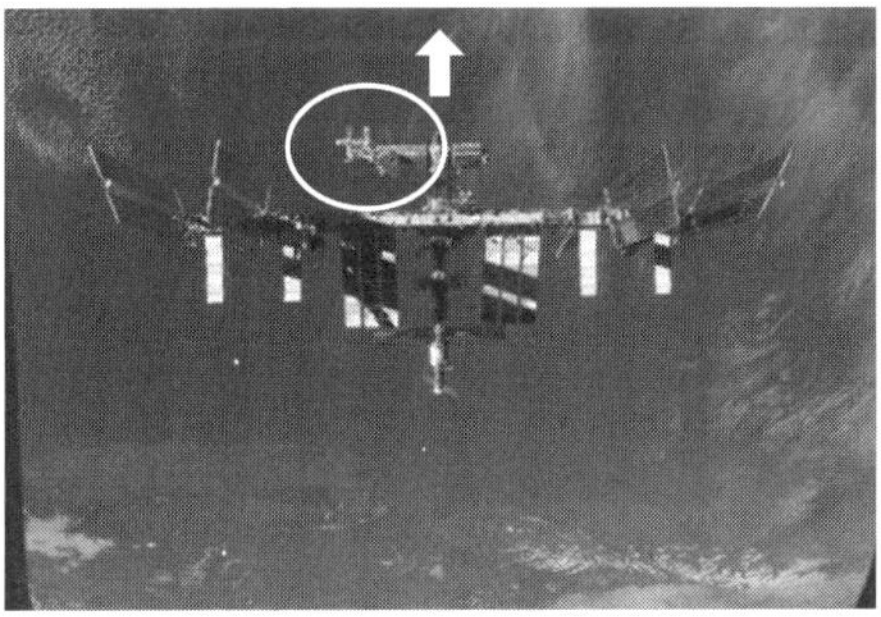

図７·１　国際宇宙ステーション（ISS）．進行方向（図中矢印）に向かって左舷先頭に日本実験棟「きぼう」（○で囲った部分）が組み込まれている（NASA提供）

場合はわれわれも経験があるように、あらかじめ周到な準備をして、いざ出張先では予定通りに仕事をこなすことに集中し、多少の寝不足・超過勤務でも頑張りがきき、その疲れは家に戻ってから取り戻すぐらいの気持ちである。しかし半年に及ぶ「長期出張」となるとそうはいかない。過剰なハイペースは途中で息切れを来し、長期間にわたる孤独で、単調な生活は、精神的な不調を引き起こすかもしれない。長期出張の場合は、適度な息抜きや余暇、住まいの快適性、留守家族との定期的な連絡など、仕事以外の側面にも配慮しなければならないことは、容易に想像されるだろう。長期宇宙滞在ミッションでは、鍛え抜かれた宇宙飛行士にも同様のことが起こるのである。

## ✸旧ソ連の宇宙ステーション時代

地上との交信手段も今日のようには確立されていない、旧ソ連のサリュートやミールの宇宙飛行士は、大きな精神心理的なストレスと戦いながらミッションを遂行したことが記録に残っている（Lebedev 1990）。現代のＩＳＳではインターネット電話を介して、宇宙飛行士が日常的に家族とプライベートな話ができるのに対し、サリュート時代の宇宙飛行士は、家族との短時間の無線交信は可能であった（プライバシーが確保できたかどうかは疑問）ものの、頻度や時間は限られ、雑音などにも妨げられ、満足のいくような状態ではなかった。昔の外国航路の船乗りが、寄港先で受け取る家族からの手紙を楽しみにしていたように、サリュート搭乗員への家族からの大きな贈り物は、たまに地上から届けられる物資の中に添えられた一方通行の手紙だったのである。

また今日のISSのように、クルーがきっちりとした予定表に従って、用意された多くの実験や観測を実施するのとは違い、「狭いステーションの中で、長期間サバイバルすること」が大きなミッションのひとつだった時代には、「単調さと退屈」が宇宙飛行士を苦しめたこともあったという。たった二人でサリュートに閉じ込められたような、長期滞在生活を送った宇宙飛行士が公表している日記には、時に「同僚宇宙飛行士の一挙手一投足が〝鼻について〟イライラした」とか、「自分たちがこうしている間にも、地上では人々が花を愛で、散歩を楽しみ、日光浴をしていることを思うと気持ちが滅入る」といった、隔離閉鎖状況にある人に特有の心理的特徴が描写されている（Lebedev 1990）。

ロシアはこのように旧ソ連時代から、宇宙での長期滞在経験を積む中で、astheniaと呼ばれる宇宙飛行士によく見られる心理状態を識別している。これは、疲労感、消耗感、身体的脆弱性、不眠、情緒不安、イライラ感、集中困難、認知機能の低下などを症状とする症候群で、長期ミッションの宇宙飛行士の六〇パーセントに認められるとしている。ニック・カナスN.Kanasらによれば、これは慢性疲労症候群に症状が似るが、この症候群を正しく理解するためには、ロシアの研究者との共同研究が必要であるとしている（N.Kanas and D.Manzey 2008）。

# ✳宇宙長期滞在に伴う心理的ストレス要因

## 物理的隔離閉鎖性

宇宙長期滞在では、宇宙飛行士は地上から遠く隔たった宇宙ステーション、あるいは宇宙基地の中に閉じこもって生活をし、たまに外に出られるにしても、そこは分厚い宇宙服に身を包んで、注意深く行動しなければならない危険な「宇宙空間」である。現在進行中のＩＳＳの内部空間は、ジャンボジェット機（ボーイング７４７型）一・五機分の広さがある（図３・８）が、その大部分は所せましと配置された実験装置などで占められており、六人の宇宙飛行士が生活に使える空間はごく狭く、プライバシー確保のために設置されている個室（図７・２）は電話ボックスを少し広くしたようなものである。南極越冬隊の居室や潜水艦の乗組員に与えられる居室と同様に、プライバシーはあまり保てない、狭い閉鎖空間であることには違いはない。

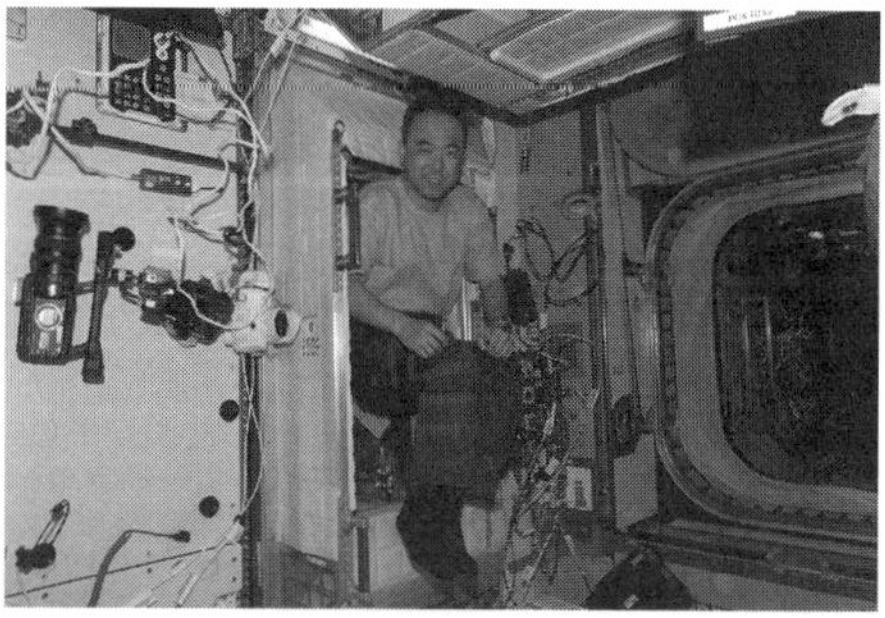

図７・２　自分の個室の前の古川宇宙飛行士（JAXA/NASA 提供）

## 異文化ストレス

ISSのクルー構成は、日本の南極越冬隊チームや、海上自衛隊の潜水艦と違い、「阿吽《あうん》の呼吸」まで察知する均質な日本人集団ではなく、育った文化背景、母国語、宗教、習慣などが多様な多国籍宇宙飛行士集団である。ちょっとしたコミュニケーションの齟齬《そご》が、誤解を生み、大きな人間関係のトラブルに発展する危険性が潜在するが、この「異文化性」は単に国民性の違いばかりでなく、それぞれの宇宙機関の発展してきた技術文化や、歴史的背景によるところもあり、複雑である。スペースシャトル（アメリカ）の宇宙飛行士が、宇宙ステーション・ミール（旧ソ連）に乗り込み、協力して様々なミッションを行うという「友好的」なシャトル・ミール・プログラムがかつて行われたが、「お客さん」扱いされた米国宇宙飛行士が、言葉の問題もあり、大きな孤独と精神的ストレスに曝されたことが、ノンフィクション「ドラゴンフライ」に描かれている（ブライアン・バロー 2000）。同様の異文化摩擦は、ミールに乗り込んだヨーロッパの宇宙飛行士たちも体験している。

米ロの二大宇宙大国の異文化性については、実は地上の支援チームのわれわれも、いくつか大きな違いを経験した。たとえば、NASAではマニュアルを重視し、しっかりしたマニュアルを作成して、それに沿った訓練を積めば、ベテランでも新人でも同じ成果をあげられると信じる「マニュアル文化」である。これに対し、ロシア宇宙庁では、経験深いベテランの教官に、厳しく教育を受け、仕込まれる「徒弟教育制度」が健在である。「徒弟文化」は一見古臭く感じるが、「マニュアル文化」ではマニュアルに書かれていないことには、途端に対処不能となるのに対し、「徒弟文化」では応用精神が受け継がれており、不測の事態にも何とか対処する柔軟性があるように、私見ながら感じている。

さらには、ＮＡＳＡはスペースシャトルという、大きな輸送力のある貨物便を頼りに、宇宙で故障した器材は現場で修理せずに、カセットごと交換するという方式をとっていたのに対し、ロシア宇宙庁はミール時代から、輸送力に制限があったため、故障は宇宙の現場で修理するという考え方により、いろいろな器材を共通の修理器具で直すことができるように設計されている利点がある。スペースシャトル・コロンビア号事故以来、二年間にわたりスペースシャトルによる補給が途絶えながらも、ＩＳＳを細々と運用継続ができたのは、このロシアの経験に頼るところが大きかったと言える。

ＩＳＳプログラムでは、異文化に対する理解や寛容性を、宇宙飛行士がＩＳＳ内で長期滞在するうえで、欠かせない資質と態度のひとつとして識別し、選抜や訓練の要件に取り入れている。

## 仕事上の負担

宇宙飛行士は、地上の多種類の研究者や技術者の代表として宇宙環境で仕事をしており、いわゆるマルチ・タスクをこなすことが要求され、仕事上の負担も大きい。地上の専門家の協力や指導を受けながら、時には天文学者、時には生命科学者、時には医者、そして時にはトイレの修理工であり、配管工をしなければならないのである。船外活動は宇宙ステーションの外に出てする作業であり、「宇宙遊泳」などとも言われて宇宙飛行士の仕事の「花」であるが、一番危険な作業でもあり緊張を強いられる。これに次いで緊張するのは、スペースシャトルやソユーズ、あるいはプログレスやこうのとりなどの、各宇宙機がＩＳＳにドッキングする時である。かつて宇宙ステーション・ミールにプログレス補給機が激突し、ステーション内の気圧が急速に低下（減圧）した事故があったが、高速で軌道上を移動する、二つの物体の接近とドッキングは、時に致命的な事故につながる危険性のあるイベントなのである。

## 身の危険に対する不安

有人宇宙開発の歴史はガガーリン少佐（旧ソ連）の初飛行以来、すでに五〇数年を経過しているといえども、いまだに宇宙機は飛行機に比べると遥かに〝危険な乗り物〟である。ＮＡＳＡもロシア宇宙庁も、これまでに相当数の宇宙飛行士を事故により失っており、現役の宇宙飛行士たちも自ら志願したとは言え、時に「危険な任務に就いていること」を意識せざるを得ない場面にも、少なからず遭遇する。ＮＡＳＡでは宇宙飛行ミッション前には、万が一の場合にそなえて組織や家族に対して、自己の意思を示す文書（遺書と言ったら語弊があろうか）を残すが、ＪＡＸＡ宇宙飛行士もその慣習に従っている。

自分がこれまで積極的に行ってきた任務が、ある瞬間「大変危険なもの」に思えて、恐怖感や不安が増強し、いろいろな心身の症状を起こすことを、航空宇宙医学では「飛行恐怖」と呼び、戦闘機パイロットなどに稀ならず認められるが、宇宙飛行士にも起こり得る。

きっかけとなる事象は、事故での同僚の死や、自らの間一髪の肝を冷やす体験が一般的であるが、結婚や子供の誕生など、自分の生活上のプラスの出来事をきっかけに飛行恐怖が始まることもある。独身時代は「命知らず」で、危険な任務も楽しんでできていたのが、家族ができ「守るべきもの」を意識した途端に怖くなるという心理的メカニズムである。ベテランの宇宙飛行士は「守るべきもの」が、家族であったり、同僚宇宙飛行士であったり、ミッションそのものであったりするため、その責任感による心理的プレッシャーも大きくなる。

## 生活リズムの困難

地上で太陽の出没に同期して、二四時間リズムで生活しているわれわれとは違い、ＩＳＳ搭乗宇宙飛行士は九〇分で地球を一周（したがって四五分ごとに夜昼が入れ替わる）する乗り物に乗っている。太陽光に頼って生活リズムを調整することは困難であり、ＩＳＳ内は照明も暗いため、そもそも光によって体内リズムを確立するのは難しい。したがって宇宙飛行士は人工の二四時間スケジュールで生活リズムを管理する他なく、良好な睡眠リズムを維持するのは、時に困難なことも少なくない。

普段クルーたちはグリニッジ標準時間に合わせて生活しているが、時に地上からの宇宙機の到着や船外活動のために、地上の宇宙センター（ＮＡＳＡジョンソン宇宙センターやロシアのツープ宇宙センター）の時間に合わせなければならなくなる。そのためには、これまでの睡眠時間帯を、何時間も前後にずらす（睡眠シフトと呼んでいる）必要がある。われわれが海外旅行の際に、いくつもの時間帯を飛び越えると、時差ボケのために睡眠に支障をきたすことがある。宇宙飛行士も、睡眠シフトをすると、新しい睡眠時間帯に慣れるのに、困難をきたすのである。宇宙飛行士の負担がないように、睡眠シフトは何日もかけてゆっくり行ったり（一日に二時間程度ずらしていくのが理想）、時には睡眠導入剤を利用したりしているが、睡眠の質の低下は体調不良や、仕事中の集中度の低下につながるので、健康管理上の重要な課題である。

## ストレス発散手段の乏しさ

地上で生活するわれわれであれば、仕事の後に散歩やスポーツをしたり、帰りに同僚と一杯ひっかけるとか、土日には家族と旅行をしたりドライブに出かけるなど、気晴らしやストレス発散の手段がたくさんある。それぞれの好みの手段で、上手に仕事上のストレスから心身を開放することができる。しかしISSに滞在する宇宙飛行士たちは、少なくとも約六カ月間は、お酒は飲めないし、入浴はできないし、ISSの閉鎖環境から一歩も出られない（船外活動では出られるが、さらに過酷な宇宙環境に突入するわけで、気晴らしにはならない）。前述した宇宙ステーション・サリュートのロシア人宇宙飛行士の日

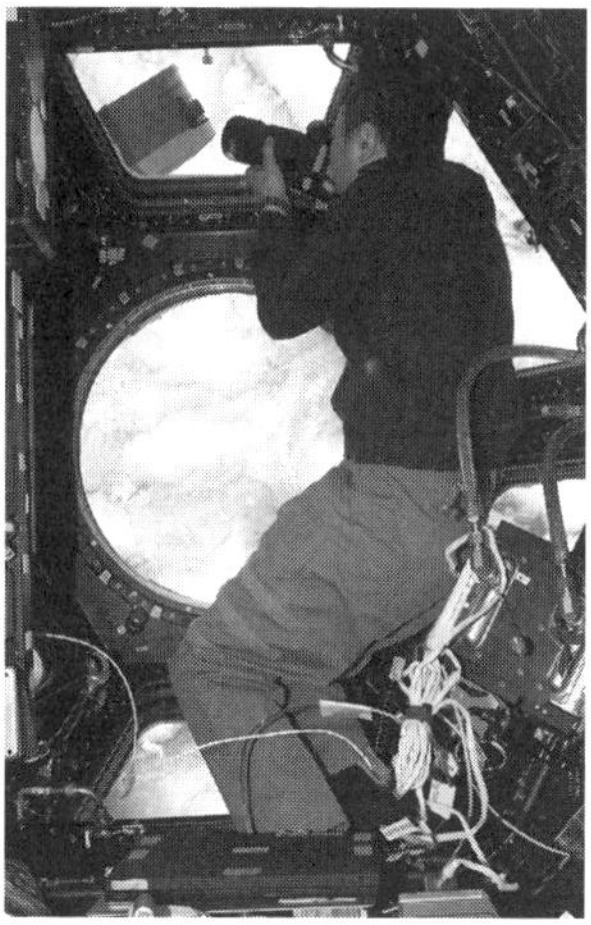

図7･3　キューポラから地球を撮影する古川宇宙飛行士（JAXA/NASA 提供）

記にあるように、「自分たちが宇宙船の中に閉じ込められているのに、地上では人々が花を愛で、散歩を楽しみ、日光浴をしている」(Lebedev 1990) ことに対する嫉妬心は、ストレス発散手段の乏しさによるものである。ＩＳＳの宇宙飛行士は、刻々と変わる地球の美しい姿を愛で（図7・3）、仲間との食事を楽しみ（図7・4）、余暇には音楽を聞いたり映画を見て、インターネット電話やメールで家族や友人との交信をするなど、少ない手段でストレスの発散に努めている。筋肉・骨量の維持のためにする運動も、運動好きの宇宙飛行士には、よい気晴らしになっているようである。

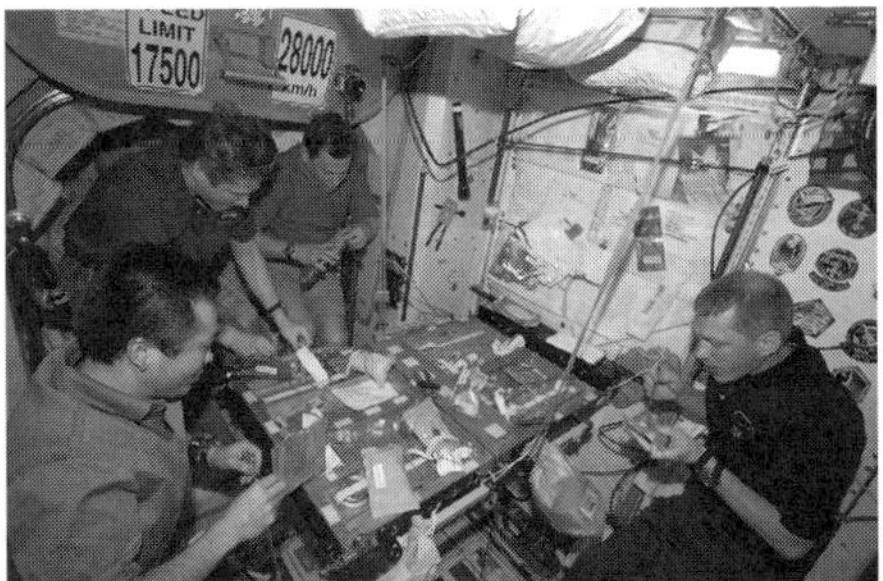

図7・4　仲間との食事を楽しむ若田宇宙飛行士．食事はISS内での数少ない楽しみのひとつでもある（JAXA/NASA提供）

## チーム内・外の人間関係

宇宙飛行士は元来、意欲、好奇心、向上心、責任感の旺盛な、個性の強い職業集団である。多くの者がリーダーにふさわしい資質をもっているが、ＩＳＳ長期滞在ミッションチームのように、最大六人の小集団では、誰もがリーダーでは「船頭多くして、船山に上がる」という事態を招きかねない。決められたリーダーの言うことに従い、必要なら対案を提示しつつ、これに協力・補佐するという心構え（フォロアーシップと呼ぶ）や、チームのために自己の欲求を抑える協調性が重要となる。

宇宙ステーションのような閉鎖環境では、距離の近い濃密な人間関係が、時に大きなストレスとなることがある（Lebedev 1990）。特定の個人と顔を合わせたり、口を利くことが疎ましく思えたり、集団で一人の宇宙飛行士をスケープゴート的に〝いじめ〟、しかもこのことを〝意識しない〟などということも起こり得る（Kanas and Manzey 2008）。

宇宙ミッションは、宇宙飛行士チームが独自に達成できるものではなく、地上の指揮・監督を受け、多くの支援チームの協力を受けなければならず、地上とのスムーズなコミュニケーションと、相互理解が不可欠である。このようなチーム内外との人間関係は、地上の多くの組織の活動でも共通に見られるものであるが、ＩＳＳという隔離閉鎖環境の中で、身の危険と多様な制約の中で仕事をする宇宙飛行士にとっては、時に人間関係自体が、大きなストレスとなることがある。

米国のスカイラブ宇宙ステーションの三カ月長期滞在ミッションの際に、宇宙ステーションで業務をする宇宙飛行士たち「we」と、地上の管制官たち「they」の間で、感情的な対立が強まったケースがあったことが報告されている（Belew 1977）。時に宇宙にいる自分たちが、地上の指揮・支援チームから疎外され、犠牲にされているように感じ、集団として「地上と対立する」などという事態が起こるのである。

宇宙船内の少数のクルー同士は、いわば運命共同体なので、なるべく仲良く、友好的な人間関係を維持しようという精神力動が働く。抑え込んでいた同僚宇宙飛行士に対する不満や怒りが、時に地上の支援担当者に向かい、不適切な怒りや暴言として表現されることがある。これは一種の「八つ当たり」で、置換現象（displacement）と呼ばれる（Kanas and Feddersen 1971）。

## 家族・友人からの分離

筆者も長年の単身赴任の経験があるが、仕事のためとはいえ家族や親しい者と、長期間にわたり離れて暮らすのは寂しく、味気ないものである。ＩＳＳ宇宙飛行士も、ある特定のミッションに任命されると、実際の飛行の二年程度前から世界の各宇宙センター（特にヒューストンとモスクワ）での訓練のために、家族を残して長期間の単身出張を繰り返し、仕上げに約六カ月間の「宇宙単身赴任」をすることになる。特に小さな子供をもつ宇宙飛行士の場合は、子供の教育や子育てに直接かかわることができないことが、時にストレスとなり得る。単身出張・赴任の間は、電話や電子メール等で家族や恋人とやり取りをするが、何か身内に重要なことが起きても、その場に立ち会えないことが不安やストレスになる。実際に飛行ミッション中に、肉親や友人が事故で亡くなったという事例も発生している。

## 連絡・通信手段の制限

今日のＩＳＳでは、アポロやミールの時代と比べて、格段に情報通信技術は進んでおり、大量のデータを宇宙と地上間で交換できたり、鮮明な画像（動画を含めて）も入手できるため、宇宙との距離感が随分と狭まったのは事実である。プライベートでもインターネットによるメールや電話が使えるため、宇宙飛行士の隔離感や孤独感は、随分改善されたはずである。筆者自身も、たとえば、若田宇宙飛行士のＩＳＳ滞在ミッション中に、筑波宇宙センターから、テレビ会議システム等を介して交信を行ったが、映像や音声が非常に明瞭で、ヒューストンの宇宙センターにいる若田宇宙飛行士と話しているような錯覚を起こすほどに、「宇宙の近さ」を身をもって体験した。

しかしそれでも、地上とＩＳＳ間では通信ができなくなる一定の時間帯があり、また通信状況や機材の故障により交信が障害されることも稀ならず起こる。もし重要な任務についての通信連絡ができなくなったり、重要なデータの交信が阻害されるようなことがあれば、大きなストレス要因となり得る。

## ✷来るべき月・火星探査時代のストレス

ＩＳＳは確かに宇宙空間に存在しているが、実はわずか地上約四〇〇キロメートルの軌道上を高速で周回しているにすぎない。四〇〇キロメートルというと東京と大阪間の直線距離ぐらいであり、古川宇宙飛行士のミッションを報道したＮＨＫ番組で使っていたように、ＩＳＳは「宇宙の渚」を散歩している程度なのかもしれない。しかしＩＳＳ計画後の目標として設定されている、月や火星への長期遠征となると、探査チームに加わるストレスの種類や質も、随分と違ってくると考えられる。探査チームは地球との交信にもタイムラグ（火星との交信では、往復で四四分もの遅れが生じる）や障害を生じやすく、地球からの指示や支援も限られるため、より独立性・自律性の高い探検隊の様相を呈することになるだろう（Kanas et al.

2010)。

地球からの隔絶感や疎外感がより強まり、チームとしての団結力やリーダーシップの質が問われ、隊員一人ひとりの自己管理能力（セルフ・マネジメント）や多機能性（マルチ・タスク）が要求されることになり、その分ストレスも大きくなる。冒険の要素もより強くなるため、大航海時代の船乗りを思わせるようなチャレンジ精神、勇気、状況判断力、決断力といった資質も、いま以上に重要視されるかもしれない。

## ✷宇宙飛行に関連する特殊な心理的ストレス状況

### 第3四半期現象

宇宙飛行に限らず隔離閉鎖環境（南極越冬隊や潜水艦乗り組み業務など）での長期間のミッションでは、ミッション期間の半分を過ぎたあたりから、意欲低下やホームシック、抑うつ気分などが見られる場合があることが報告されている。Bechtel & Berning（1991）は、このようなネガティブな現象が生じやすくなる時期にちなみ、「第3四半期現象」と呼んだ。長期間のストレス状況の持続による疲弊現象と考えられるが、任務や生活の単調さも影響していると思われる。チームリーダーや外部からの支援者は、このような心理状態の推移を考慮して、この時期の隊員の心理状況の把握に努め、気分転換になるようなイベントの企画や家族・友人との交信の機会を増やすなどの配慮が必要となる。

さらに、ミッション中の時期による心理状態の推移としては、初期には新しい環境や任務に対する不安や緊張、あるいは興奮状態が見られ（これらは中等度であれば、むしろ任務達成に効率的に作用する）、中期には中だるみ現象や第３四半期現象、終期には「早く任務を終えて帰りたい」という焦りや落ち着きのなさが見られると報告した研究があり興味深い。

## バーンアウト（燃え尽き）症候群

もともとは一九七〇年代にアメリカで、医療従事者が自己犠牲的に支援活動をしているうちに、心身の極度の疲弊から自己嫌悪、仕事嫌悪、感情・思いやりの喪失をきたす状態として報告された。宇宙開発でも初期の時代に長期滞在を行った宇宙飛行士に、極度の心身の疲弊から、宇宙飛行士としての職業の継続に疑問や自信喪失をきたした例が、非公式ながら伝わっているが、同様の心理状態であったと思われる。宇宙飛行という大きな目標に向かって、厳しい訓練と競争を勝ち抜いて、ようやく目標を果たしたが、実際のミッションは自分の思い描いていたものと違っており、宇宙での長期滞在は孤独で過酷であったとしたら、心身の消耗の末、すっかり心のエネルギーが枯渇してしまう場合もあることは想像に難くない。

## 人生観の転換

母なる地球を離れ、宇宙という特殊な環境に身を置いた体験の衝撃は、人によっては大変大きいものがある。稀ではあるが宇宙飛行士の中には、神に身近に接したような神秘体験を報告したり、飛行ミッション後に大きく人生観や世界観が変わり、宇宙飛行士を辞めて伝道活動を始めたり、有機農業に従事する者が過去に存在している。しかし大部分の宇宙飛行士は、プロフェッショナルとして現職にとどまり、次の飛行ミッションを目指して、再び訓練や日常業務に励むのが実態である。「宇宙は人生観を変えるか?」の疑問に対しては、月面に立ったアポロ宇宙飛行士の一人であるスチュアート・ルーサの言葉を引用したい。彼は深宇宙から地球を見た時の衝撃や、月の風景に対する感動は語ったが、「宇宙は誰も変えやしない。宇宙から持ち帰るものは、自分が宇宙に持ち込んだものだよ」と答えている（Chaikin 1999）

## ✷類似環境でのストレス研究

要員が長期間にわたり外部から隔離され、閉鎖環境の中で居住しながら仕事をするという点では、宇宙飛行士は南極越冬隊や潜水艦乗組員たちと、似た側面をもつ。特に南極では、各国が越冬基地を建設し、気象・天体観測や各種科学研究を一〇〇年以上にわたり実施しているが、隊員の精神心理的ストレスについても、多数の研究が行われ、成果が発表されている。宇宙飛行士の隔離閉鎖環境におけるストレスを理解するうえで、非常に参考になるため、南極基地での越冬隊員のストレスに関する研究成果をいくつか紹介する。

南極基地での越冬による隔離・閉鎖生活を送る隊員によく見られる（約六〇パーセント）特徴的な症状群として、越冬症候群（Winter-Over Syndrome）なるものが報告されている（Strange and Youngman 1971）。これは、抑うつ気分、いらいら（易刺激性）、敵意、睡眠障害、認知機能および記憶の低下、集中困難、ぼんやりとする（放心）、軽い催眠状態（Antarctic Stare と呼ばれる）などの症状からなる。これらの症状は、主に長期間の夜（南極では冬期間は太陽は上がらない）を隔離・閉鎖状態で過ごす精神心理的ストレスによるものと考えられていた。最近の研究（特に Antarctic Stare 現象）では、南極の寒冷環境では、体温を保つために甲状腺ホルモンのＴ３が過剰に消費され、血中Ｔ３が低下するために起こる身体要因の関与も指摘され、極地Ｔ３症候群 Polar T3 Syndrome と呼ばれる症状群もオーバーラップするとの見方が有力である（Palinkas 2002）。越冬症候群は、ロシアが長期滞在宇宙飛行士に見られるという Asthenia の症状とも類似しており、興味深く、今後のさらなる研究が期待される。

第３四半期症候群（the Third-quarter phenomenon）は、南極基地の越冬隊員に認められた、ミッション後半の気分の低調について名づけられた現象である（Bechtel and Berning 1991）。気分の低調はミッションの期間の長さに関係なく、期間を四つに区切った場合、ミッションの後半に差し掛かる第３四半期に認められることから、研究者の注目を集めた。

Gunderson (1973) は、南極基地での長期ミッション隊員の観察から、適応のフェーズは三期に分けられるとしている。初期は、新しい環境適応への「不安」が表面化する時期で、中期は抑うつ気分と、敵意の抑圧（あからさまな他人への攻撃はしない）に特徴づけられる。終期には、〝先取り〟や、〝見込み〟で行動する傾向が認められ、敵意もオープンに表現され、職業上の良識や抑うつ気分はむしろ抑制されるという。中期に抑うつ気分が認められるという点では、第3四半期症候群に通じるものがある。

集団の中での人間関係のあり方（精神的ダイナミズム）に注目した研究なども行われ、派閥的なサブグループが多数できた越冬隊よりも、大きな核サブグループを中心に、少数の周辺サブグループ（どうしても周辺サブグループや孤立する人はできる）ができるという、全体として求心力のある構造の越冬隊の方が、前記の越冬症候群の発生が少なかったと報告されている（Palikas 2002）。宇宙ステーションや宇宙基地における、クルーの人間関係を良好に維持するための、対策を考えるうえで示唆深い。日本でも南極地域観測隊の派遣は長年続けられており、越冬隊員の心身の健康に関する研究も行われている。第三〇次越冬隊員の心身両面の推移・変化を各種心理テストや、血中コルチゾール、ホルター心電図などで評価した研究では、全期間を通じて心身の愁訴が見られ、越冬中期では特に、積極性の低下やうつ傾向が認められたと報告している（高見ら 1991）。

# 第８章　宇宙飛行士候補者の選抜における精神心理評価

宇宙という過酷な環境で、複雑多岐に渡るミッションを遂行する宇宙飛行士は、優れた技能や強靭な体力に加えて、精神的な強靭さや、安定性も求められる。そのため、各宇宙機関は宇宙飛行士候補者の選抜にあたっては、厳密な技能・資質評価や身体検査に加えて、精神心理専門家による複数の面接や、各種心理検査による精神心理評価を行っている。ＪＡＸＡ（旧ＮＡＳＤＡ）は一九八五年に、初めて三人の宇宙飛行士を選抜して以来、数回にわたり宇宙飛行士候補者の選抜を行ってきた。

その間にＪＡＸＡ宇宙飛行士の役割やステータスも、スペースシャトルのペイロード・スペシャリスト（搭乗科学者：シャトルの運航や基本装置の運用にはかかわらず、もっぱら科学実験を担当する）から、ミッション・スペシャリスト（運用技術者：スペースシャトルの運用全般を担当し、ロボットアーム操作などのシステム運用や、船外活動、パイロットの補佐などを行う）へ、そして国際宇宙ステーション（International Space Station：ＩＳＳ）では、他の宇宙機関の宇宙飛行士と同等のステータス、さらには若田宇宙飛行士が任命されたコマンダー（船長）へと変化・向上してきている。

このような状況の中で、宇宙飛行士候補者の選抜の手法や、内容も少しずつ変わり、特に一九九八年の選抜以降、ＩＳＳでの約六カ月間の長期滞在ミッションを視野に入れて、精神心理面の資質評価にも重点が置かれている。

## ✷長期滞在ミッションに必要とされる精神心理的要素

ＩＳＳでの長期滞在ミッションは、二〇〇〇年一〇月から三人体制で始まり、途中二〇〇三年二月のスペースシャトル・コロンビア号の事故により二人体制に減じられたこともあったが、二〇〇九年五月からは六人体制に移行し、現在（二〇一六年三月）は第四六次長期滞在ミッションが行われている。二〇一六年三月二日、ＩＳＳで初めて約一年間の長期ミッションを完了したスコット・ケリー（アメリカ）とミカエル・コニエンコ（ロシア）両宇宙飛行士が無事カザフスタンの草原に着陸した。ＩＳＳでの一〇年以上に及ぶ長期滞在経験により、ミッションに必要な宇宙飛行士の資質の精神心理的側面についても認識が進んだ。現在では、自己管理、コミュニケーション、異文化適応、チームワーク、リーダーシップ、チーム不協和対応、状況認識、意思決定と問題解決の八要素（表８・１）が、重要視されるに至っている。ＩＳＳ参加の各宇宙機関は、この共通の認識のもとに、新しい宇宙飛行士候補者の選抜を行うようになっている。

表８・１　ISS 宇宙飛行士に必要な精神心理的資質

| 項目 | 必要な要求 |
|---|---|
| 自己管理 | 正確に自己イメージを把握できること。ストレスに適切に対処できること。自分のことは自分でできること。効率的に行動できること。 |
| コミュニケーション | 時、場所、相手によって適切なコミュニケーション手段を選択できること。相手が理解していることを確実に確認できること。 |
| 異文化適応 | 他国、他組織、他業種の人に対して尊敬の念を持って行動できること。他国、他組織、他業種の文化を理解できること。文化が異なる人に対して意思疎通を図れる言語力があること。異文化環境で働く覚悟を持てること。 |
| チームワーク | チーム活動に積極的に参加できること。適切な人間関係を構築できること。集団行動ができること。部下としてリーダーを支援できること。 |
| リーダーシップ | リーダーの責務を果たせること。部下の能力を引き出せること。チーム内の作業負担を適切に管理できること。 |
| チーム不協和対応 | チーム内の争いごとを未然に防げること。チーム内の争いごとを解決できること。 |
| 状況認識 | 自分のおかれている状況を適切に認識できること。状況認識に必要な情報を収集・分析できること。 |
| 意思決定と問題解決 | 問題解決を適切にできること。問題解決に必要な意思決定ができること。意思決定してことを適切に実施できること。 |

出典：「ISS 長期滞在に備えた訓練の概要と評価」（JAXA 山口）より

## ✷最近のＪＡＸＡの宇宙飛行士候補者選抜における精神心理評価

ＪＡＸＡでは二〇〇八年に、一〇年ぶりに宇宙飛行士候補者選抜が行われた。これはＩＳＳの全運用期間を通して、日本人宇宙飛行士の搭乗機会を、突然の事故・疾病等のために失わないように、十分な余裕をもって宇宙飛行士数を確保しておくためである。募集数最大三名に対して、九六三名の応募者があり、ＪＡＸＡは一年間かけて、一次から三次までの三段階の試験・評価課程を経て、最終的に三名の優秀な候補者を選抜した。

一次試験では、三種類の心理テストを実施し、また精神神経疾患の既往について評価した。二次試験では、複数の精神科医グループと、複数の心理専門家グループによる集団面接を実施したが、評価者間の評価の標準化を図るために、あらかじめ質問内容を標準化した半構造化面接（ある程度決まった質問を毎回繰返し聞くスタイル）の手法を用いた。最終候補者の一〇名に対する三次試験では、五名の精神科専門医グループと候補者一名による五対一の非構造化面接、二名の心理専門家と候補者一名による、二対一の面接等を複数回行った。三次試験では、それまでの短時間の面接では把握できなかった、詳しい生育歴、両親との関係、対人関係、職場での行動パターン、家庭内環境、モチベーション、ストレス対応や危機管理の心構えなど、広範囲にわたる質疑応答により、候補者のパーソナリティや対人関係における行動の特徴を明らかにし、評価を行った。一般的に言うと、精神科医グループは、候補者に病的傾向がないかどうかを確認（セレクト・アウト）し、心理専門家グループは、候補者の対人関係上の特徴を明らかにしようと試みた。

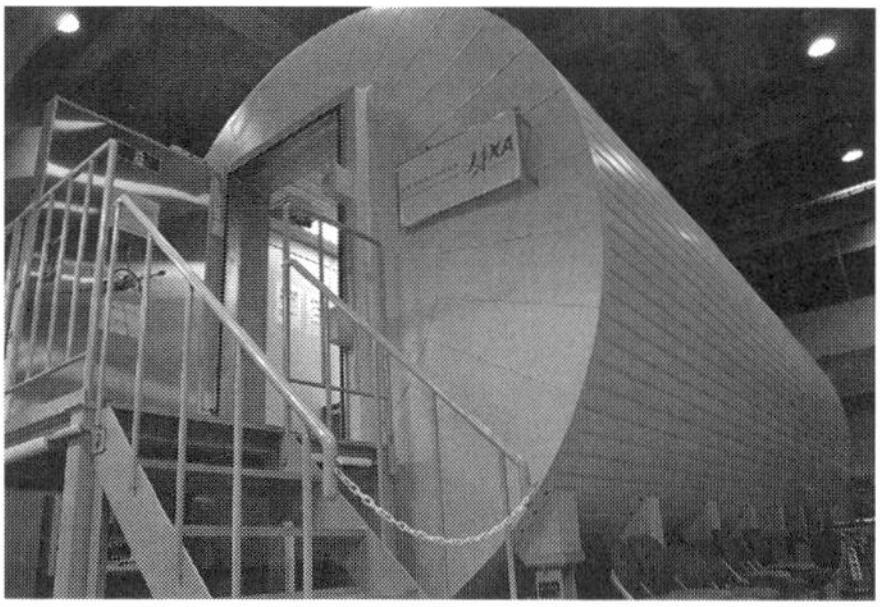

図8・1　JAXA 筑波宇宙センター内の閉鎖環境適応訓練設備（JAXA 提供）

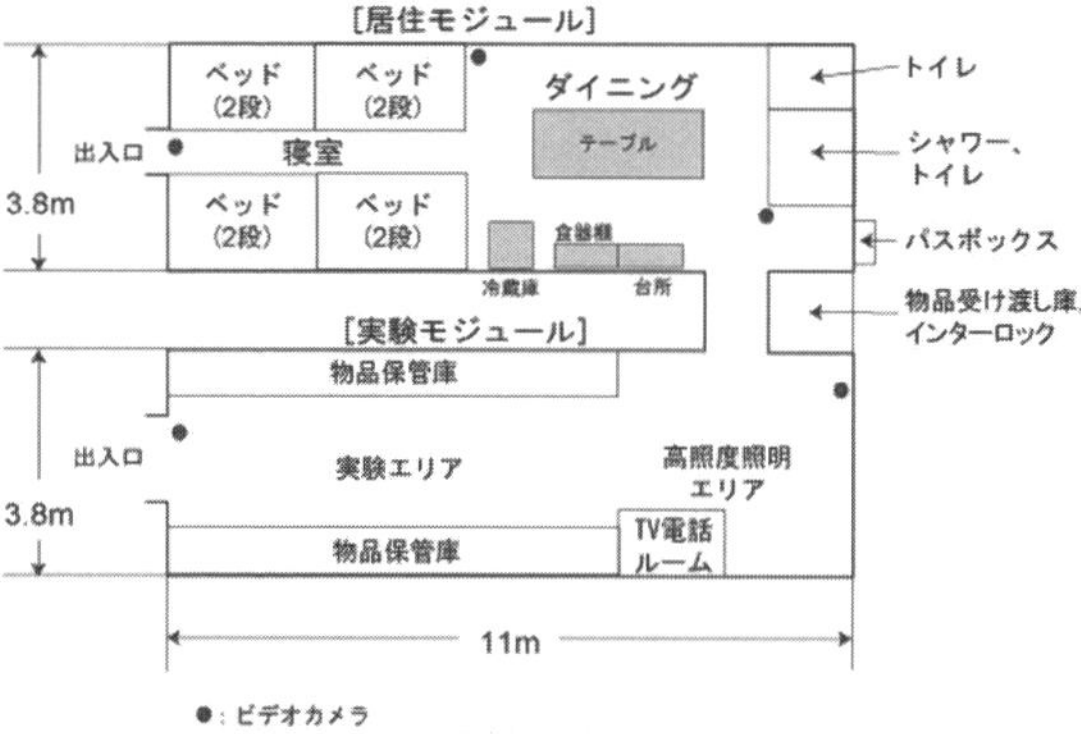


図8・2　閉鎖環境適応訓練設備の見取り図．通常8名の人員が居住できる（JAXA 提供）

## ✷隔離閉鎖設備を用いた精神心理評価

ＪＡＸＡの筑波宇宙センターには、一九九六年から閉鎖環境適応訓練設備（以下、閉鎖設備）と呼ばれる閉鎖チャンバーが設置されている（図8・1）。これはＩＳＳに組み込まれている日本実験棟「きぼう」を模擬した「実験モジュール」と、簡易ベッド、食堂、シャワー、トイレが設置されている「居住モジュール」から構成されており、通常八名の人員が長期滞在生活と、各種作業を模擬できるようになっている（図8・2）。

宇宙飛行士候補者選抜の三次試験では、最終候補者一〇名をこの閉鎖設備に七日間にわたり隔離閉鎖し、共同生活を行わせながら、各種課題を与えるとともに、その行動や人間関係の結び方を観察し、評価した。図8・3に試験中の日課を示すが、候補者に多くの課題を与え、相当に忙しくし、精神的プレッシャーとストレスを強くするように工夫されている。日課には示されていないが、ISSでも時々起こる不測の事態や、緊急事態（機材の故障やスケジュールの変更）への対処能力を評価するために、そのようなシナリオも盛り込んだ。

評価にあたっては、課題作業（個人作業、およびグループ作業）の出来栄えを技能面から評価する資質評価グループに加えて、共同生活における精神心理面の特徴を評価する精神心理評価グループの二つのグループが設けられた。この項では、精神心理評価について述べるが、ストレス下での情緒の安定性、集団生活内での行動パターン（リーダーシップ、フォロアーシップ、チームワーク、葛藤《かっとう》処理など）などが評価され、特異行動（イライラ、怒り、けんかなど）や特異症状（頭痛、腹痛、食欲低下などの身体化症状）の発現がないかどうかの観察が行われた。また、ISSで行われている通信を介しての遠隔面談を模擬して、隔離閉鎖期間中も定期的に、テレビ会議システムによる遠隔面談を心理専門家が担当し、精神心理評価の参考とした。

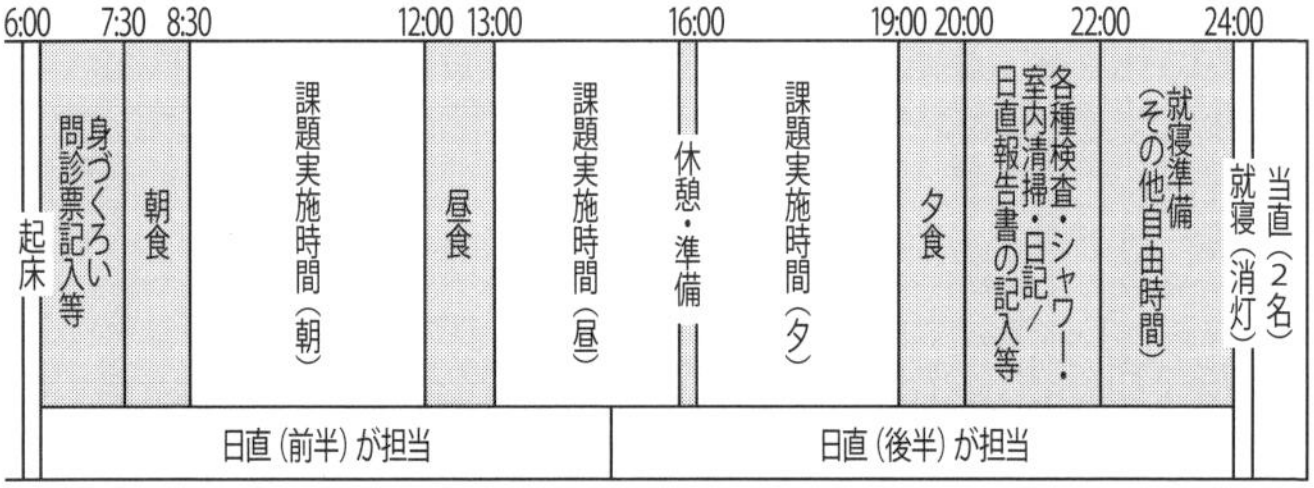


図8・3　閉鎖設備を利用した試験・評価中の日課（JAXA 提供）

## ✷他の宇宙機関の選抜

ＩＳＳプログラムに参加している、他の宇宙機関の選抜方法の詳細はわからないが、各宇宙機関とも長期滞在ミッションにおける、精神心理的側面の重要性を認識し始めており、評価要素に加えている。ＪＡＸＡのような閉鎖設備を利用した選抜は行ってはいないが、精神心理専門家による詳細な評価が行われているのは確かである。

またＩＳＳ多数者間医学運用パネルの精神心理分科会で、長期滞在ミッションに必要な精神心理的要件（表8・1）を定めたように、宇宙飛行士の評価基準を国際的に標準化しようとする傾向にある。

### コラム 18

**宇宙飛行士のサラリーは？**

これは一般の方からよく聞かれる質問のひとつである。宇宙飛行士はトップアスリートや芸能人並みに著名な存在ではあるが、通常は公的な宇宙開発機関の職員である。JAXA 宇宙飛行士の立場は準公務員で、NASA 宇宙飛行士は公務員である。したがって給与体系は一般の公的機関の職員と、基本的に変わるものではない。ただし、宇宙飛行士の業務を適切に遂行するためには、高度な専門性と能力を必要とし、地上の訓練も含めて特殊な環境で、ストレスの多い業務をこなさなければならないため、「宇宙飛行士手当」という加算がなされる。この加算割合は、フライトの決まっていない宇宙飛行士と、次期フライトに任命され、その業務内容に即した厳しい訓練（インクリメント固有訓練）を受けている宇宙飛行士では違ってくる。パイロットにも「飛行手当」という加算分が設けられ、一般職員より高い給与水準が保たれているが、それと同様である。宇宙飛行士になれば「お金持ち」になれるわけではないが、それ以上の「やりがい」や「達成感」、「国民からの称賛や支持」という「ご褒美《ほうび》」が得られるのである。

# 第9章 宇宙飛行士の訓練における精神心理的側面

## ✷長期滞在ミッションのクルーに求められる資質

宇宙飛行士の選抜においては、精神心理的適性が重視され、各種心理検査や複数の専門家による面接が行われる。しかし国際宇宙ステーション（International Space Station：ＩＳＳ）での長期滞在が本格化するまでは、採用後には精神心理分野に関連した教育や訓練は、あまり行われてこなかった。宇宙飛行士候補者対象の基礎訓練時に、精神心理的側面（ミッション中の心理的ストレスや、人間関係上の心理的葛藤《かっとう》など）に関して、数時間の授業が行われる程度であった。

宇宙ミッションの主体が、数週間の短期飛行から、約六カ月間の長期滞在に移行し、将来的には月や火星への有人惑星探査も、視野に入り始めた今日では、ミッション中の精神心理的ストレスが大きな課題のひとつとなっている。この課題への対策として、選抜時の精神心理的評価に加え、長期滞在ミッションに対する、宇宙飛行士の心の態勢や適応力を強化するために、地上訓練における精神心理的側面が重要視され始めている。

以上の状況から、ＩＳＳプログラムでは、長期滞在ミッションに参加する宇宙飛行士に必要とされる精神心理的資質として、自己管理、コミュニケーション、異文化適応、チームワーク、リーダーシップ、チーム不協和対応、状況認識、意思決定と問題解決の八要素を識別している（表8・1）。地上訓練において、これらの側面をしっかり評価し、また養成・強化した後に、一定基準をクリアできた宇宙飛行士のみを、長期滞在ミッションに当てるようにしているのである。

## ✷宇宙飛行士候補者訓練コースにおける精神心理教育

ＮＡＳＡが常設している候補者訓練コース（宇宙飛行士として認定される前の約二年間の基礎訓練コースで、日本人宇宙飛行士候補者もこのコースに委託し、訓練している）では、最近は総計八六・五時間を精神心理関連の教育と訓練に割り当てている（出典：ＮＡＳＡ・ＡＳＣＡＮカリキュラム）。宇宙環境における精神心理的側面や認知機能に関する概説、ストレスとその管理方法、人間関係の緊張・葛藤とその管理方法、異文化への対応（最近の有人宇宙開発は中国を除き、文化背景の違う複数の国の宇宙飛行士の小集団によって行われるのが通常となっている）、クルー・リソース・マネジメント（その集団が任務遂行のために、自分たちの能力と資源を有効に活用する方法）などのテーマについて、教育とグループ作業を行う。またすでに宇宙飛行を経験したベテラン飛行士から、実際の体験談を聞いたり、精神心理支援を行っているフライトサージャンや支援担当者から、概要説明を聞く機会も設けられている。このコースの総時間の半分は、野外（山岳、湖水、海上、あるいは海底を利用）でのリーダーシップ訓練（詳細は後述）に費やされる。

## ✷精神心理的側面に焦点を当てた各種訓練

長期滞在ミッションに参加予定の宇宙飛行士には、野外の自然環境を用いたリーダーシップ訓練に定評のある、米国の野外リーダーシップ学校（National Outdoor Leadership School：NOLS）のプログラムに参加させたり、フロリダ沖海底二〇メートルに設置した「アクエリアス」と呼ばれる海底居住施設で、共同生活を送りながら、海底でのシミュレーション訓練を行う、極限環境ミッション訓練（NASA Extreme Environment Mission Operations：NEEMO）に参加させている。いずれも、既述の「長期滞在ミッションのクルーに求められる」精神心理的八要素の評価と強化のためである。

NOLSは米国に本部を置く非営利野外訓練組織で、登山、ロッククライミング、カヤック、カヌー、スキー、乗馬、ヨット、洞窟探検など、野外での多数の活動を通して、環境倫理、技術、安全と判断、リーダーシップ等について学ばせるプログラムをもつ。一九六五年に創設以来、活動を広げ、現在世界の五大陸に各種訓練コースを持っている。NASAおよびISSプログラムでは、宇宙飛行士のリーダーシップ、フォロアーシップ、チームワーク、自己管理能力の評価や訓練のために、山岳縦走訓練やシーカヤックのプログラムに参加させている。日本人宇宙飛行士も、初めての長期滞在を果たした若田宇宙飛行士をはじめ、多くの宇宙飛行士が参加している。シーカヤック訓練（図９・１）では、前記の精神心理的側面の訓練の他、安全な移動のためのルート選定、天候の把握と予測、緊急時の対応計画の作成など、状況把握や決断、安全への配慮など、宇宙ミッションにも共通の能力の評価や強化が行える。

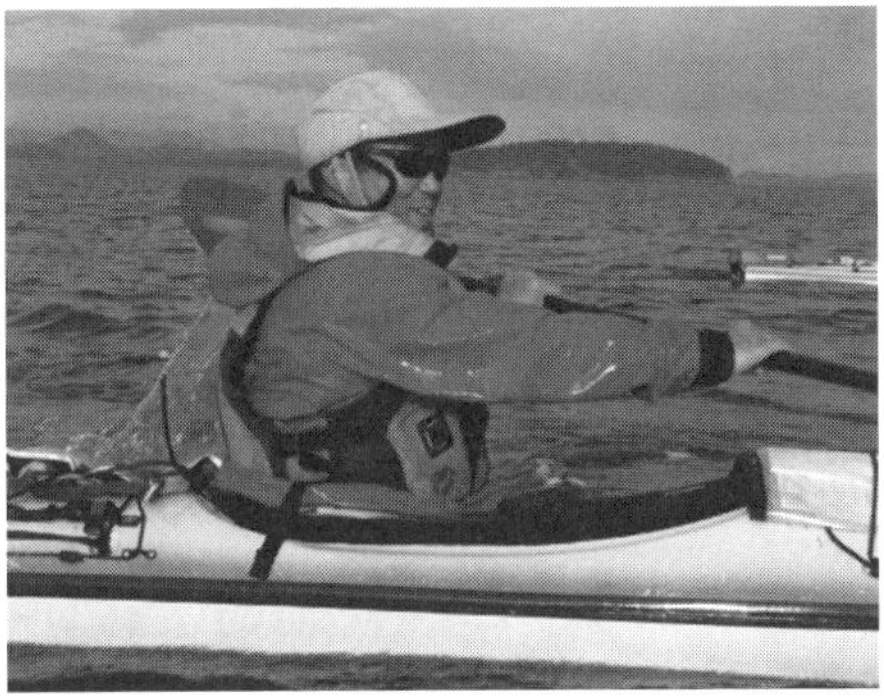

図９・１　NOLS 訓練にてシーカヤックを漕ぐ、若田宇宙飛行士（JAXA/NASA 提供）

ＮＥＥＭＯは、米国フロリダ州キー・ラーゴ沖の海底二〇メートルに設置した、米国海洋大気局（：略称ＮＯＡＡ）の海底研究室「アクエリアス」を利用して行う訓練である（図９・２）。ＮＡＳＡおよびＩＳＳ参加宇宙機関の宇宙飛行士たちが、四〜五人のチームで約一〇日間程度、海底居住を行いながら訓練を行う。「アクエリアス」をＩＳＳに見立てて、ＮＡＳＡジョンソン・宇宙センターと交信しながら、ミッションを行う。海底の居住施設からは簡単には脱出できないため、隔離閉鎖環境での居住訓練ができ、また海底ではアクアラングを付けて、惑星探査作業のシミュレーション等を行う。ＩＳＳでの長期滞在には欠かせない精神心理的要素である、リーダーシップ、フォロアーシップ、チームワーク、自己管理、異文化交流についての評価や強化訓練ができる。

その他、カナダやロシアの寒冷地の冬のフィールドを用いたサバイバル訓練（図９・３）や、イタリア・サルディニア島の洞窟を用いた探検訓練（図９・４）なども、極限環境でのリーダーシップやチームワークを養成する訓練として、ＩＳＳプログラムに取り込まれている。

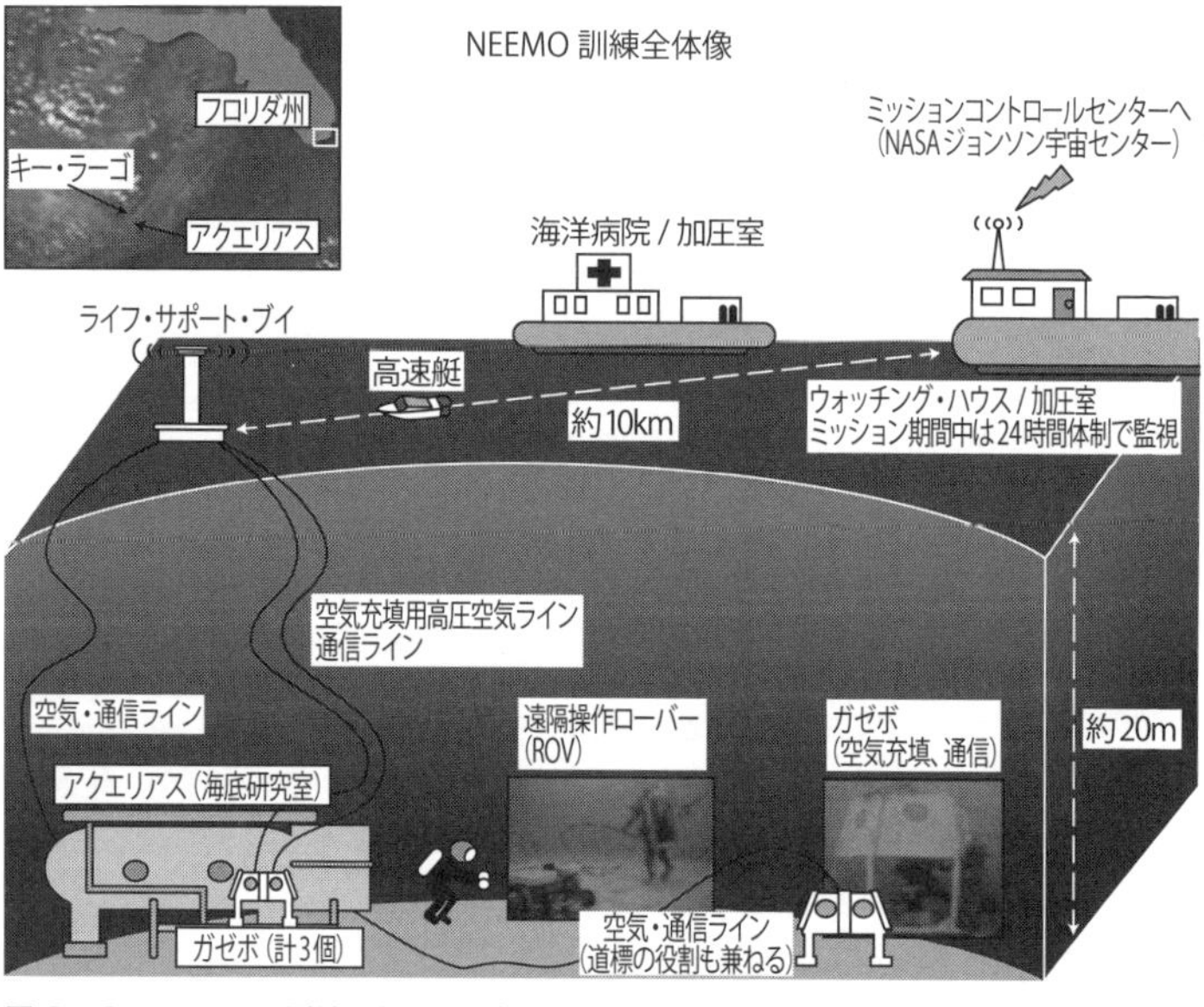


図９・２　NEEMO 訓練の概要図（海底 20m のアクエリアスに居住して、時々海底に出て作業を行う

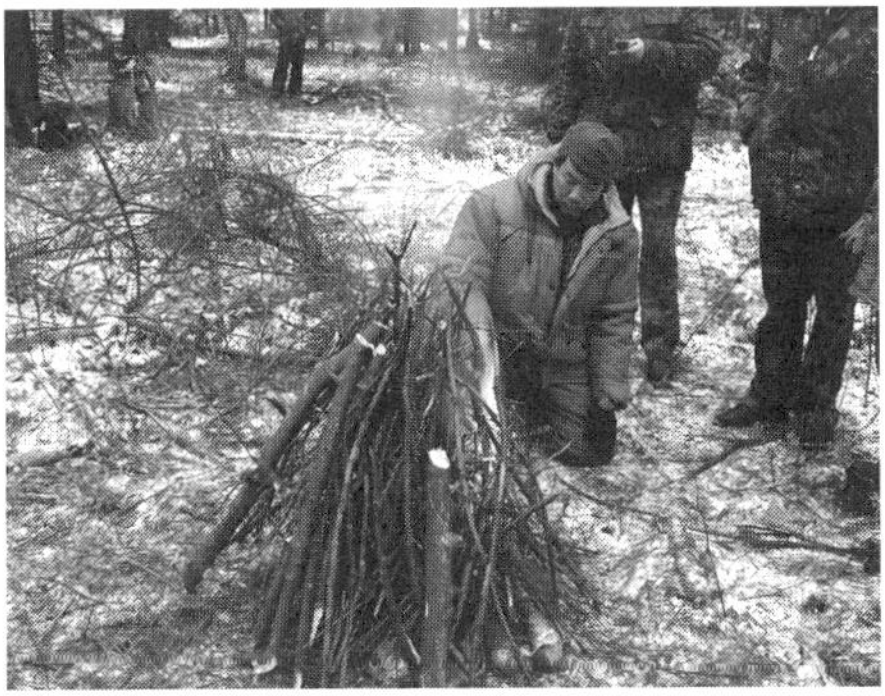

図９・３　モスクワ郊外での冬季サバイバル訓練で火をたく野口宇宙飛行士（JAXA/NASA 提供）

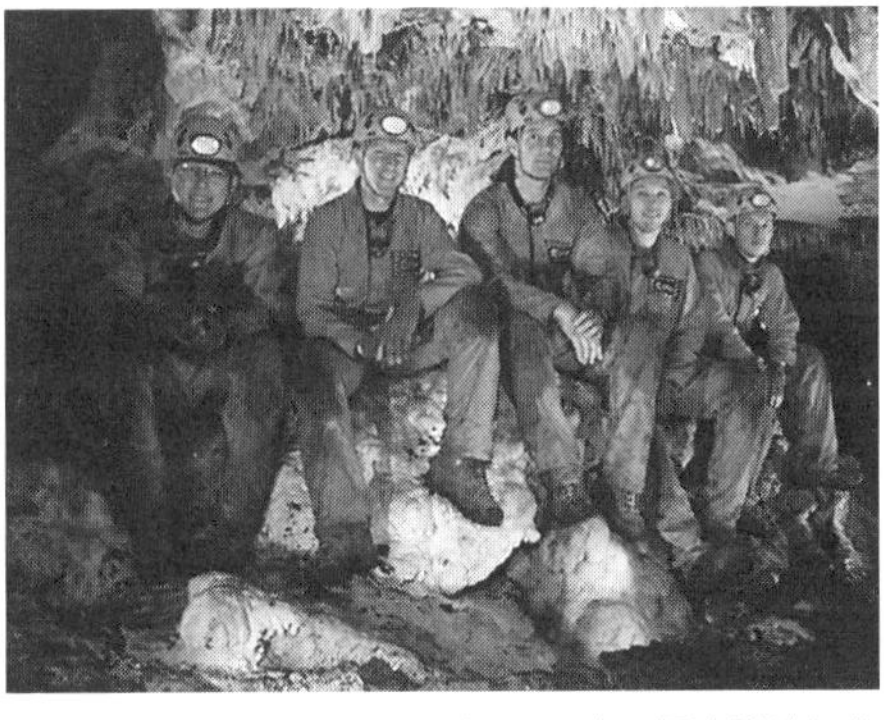

図９・４　イタリア・サルディニア島の洞窟訓練に参加中の金井宇宙飛行士（左端）（JAXA/ESA 提供）

## ✷ 来るべき有人惑星探査に向けて

ＩＳＳの次に宇宙飛行士が向かうべき場所として、月、火星、あるいは小惑星が視野に入れられている。ＩＳＳは宇宙といっても、地上四〇〇キロメートルの地球低軌道上にあり、地上からのコントロールが比較的容易で、いざ緊急事態が起これば、地上からの指示や支援も受けられるし、ソユーズ宇宙船での緊急脱出もできる。

しかし惑星探査（図９・５）となれば、地球とは相当の隔たりがあり、通信にも相当の遅れ（タイム・ラグ）や困難を生じ、容易に地球からの指示や支援が受けられない。遠征チームには、より自立・自律的な活動と、自己完結性が求められるであろう。地球からの隔絶感や孤立感も相当に強いはずである（Kanas and Manzey 2008）。

このような環境や状況の中で、良好に機能し得るチームの構成要員の資質とはいかなるものであろうか。ＩＳＳプログラムで識別している資質以外に、たとえば、状況の変

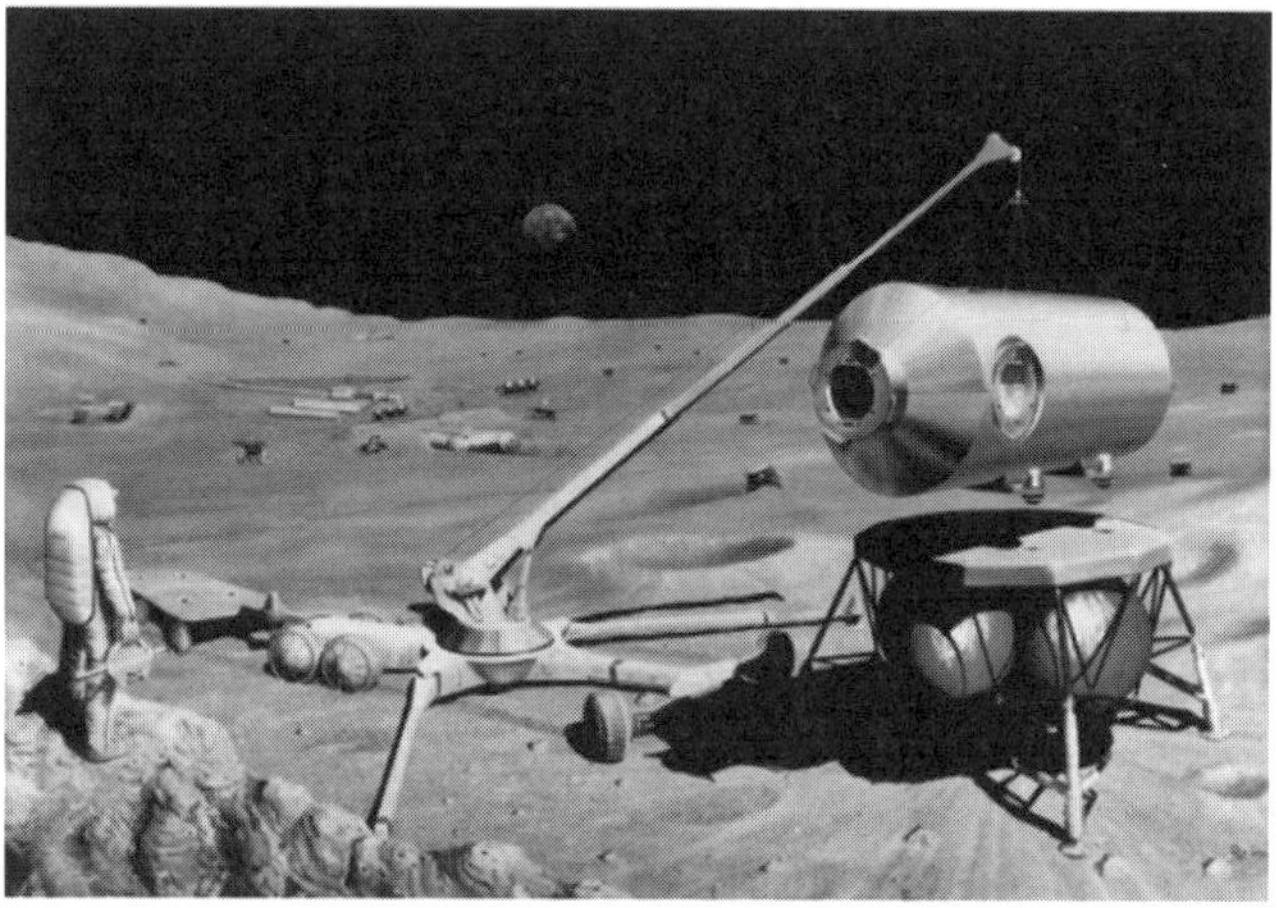

図９・５　月面での有人宇宙探査活動の想像図

化に臨機応変に対応する柔軟性、孤独や単調さに耐える能力、独自に楽しみを創作できる能力、強い独立心、ＩＳＳで求めるものとは異質のリーダーシップなど、これまでの前提とはまた違った側面から、宇宙飛行士の資質を検討する必要が生まれるかもしれない。かつて大航海時代に、危険を顧みずに未知の遠洋に出て行った船乗りや、いわゆる冒険家の資質が参考になると示唆する研究者もいる。アメリカやロシアなどの宇宙機関は、南極などの類似環境におけるストレス研究の情報を収集する一方で、独自に隔離閉鎖施設を利用した長期宇宙滞在シミュレーション実験を始めている。ＪＡＸＡも、二〇一六年二月に筑波宇宙センターで、二週間の閉鎖実験シリーズの一回目を開始した。探査隊が自立的にストレスを評価し、対処できる手法の確立が目的である。いずれにせよ、来るべき有人惑星探査時代にそなえて、この分野の多くの研究が待たれるところである。

## コラム 19

### 宇宙飛行士の放射線被曝《ひばく》

放射線に過剰に被曝すると、われわれの身体の細胞中の染色体が傷を受け、修復が正常になされないとガン細胞を生み出すことになる。先の東日本大震災による福島第一原子力発電所事故以来、放射線被曝はわれわれの身近な不安材料のひとつとなった。地上で暮らしているわれわれは、厚い大気と地球の磁場に守られて「過剰な放射線被曝」を受ける心配はないが、宇宙空間に長期間滞在する宇宙飛行士は桁違いの被曝をする。その主な線源は太陽から降りそそぐ陽子（プロトン）であるが、たとえばISSに滞在中の宇宙飛行士は、1日約0.5～1.0ミリシーベルトの被曝をすると予想されているので、6カ月滞在では90～180ミリシーベルトということになる。ちなみに、放射線事故など非常事態を除けば、極地上空を頻繁に往復する旅客機の乗務員が、比較的高い被曝をするということで、年間5ミリシーベルトという管理目標値が設けられている。これと比べても、宇宙飛行士がいかに高い放射線被曝を受けるかが理解できよう。しかし心配することなかれ。この問題は有人宇宙開発の当初から懸念されていたため、その対策が十分になされており、被曝してもガンなどの医学的問題を誘発しない安全基準が定められ、宇宙飛行士の健康管理が行われている。この基準によれば、たとえば30～34歳の男性では900ミリシーベルト、女性では800ミリシーベルトまでの蓄積被曝が許容できる（表0・2）。したがってISSの6カ月滞在であれば、数回繰り返しても問題はない。宇宙滞在通算600日以上というロシア人宇宙飛行士が結構いるが、彼らがその後、発ガンなどの疾病を患ったという情報はまったくない。

# 第10章 飛行ミッションに関わる精神心理支援

## 精神心理支援の現状

現在のISSプログラムでは、長期滞在ミッションへの任命は、打ち上げ予定日の約二年前に行われる。それまでの間は、宇宙飛行士たちは基礎訓練コースを修了すると、技量維持のために一般的な各種訓練を適度にこなしながら、現行の飛行ミッションのサポートや、技術開発の支援、その他の地上勤務支援を行っている。特定のミッションに任命されると、それまでの比較的ゆったりした勤務スケジュールから、そのミッションに則した具体的で、実践的な訓練スケジュールに突入し、急に忙しくなり、ストレスも増える。したがって、飛行ミッションに関わる精神心理支援は、この時期から開始されるのである。ここでいう精神心理支援とは、専門の精神科医や心理士が行う、精神医学・心理学（あるいは行動科学）分野の支援だけでなく、ミッション前中後の宇宙飛行士の心の安定や、気晴らしに効果のある各種サービスの提供も含めての、全般的な支援を指す。

宇宙飛行士への精神心理支援は、NASAのスペースシャトルによる短期飛行ミッションでは、あまり重要視されてこなかった。短期飛行では、あらかじめ計画された盛りだくさんの任務とスケジュールを、二週間ぐらいの宇宙滞在で怒涛のごとくこなし、終われば休む間もなく地上に戻ってくるわけで、宇宙飛行士の心理状況や人間関係を懸念する余地すらなかった。しかし、超人的と思われる宇宙飛行士でも、われわれと同様に家族、友人、異性、その他の雑多のことで悩んでいることが、二〇〇七年に発生したある女性宇宙飛行士の事件（恋敵と思い込んだ女性を襲撃未遂）で明らかになった。ＮＡＳＡはこの事件以降、それまでの精神心理支援体制の見直しを図っている。

一方ロシアは、長年の宇宙ステーション（サリュートおよびミール）での長期滞在の経験から、特に長期宇宙ミッションの宇宙飛行士には、手厚い精神心理支援対策が必要であることを理解し、実施している（残念ながら体制等の詳細情報は未だに明らかにされていない）。

## ✷飛行ミッション前の支援

宇宙飛行士が長期滞在ミッションのクルーとして任命されて、間もなく行う精神心理支援は、ミッションを精神心理学的見地から見た、解説と教育である。つまり、約六カ月という長期間にわたり、家族や友人から離れて、気晴らしやストレス解消手段の少ない隔離閉鎖環境に住む際の、いろいろなストレス要因を解説し、自分にも起こり得る体験として理解してもらう。言語や文化背景の違う外国人宇宙飛行士と、少人数で鼻を突き合わせながら生活し、仕事を共同で行う際の、人間関係上のストレス、長期間の経過のうちに起こり得る心の変化（興奮、緊張、単調さへの飽き、倦怠感《けんたい》、望郷、不安、焦燥《しょうそう》、孤独感など）などについても解説し、対処方法について話し合う。

同時に、その時点の宇宙飛行士の精神状態（気分、意欲、不安の程度、懸念事項、家族への思いなど）についても面接や心理テストで評価し、ミッション遂行に支障のないことを確認する。また、この飛行前の精神心理評価のデータは、ベースライン（基準）データとして、飛行中の定期的な遠隔面談時の状態との比較に用いられる。宇宙飛行士がミッション中に明らかな情動の異常（怒りの爆発、抑うつ、パニックなど）を示すことは稀で、宇宙飛行士の微妙な情動や気分の変化を捉えるには、飛行前の「普段の宇宙飛行士」の情動・気分レベルが比較の基準として用いられるのである。そのため、精神心理支援担当者は、飛行前にもできるかぎり（滞在場所が日本とアメリカに分れているため容易ではないが）宇宙飛行士と接触する機会を得て、宇宙飛行士の通常時の話しぶりや表情などについての知見を深めることが求められる。

飛行ミッション中に実施する支援事項の説明や打ち合わせも、宇宙飛行士の多忙な訓練スケジュールを縫って、飛行前の適切な時期に行わなければならない。たとえば、宇宙飛行士個人用のポータルページ（ISSに搭載されたPCで、地上からの電子メールや音楽、映像などが届いたときに閲覧する）の開設、宇宙飛行士が宇宙から電子メールを交換できる人々のリスト作成、宇宙飛行士が回線を通じて電子的に購読したい雑誌や新聞の調整、飛行中の家族とのビデオ交信（プライベート・ファミリー・カンファレンスPrivate Family Conference：PFC）やその他のビデオ交信イベント（出身校、子供の学校、著名な友人など、宇宙飛行士が相手を選ぶことができる）の準備である。その都度、宇宙飛行士の意思を確認しながら、齟齬《そご》のないように進めていく。

緊急事態発生時の、宇宙飛行士の意思確認をしておくことも重要である。宇宙飛行士自身に不測の事態が発生した時の、知らせるべき家族や親せきの範囲や手順について確認することが大切である。逆に地上の家族に何かあった時の、悪いニュースの宇宙飛行士への知らせ方についても、手順を確認しておく必要がある。ある外国人宇宙飛行士の例であるが、ミッション中に家族の重要な一員が、事故で亡くなったことがあった。彼は地上からそのことを示唆するような、漠然とした知らせは受けたが、正確な情報を得るまでには、その後何時間も待たされることになり、イライラや焦燥感が増した。このような経験を踏まえて、宇宙飛行士に「万が一家族などに不幸があった場合、その知らせをどのように伝えてほしいか」を意思確認している。宇宙飛行士の意向に沿った形で、適切な人から正確な情報を伝える（あるいは、ミッション中は伝えない）方法を取っている。

## ✷飛行ミッション中の支援

ミッション中の精神心理的ストレスの評価には、二週間に一回の遠隔心理面談（プライベート・サイコロジカル・カンファレンス Private Psychological Conference：ＰＰＣ）が重要である。宇宙飛行士とテレビ会議システムを使って面談を行う。この面談の通信回線は他の者は聴取できず、宇宙飛行士本人と面談者が、プライバシーを確保した条件で話ができるので、宇宙飛行士もある程度本音で語れる。とは言っても、宇宙飛行士たちはもともと「弱音は吐かない」タイプの職業集団なので、面談者に対しても、相当のことがないと不具合を訴えない。そこで面談者は、面談時の宇宙飛行士の表情、身ぶり、声のトーン、態度などを手掛かりに、ミッション前と比較しながら総合的に判断し、気づいたことがあれば、これを糸口に「宇宙飛行士の本音」を引き出すように努める。PPCは定期的に実施されるため、評価内容を標準化しつつ、各回ごとの反応の変化を捉えやすくするために、面談は半構造化（ある程度決まった質問を毎回繰り返し聞く）のスタイルで実施される。

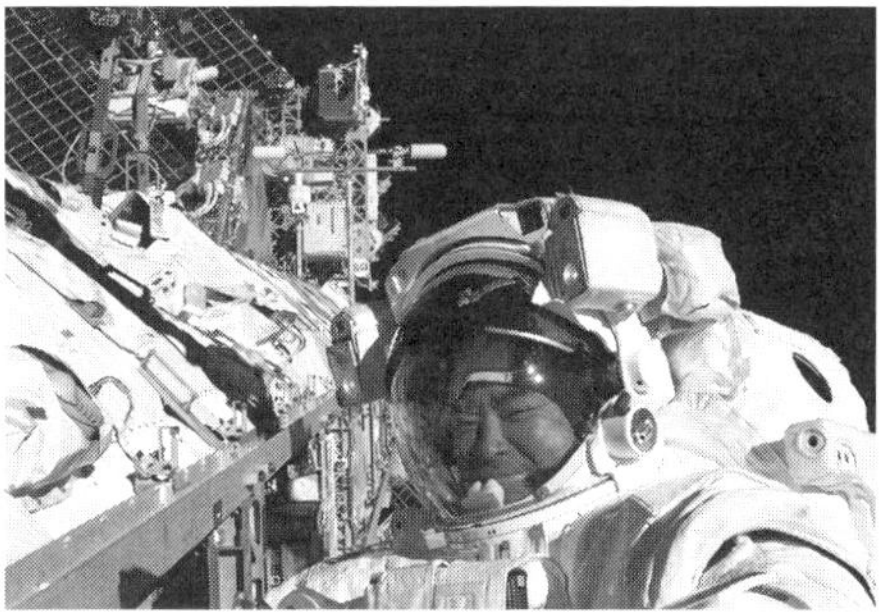

図10・1　船外活動中の星出宇宙飛行士．地上管制センターとの綿密な連携が必要（JAXA/NASA 提供）

ミッション中は、寝不足あるいは睡眠の質の低下を訴える宇宙飛行士が少なからずいる。これは、自然の概日リズムをつくり難いこと（ISSは九〇分に一回地球を周回しているので、太陽に同期できない）、ISS内は工場や実験室のように各種器材が音を立てるため騒音が大きいこと、無重力環境で寝袋に包まって寝る仕方は、長年の地上の寝方と大きく異なることなどの理由が考えられる。これに加えて、宇宙飛行士たちは結構頻繁に、睡眠シフトをしなければならないことも、睡眠を困難にする原因である。睡眠シフトとは、それまでの睡眠時間帯を前後にずらして、これまでに起きていた時間に眠り、眠っていた時間に活動することである（7章160ページ参照）。ソユーズなど各種宇宙機がドッキングする時や、宇宙服を着ての船外活動（図10・1）では、地上の宇宙センター（ヒューストンとモスクワ）の大きな支援を受ける必要があるので、それぞれの時間帯に活動時間を合わせるために、睡眠シフトを行うのである。睡眠シフトは、一日に二時間ぐらいずつゆっくり移行させていく（例えば六時間シフトさせたい時は、三日間かける）のが理想的だが、スケジュールの都合で、プログラム側が急激な睡眠シフトを行おうとする時がある。そのような時は、精神心理支援者が精神心理学的見地から、作業の安全を守るために（眠たい宇宙飛行士に、精密な作業を要求するのは危険）宇宙飛行士の担当医師（フライトサージャン）とともに介入することもある。

ミッション中の宇宙飛行士は、気晴らしやストレス解消手段が限られているので、精神心理面の安定やモチベーションの維持向上のために、各種支援プログラムを提供している。各種情報（新聞、ニュース、雑誌）の電子的提供、視聴覚ライブラリー（映画、音楽、書籍など）の充実、地上との交信機会の提供（前述の各種ビデオ交信、およびインターネット電話・電子メール）などである。いずれも各方面と時間をかけて調整をしなければならず、衛星通信回線を介してのサービスなので、時に不具合も発生しやすく、支援担当者には相当の時間と、エネルギーの奉仕を強いられる作業である。その他、クルー・ケア・パッケージ（図10・2）と呼ばれる、定期的に無人補給機で運ぶ、宇宙飛行士へのお土産便（4章90ページ参照）もある。支援担当者が、

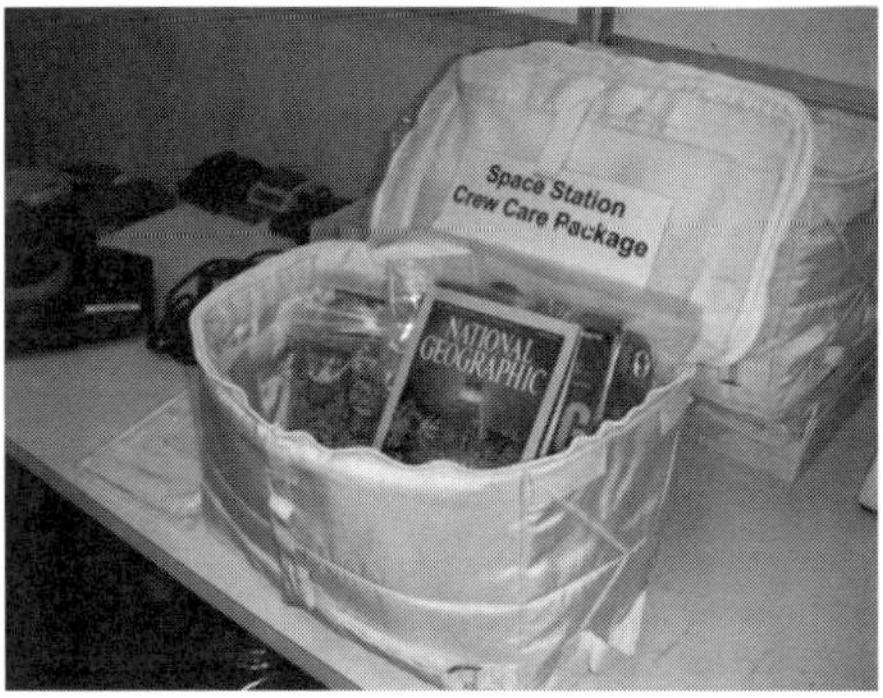

図10・2　クルー・ケア・パッケージ．このバッグに5kgほどの荷物を詰めて無人輸送機でISSに届ける（NASA/Wyle提供）

宇宙飛行士の家族や同僚宇宙飛行士等と相談しながら、詰め込む内容を工夫するが、時に予想外の「びっくりプレゼント」は宇宙飛行士の感動を引き出し、精神心理的効果は抜群である。

## ✷飛行ミッション後の支援

長期滞在ミッションから帰還した宇宙飛行士（図10・3）は、四五日間のリハビリテーション・プログラムに入る（主として宇宙滞在時に低下した筋力や平衡感覚の回復を目的とする）。この間は自宅から、通いのリハビリテーションを一日二時間程度行う。それ以外は、自宅で久しぶりに家族と一緒に過ごすことになる。リハビリテーションの合間に、ミッション後の医学検査や健康管理が行われるが、同時に精神心理的評価も、面接と心理検査により実施される。この評価で、もし精神心理的な異常や特別の支援の必要が認められれば、適時適切に介入（カウンセリングや治療）が行われる。

稀ではあるが、ミッション終了後に燃え尽き症候群（一種の抑

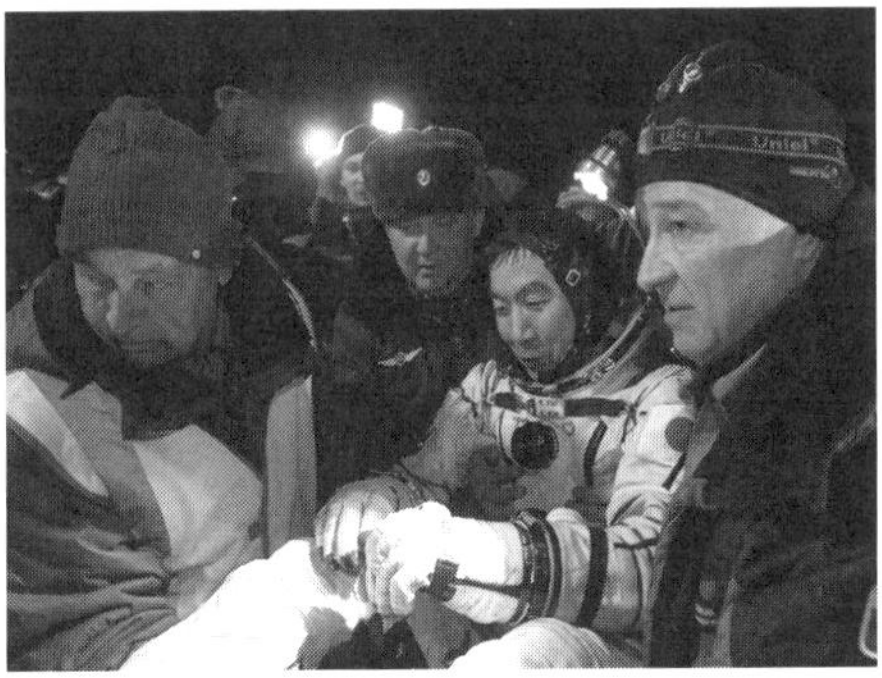

図10・3　カザフスタンの草原に帰還し、屈強なロシア人支援要員に抱えられる油井宇宙飛行士（JAXA/NASA/GCTC/Andrey Shelepin 提供）

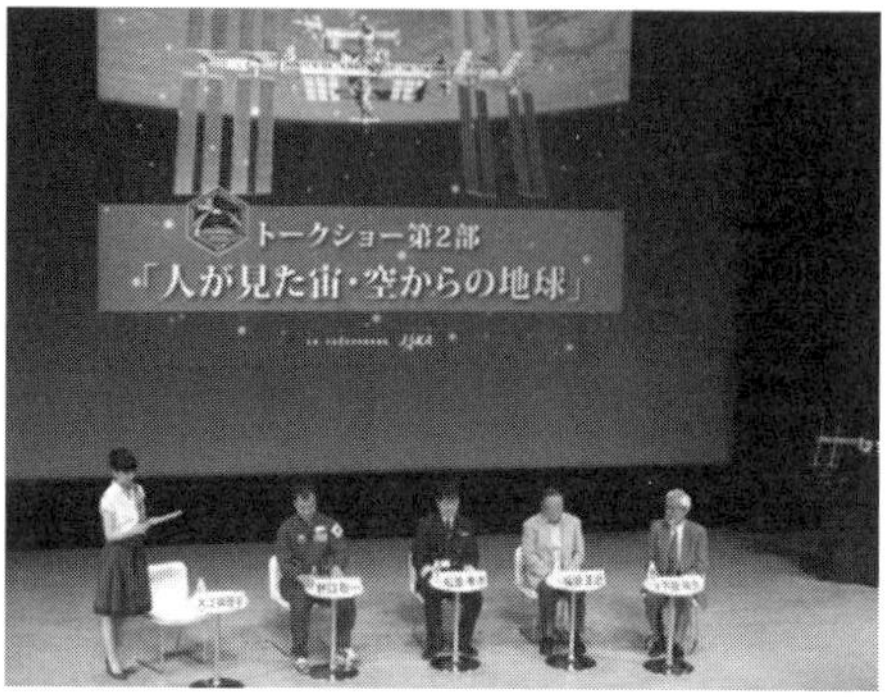

図 10・4　野口宇宙飛行士の帰還報告会の様子．帰還後、宇宙飛行士たちは関係各国をまわり各種イベントに参加する（JAXA 提供）

うつ状態）や、家族（主に配偶者）との軋轢、職場の同僚との軋轢等が、認められるようなことがあれば、必要に応じて介入し、精神心理支援を行う。

リハビリ期間が終了すると、宇宙飛行士たちはミッション関係の最後の仕事として、関係各国や宇宙機関への報告会や、各種イベントに参加することになる（図10・4）が、時には過密スケジュールとなり、宇宙飛行士に過剰ストレスを与えることがあるので、その場合はスケジュールの緩和等の介入を、精神心理支援担当者が、宇宙飛行士の担当フライトサージャンと協力して行う。

## ✷将来の有人惑星探査に向けて

現行のＩＳＳプログラムでは、宇宙飛行士のストレス軽減やモチベーションの維持向上のために、手厚い精神心理支援プログラムを用意しているが、将来の惑星探査となると、地上からの支援は相当に限られてくる。現在、宇宙飛行士の精神心理的状態を確認するために行っているPPCや、ストレス低減のために提供しているPFCは、通信時間の遅延に伴って実施できなくなることが想定されている（Kanas, N. and Manzey, D. 2008）。したがって、これを補う手法を考案する必要があるが、たとえば宇宙飛行士のストレス度や疲労度は、地上から遠隔で評価するのではなく、パソコン搭載の自己評価プログラムやストレス・マーカーの検知法を利用する、あるいは各宇宙飛行士が仲間の状態を、適切に評価できるように、教育・訓練をするなどの手法が必要となるであろう。

気晴らしやストレス発散の手段にも、現地で自律的に行えるような工夫が必要である。愛玩用ロボットの利用、家族や友人の豊富なデータから、バーチャル映像や音声を組み立てたプログラムをつくり、あたかも家族や友人と直に会話しているような環境をつくる、あるいは現地での動植物の飼育など、現行の支援プログラムを超えた、手立てを考案する必要があるだろう。

# 第11章 宇宙飛行士の家族への精神心理支援

## ✳宇宙飛行士と家族

愛する家族のもとを長く離れ、危険な宇宙環境で暮らしながら、任務を遂行する宇宙飛行士にとって、家族が地上で健やかに暮らしていることが、心の支えであり前提である。家族が宇宙飛行士の仕事や任務に理解を示さなかったり、「宇宙の仕事」に対して不安や恐怖を感じているとすれば、宇宙でのミッションの成功は、大いに危ぶまれることになる。また宇宙飛行士が、家庭内に種々の問題や葛藤《かっとう》（宇宙飛行士といえども、子供の教育、夫婦間の葛藤、老父母の介護など、われわれと同様の日常生活上の問題から免れることはできない）を抱えているとすれば、飛行ミッションに少なからぬ悪影響を及ぼしかねない。

以上のような理由から、宇宙飛行士の家族については、ＪＡＸＡを含めて、各宇宙機関は特別の配慮と、支援体制を敷いている。歴史的には、アメリカなどで軍のパイロットが、同様に危険な任務に就き、勤務中に死亡する率も高かったことから、組織による家族の支援が強化され、その伝統が宇宙飛行士にも応用されていると考えられる。

## ✷日常ベースの家族支援

宇宙飛行士の家族への支援は、日頃から日常ベースで行われている。といっても、宇宙飛行士が特定のミッションに任命される以前の、地上勤務のうちは、「必要があれば」あるいは「要請があれば」という、オン・デマンド型の支援体制である。支援担当者は、宇宙飛行士家族のプライバシーにも踏み込む可能性があるので、家族としっかりした信頼関係を築き、プライバシー保護に配慮しなければならない。家族の抱える問題が大きく、その担当者だけでは留め置けないようなケースの場合、管理職相当の宇宙飛行士や、部局の責任者まで、報告すべきかどうか悩む場合もある。しかし、最終的には「宇宙飛行士のプライバシー」よりも、「飛行ミッションあるいはプログラム」が優先されるのが一般的であるし、そのように日頃から宇宙飛行士およびその家族には、教育・指導していくことも必要である。

家族支援介入を管理側が「必要である」と判断するケースは、たとえば二〇〇三年のスペースシャトル・コロンビア号事故の直後に、宇宙飛行士家族の集団に動揺や不安が広がった時や、家族が事件や事故に巻き込まれたりした時である。ケースの状況に応じて、相談、カウンセリング、治療、教育、外部との対応支援など、適時適切な支援方法が選ばれる。この際も、家族側のニーズをよく把握し、過剰な介入にならないように配慮しなければならない。

## ✴飛行ミッション前の家族支援

宇宙飛行士が特定の飛行ミッションに任命（ＩＳＳ長期滞在では打ち上げの約二年前）されると、彼らは準備と訓練で忙しくなる。ＩＳＳは五つの宇宙機関共同のプログラムなので、それぞれの機関が提供している実験モジュールや装置の取り扱いに精通しなければならず、宇宙飛行士たちはロシア、ヨーロッパ、カナダ、日本を訓練のために渡り歩く（大部分の日本人宇宙飛行士は、現在テキサス州・ジョンソン宇宙センター勤務なので、家族とともにアメリカ在住が通常）。特にＩＳＳへの往還がロシアのソユーズ宇宙船になってからは、ロシアでの訓練が頻繁かつ長期間にわたっており、家族を残しての長期出張をしなければならない。

残された家族は、日常生活を大黒柱なしで送る不安や孤独感、あるいはストレス、危険な訓練を続ける宇宙飛行士への気づかい、宇宙ミッションへの不安など、種々のストレス要因を抱える可能性がある。このような点を考慮して、家族支援が強化される。このフェーズに入った宇宙飛行士の家族には、専任の家族担当が複数（宇宙飛行士仲間からもベテラン宇宙飛行士一名）付けられ、それぞれの立場から家族のニーズを拾い上げ、可能な限り支援を行う。家族担当のベテラン宇宙飛行士は、自身がすでに宇宙ミッションを経験しており、家族のニーズを理解しやすく、その家族とも日頃からプライベートな付き合いをして、信頼関係ができているので、大変有効である。

家族に対して、ミッションの全体概要や、飛行中のイベントについて説明をするのも、家族支援の重要な要素である。家族は十分な説明を受けることで、危険に対する不安を解消できるし、自分たちもミッション成功のために重要な役割を果たしていることを自覚できる。たとえば、飛行中二週間に一回行われる家族と宇宙飛行士との交信（プライベート・ファミリー・カンファレンス Private Family Conference：PFC）は、宇宙飛行士の心の安定には欠かせないものだが、その交信の段取りや、心構えを理解してもらうことは重要である。この貴重な交信機会に、もし宇宙飛行士をいらだたせたり、夫婦げんかを始めたとしたら、大きなマイナス効果となってしまうからである。その他にも、家族の関わる交信イベントや、地上から送るプレゼント（クルー・ケア・パッケージ）にも家族からの心のこもった手紙などを潜ませることがあるため、家族の協力と理解は欠かせない。

精神心理の専門家は家族に対して、宇宙ミッション中に起こり得る、宇宙飛行士や家族の精神的変化やストレスについて解説し、同時に家族のその時点のストレス状況や、精神の安定度を確認する。また必要があれば、カウンセリングも行う。万が一、ミッション中に事故（宇宙飛行士自身、あるいは地上の家族に）が起きた時の、連絡の方法や手順、連絡先の範囲などについても、あらかじめ宇宙飛行士と家族を交えて、意思疎通を行っている。

# ✷飛行ミッション中の家族支援

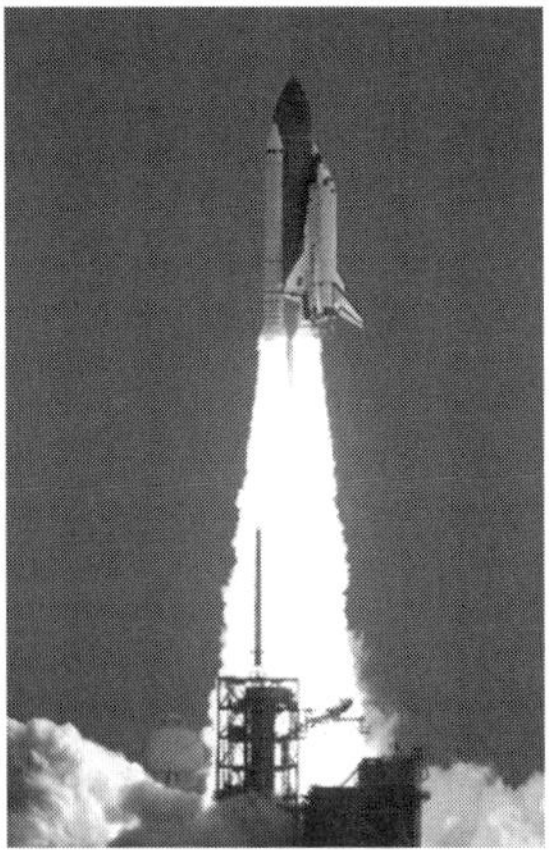

図11・1　2011年7月9日、最後のスペースシャトルの打ち上げ（NASA提供）

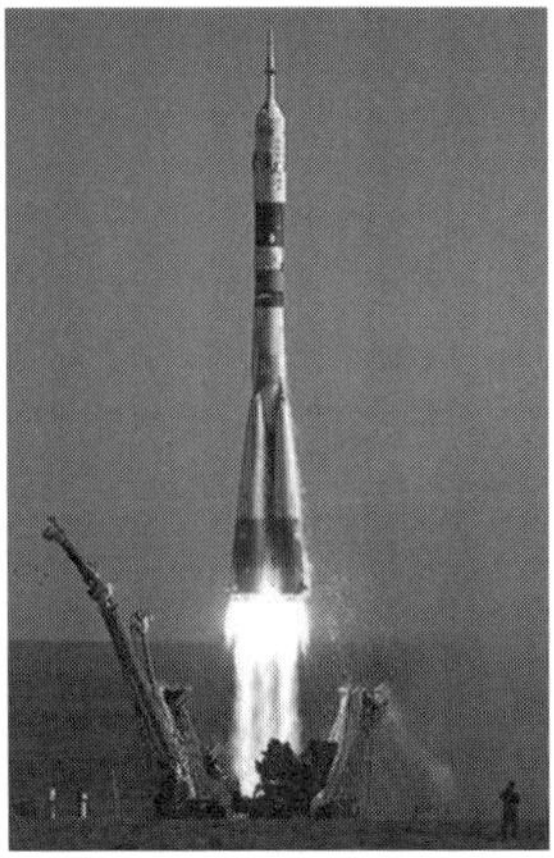

図11・2　2011年7月15日、星出宇宙飛行士の乗ったソユーズの打ち上げ（ROSCOSMOS提供）

ロケット打ち上げ時（図11・1、図11・2）は、宇宙飛行士の家族は、打ち上げサイトに直接赴き、打ち上げのイベントに立ち会う。この瞬間は、宇宙飛行士のミッション達成のために陰で支えてきた家族にとって、晴れ晴れしい喜びの時であるが、同時に宇宙飛行士にとっては一番危険な時期のひとつでもあり、家族は祈るような気持ちで、大変緊張してその場に臨んでいるはずである。家族支援担当者は、このような家族に付き添い、家族の緊張を和らげるような工夫をしながら支援を行う。

スペースシャトルの打ち上げサイトは、観光地でもあるフロリダ州のココビーチというところで、アクセスもしやすく、宿泊施設や周辺環境も整っていた。しかし、ソユーズの打ち上げとなると、カザフスタンのバイコヌール基地は、中央アジアの草原に、この目的だけのためにつくられたサイトである。周辺の環境は必ずしも快適とは言えず、特に冬場の打ち上げとなると、寒さと足元の悪さ（著者は打ち上げ支援で当地に赴いた時、NASAの宇宙飛行士家族の一人が滑って転倒し、骨折したところを目撃した）は相当で、支援担当者は種々の面（疲労度、体調、衛生管理、宇宙飛行士との面会スケジュールなど）で配慮しながら、家族への対応をしなければならない。

いよいよ宇宙飛行士がISSに到達し、長期滞在ミッションに移行してからも、定期的に家族支援は継続される。節目ごと、ミッションの経過について説明し、家族の理解と安心を促し、また家族の参加が必要なイベント（PFCなど）については、逐次調整を行う。日本人宇宙飛行士の直系家族（妻子）はヒューストンに滞在しているが、拡大家族（両親や親せき）は、通常日本在住である。この拡大家族とも、定期的にPFCでの交信機会を提供しているため、家族支援担当（精神心理支援担当が協力）は日本の拡大家族にも支援を行う。

ミッションが順調に経過すれば、家族支援も淡々と進行するが、時に予想外の事故や不具合が、宇宙飛行士の側にも家族の側にも起こり得る。特に約六カ月間の長期のミッションが当たり前になった今日では、このような事態にもそなえなければならない。各宇宙機関はそれぞれ緊急事態マニュアルを作成し、万が一の事態にも対処できるようにしているが、家族支援も担当者を増やしたり、外部の専門家、あるいは同僚の宇宙飛行士家族の協力を依頼できるように体制を整えている。NASAのアポロ一三号は、打ち上げ直後に母船に重大な破壊・損傷が発生し、月着陸はおろか、NASAの総力を結集して宇宙船を無事地球に帰還させた事例として、映画化もされている。この際のクルーの家族のストレスは、相当に高かったと思われるが、同僚宇宙飛行士たちの家族も一緒になって、クルーの家族を支援している。

# ✷飛行ミッション後の家族支援

長期間の「単身赴任」から、ようやく家族の許に帰ってきた宇宙飛行士であるが、毎日お互い顔を合わせる日常生活が久しぶりに再開すると、意外とこの行動パターンの変化に、適応するのに苦労することがある。お互い離れて暮らす生活パターンに慣れてしまったため、急に距離が近くなると、相手に対する煩わしさや、鬱陶《うっとう》しさが強まるという現象である。

あるいは、家族と一緒に居られたのも束の間、一カ月半の飛行後リハビリテーションが終わると、宇宙飛行士はミッション終了後の総括行事や、帰国報告会、各種イベントなどで忙しくなり、また家を留守にすることが多くなる。欧米では各種イベントに宇宙飛行士の配偶者が一緒に参加することが慣例だが、日本人宇宙飛行士の場合は配偶者や家族がこのような機会から取り残されることが少なからずある。

家族支援担当者は、このような家族の状況も把握して、必要があれば適切な介入支援や、宇宙飛行士の出張スケジュールの見直しの提言などをしなければならない。

# 第12章 地上の支援要員のストレスとその対策

## ✷スポットライトの影で

国際宇宙ステーション（International Space Station：ＩＳＳ）に代表されるように、有人宇宙開発プログラムは莫大な予算と、多数の職種のたくさんの人々が参加する、大規模な科学技術プロジェクトである。そのミッションの表舞台に立つ、宇宙飛行士が脚光を浴びがちであるが、実はそれを地上で支える人々の苦労とストレスは、時に宇宙飛行士に比べられないほど大きいものがある。宇宙飛行士は、いわば地上にいる科学者や技術者の代表として、宇宙環境で多種類の仕事（マルチ・タスク）をこなさなければならず、代替はきかず、失敗は許されない。そのため、精神的プレッシャーは大きいが、その分、多くの支援と配慮・待遇を受けることができる。しかし地上の各種支援要員は、ある意味で代替がきき、補完が比較的しやすいため、それほど大切にはされず、彼らのストレスや困難についての問題は、後回しにされやすい傾向がある。最近ようやく、有人宇宙開発プログラムの大多数を占める、地上支援要員のストレス（人間関係、シフト勤務、異文化交流など）に着目した研究の必要性が、議論されるようになった（Kanas, N. and Manzey, D. 2008）。

# ✷地上支援要員のストレス

## シフト勤務

ＩＳＳ計画では当初から、アメリカ・ヒューストンと、ロシア・モスクワの宇宙センター内にある指令管制室（Mission Control Center：MMC）（図１２・１、図１２・２）から、ＩＳＳのコントロールと搭乗宇宙飛行士への指示・支援が行われている。日本の実験棟「きぼう」がＩＳＳに組み込まれてからは、「きぼう」の管制は筑波のＪＡＸＡ宇宙センター（図１２・３）から、直接ＪＡＸＡの管制要員がシフト勤務により二四時間体制で行っている。同様にヨーロッパの「コロンバス」モジュールのコントロールは、ドイツ・ミュンヘン近郊の管制センターから行われている。

ＩＳＳのコントロールは、責任者のフライト・ディレクター以下、多くの職種から構成されたフライト・コントロール・チームにより行われているが、このチームは通常三交代制のシフト勤務を行っている。夜勤帯に勤務する者は、サーカディアン（概日）リズムの調整が上手くいかないと、体調を崩したり、睡眠障害を引き起こす恐れがあるので、産業医や上司の注意深い観察・指導や対処が必要となる。最も大切なことはシフト勤務者自身が、自分のストレス状況や心身の不具合に気づくことで、そのためにＪＡＸＡでも「きぼう」の管制を始める前には、勤務者を対象に専門家による事前教育が行われた。二〇〇九年九月には、ＩＳＳに荷物を届ける日本製の無人補給機「こうのとり」の打ち上げも開始され、「こうのとり」の飛行中は専門の管制チームがシフト勤務体制で臨んでおり、「きぼう」管制チームと同様、あるいはそれ以上の緊張状態での勤務が行われている。

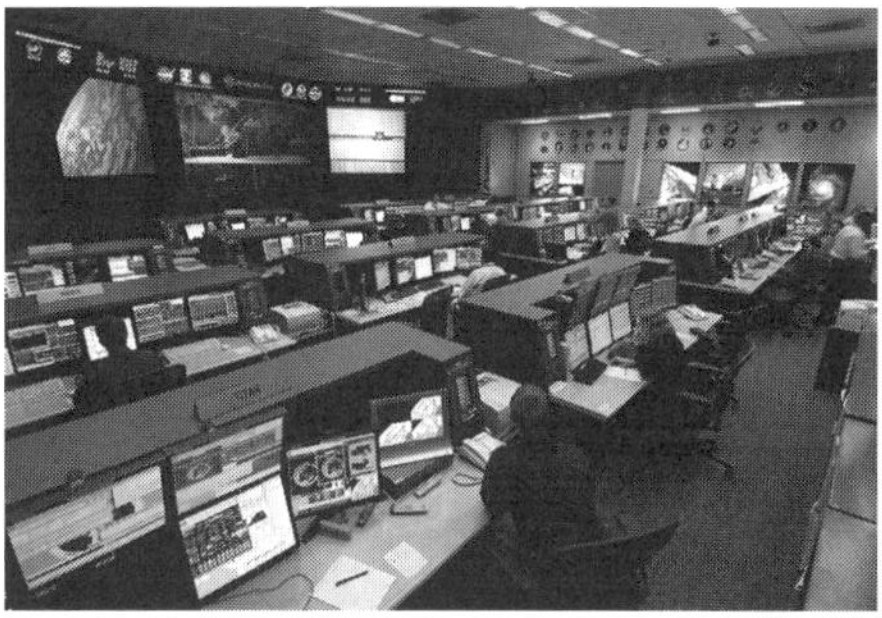

図 12・1　NASA ジョンソン宇宙センターのフライト・コントロール・ルーム（NASA 提供）

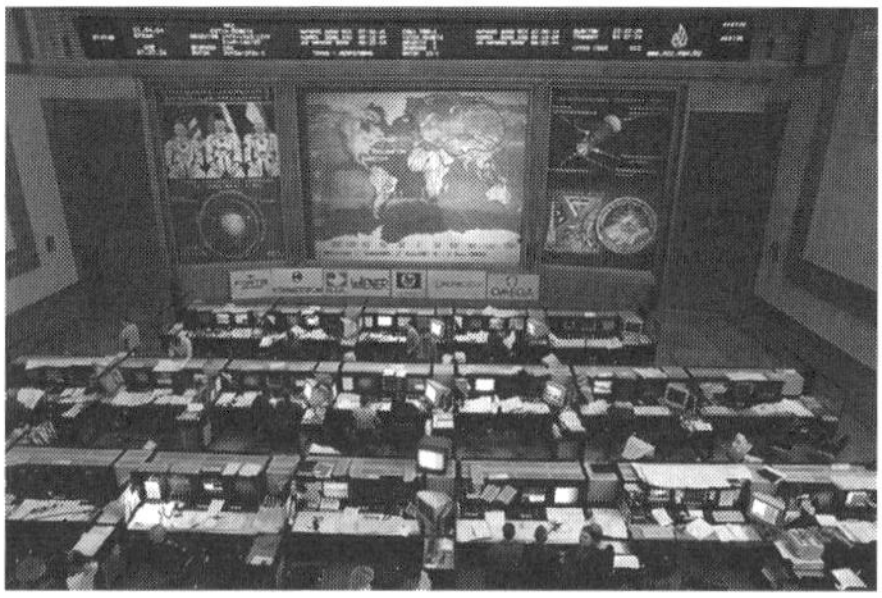

図 12・2　ロシア ISS 管制ルーム（ROSCOSMOS提供）

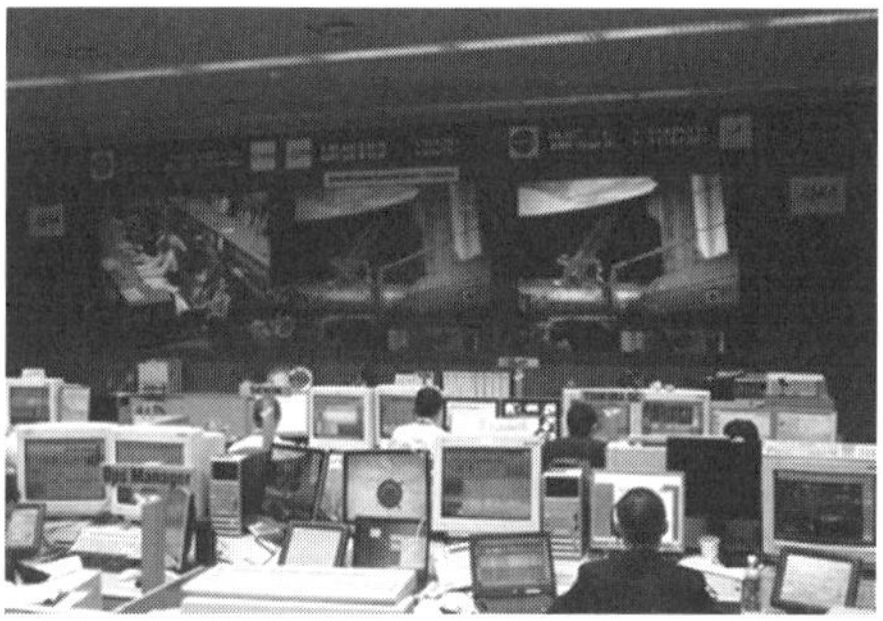

図 12・3　筑波宇宙センターの「きぼう」管制ルーム（JAXA 提供）

## 過剰勤務

地上四〇〇キロメートルの軌道上にあるＩＳＳを、地上からコントロールすることはなかなか難しい。ＩＳＳの高度が落ちてくれば、ドッキングしているソユーズやプログレス等の、ロケットエンジンを吹かして軌道修正をしたり、ＩＳＳの飛行コースとスペースデブリ（宇宙ゴミ）が交差しそうな場合には、それを避けるために、やはり飛行高度を調節する。ＩＳＳ内の酸素濃度が下がったり、二酸化炭素濃度が上がったりすれば、環境制御用の装置を稼働させる必要が出てくるが、地上からの遠隔操作で行っている装置が、うまく作動しないこともある。

ＩＳＳは現代科学技術の粋を集めて、設計されているとはいえ、精巧な装置だけに、搭載機器の故障も稀ならず起こるのである。このような時、搭乗している宇宙飛行士たちは、もちろん対処に駆り出されるが、本来彼らはＩＳＳ内で科学実験をしたり、天体・地球観測をするためにいるのであって、ＩＳＳの修理要員ではない。できるだけ地上からの遠隔指令・管制でできるトラブル・シューティングは、地上要員が頑張って行うことになるが、問題が複雑で解決困難な場合、どうしても彼らは過剰勤務になりやすい。宇宙飛行士の勤務・休息スケジュールは細心の注意を払って、過剰にならないように組まれているが、地上支援要員のそれは、必ずしも十分に配慮されているとは言い難い。過剰勤務は過労や睡眠不足を引き起こし、本人の体調不良だけでなく、ミスや不注意から、ミッションへの悪影響を起こしかねないので要注意である。

## 地上の異文化ストレス

ＩＳＳのような国際プロジェクトの場合、地上の各種支援要員も、異文化ストレスに否応なく曝される。宇宙飛行士の場合は、語学の訓練や異文化（特にＩＳＳの場合はロシア）への没入訓練（一般家庭で語学とともに生活習慣や文化を体験する）などが用意されており、無理なく異文化ストレスを克服できるようになっているが、一般の地上支援要員はそのようにはいかない。特に日本人にとっては、欧米の文化や語学については中学校から一般教育の中で親しんでいるが、ロシア語とロシア文化となると馴染みが少ないのが普通である。時にややこしい交渉や、技術調整に当たらなければならない職員にとっては、言葉の壁や異文化への対処は大きなストレスとなり得る（Tomi,L ら 2007）。

異文化ストレスについて論ずる時は、単に外国との関係だけでなく、ひとつの宇宙機関内の各部署間のことも考慮に入れなければならない。たとえば一人の宇宙飛行士の飛行ミッションを支えるためには、各装置の開発、ロケットの打ち上げ、飛行管制、科学実験、天文学、地球観測、健康管理、訓練など、実に多分野にわたる専門家たちが、協力し合わなければならない。それぞれの分野は独自の専門用語を用い、独自の歴史と文化をもっている。この内なる異文化の壁を越えて、お互い理解し合いながら、プロジェクトを推進しなければならない。少なくともそれぞれの部署のリーダーは、他の部署のやっていることを理解し、受け入れる姿勢と寛容さが要求されるため、時にストレスとなり得るのである。

## ミッションの成功に対する重責

宇宙開発は比較的世間の注目を受けやすい。小惑星イトカワへの着陸後、満身創痍で地球に帰還した「はやぶさ」は人々の感動を誘い、映画化もされた。一方、いまでこそ安定した実績を重ねている、種子島からのH型ロケットの打ち上げは、当初は失敗続きで「税金の無駄遣い」として世間から酷評された。成功と失敗という結果によって、これほどまでに人々の評価が大きく揺れるのは、それだけ人々の期待が大きいことの裏返しと理解すればいいのだろうが、各現場でプロジェクトに関わる者たちは、時に大きな責任に押しつぶされそうになる。ミッションが成功すれば、それまでの苦労やストレスも一気に吹っ飛ぶような達成感や、解放感を味わうことができるが、失敗したミッションの後始末をするような、後ろ向きの仕事をしなければならない時は、気分も滅入り「うつ状態」になる職員も出てくる。筆者はＪＡＸＡにおいて健康増進室長（総括産業医）も兼務し、一般職員の健康管理に当たっていたが、宇宙開発という華やかな看板の裏で、相当なストレス状態にある者も少なからずいることを実感した。

## 緊急事態への対応

有人宇宙開発が始まって五〇年を経過し、宇宙は「サバイバル（生き残り）の場」から「生活の場」に移ったように思われるが、しかし今だに宇宙機は「危険な乗り物」であることには変わりはない。スペースシャトルは、簡便に宇宙と地上を行き来する乗り物として開発されたが、二回の爆発事故を起こし、尊い宇宙飛行士の生命が多数失われた。実績のあるロシアのソユーズ宇宙船も、いまだに不具合を起こすことがある。JAXAでも日本人宇宙飛行士が搭乗するミッションでは、その都度最悪の事態を想定した、緊急事態対処マニュアルを作成して、万全の体制を取っており、それぞれの現場では精神的な緊張を強いられる。宇宙飛行士は、確かに命がけだが、それを支える地上支援要員たちも、相当の重圧に耐えながらミッションを遂行しているのである。

## 宇宙飛行士の留守家族への対応

宇宙飛行士のミッションの成功に、重大な影響を及ぼすのは、家族の情緒的安定、家族状況の安定・安心、そして家族からの応援である。たとえば長期出張をする場合、後に残してきた家族が安定した生活をし、後顧の憂いなく、自分の仕事を応援してくれることが、仕事の成功の大前提である。したがって、有人宇宙開発ミッションでは、伝統的に地上支援要員（ミッションに任命されていない同僚宇宙飛行士を含む）が、留守家族の面倒を見たり、細々とした生活上の支援をすることになる。留守家族の支援を行う場合、どこまでがミッション関連の支援業務で、どこからが留守家族自身が行うべきプライベートな領域なのか、時に一線を画すことが難しい時もあり、支援者のストレスとなり得る。特に宇宙飛行士に何か緊急事態が起こった時は、支援者は自らを犠牲にして、留守家族の不安やストレスを軽減するために、頑張らなければならなくなる。家族支援チームのメンバーに、自ら飛行経験のあるベテラン宇宙飛行士が含まれることは、大変良いことである。彼自身の経験により、留守家族の不安や要望をよく理解でき、行き届いた支援の提供ができるからである。

# ✷対策と課題

## 産業医による健康管理

宇宙開発における地上支援要員のストレスについて配慮し、対策を講ずる責任は職場の上司および管理者にある。しかし専門的立場から、実際に活動できて、組織・職場に対しても適切な助言ができるのは産業医であろう。最近はわが国においては、産業医の役割が重要視されており、特に職員のメンタルヘルス・ケアに対する適切な対応が求められている。これは宇宙開発においても同様であり、前述のように国民の期待の大きさや、失敗の許されない状況を考慮すると、精神的プレッシャーは一般産業の職員よりも大きい。整備された計画に基づく、産業医あるいは産業保健師による、きめの細かい健康管理活動が期待される。

## ストレスに関する教育

体の病気と違って、ストレスに起因する精神障害は、じわりと忍び寄り、徐々に悪化することが多く、本人や周囲が早期に気づくことが難しい側面がある。それゆえに、職員や上司を対象とした、ストレスに関する教育が重要となる。これも最近は、各産業の現場でよく行われていることであるが、専門家によるストレス教育を定期的に実施し、各職員が自らのストレス状況および部下・同僚のストレス状況に、敏感に気づく姿勢を身に付けることが大切となる。

## シフト勤務者の生活リズム維持

シフト勤務は概日リズムの乱れから、自律神経系のリズムの乱れを引き起こし、睡眠障害や各種心身症状を惹起《じゃっき》する危険がある。ＩＳＳには日本の実験モジュール「きぼう」が設置されており、筑波宇宙センターでは数十名のスタッフがシフト勤務により、二四時間の管制体制を採っている。またシフト勤務のローテーションに入っていなくても、ＩＳＳのような国際プロジェクトは、協同先が世界の各地にあり、時差をまたがってのテレビ会議や出張の機会も多く、自己の生活リズムを維持することが、困難になることが稀ならず起きる。国際線のパイロットなどに推奨しているような、概日リズムに関する理解や、対策（日光浴の仕方、メラトニンの使い方、運動の仕方、昼寝のとり方など）に関する教育と実践指導が必要かもしれない。

## 調査研究による実態の把握

宇宙飛行士のストレスについては、過去にも種々の調査研究が行われ、有人宇宙開発の五〇年間の実践経験からも学び、いろいろと対策が構築されている。しかしプロジェクト参加の大多数を占めている、地上支援要員のストレスについては、まとまった調査研究は少なく、それゆえ実態の把握は遅れており、対策もいまだ不十分である。今後ＩＳＳ計画の長期継続や、月・火星有人探査プロジェクトを推し進めていくためには、地上支援要員のストレスの実態について、しっかりと調査研究をしておく必要があると思われる。

# 第13章 宇宙旅行者の適性と訓練

## ✷見えてきた宇宙旅行

旧ソ連のガガーリン宇宙飛行士が、初めて宇宙に飛び出てから、すでに五〇年が経過した。その間の科学技術の進歩により、宇宙は格段に身近な存在となっている。現在国際プロジェクトとして進行している国際宇宙ステーション（International Space Station：ＩＳＳ）は、基本的にはプロの宇宙飛行士の仕事の場だが、二〇〇一年から二〇〇八年にかけてロシアのソユーズ宇宙船で六人の一般人が到達し、短期間ながら「宇宙生活」を楽しんだ。また、民間の宇宙機メーカーによる開発も進行中であり、二〇〇四年一〇月にはAnsari X Prize 財団がスポンサーの競争プロジェクトで、Scaled Comosites 社のスペースシップⅠ（図13・1）が民間機として初めて宇宙空間（地上一〇〇キロメートル以上）に到達している。二〇一二年五月には、ついに民間の無人補給機ドラゴン（Space X社）（図13・2）が宇宙ステーションにドッキングし、民間宇宙機による物資輸送の可能性を現実のものとした。さらには、シグナス補給機（アメリカのオービタル・サイエンシズ社）も二〇一三年九月からＩＳＳへの貨物輸送に加わった。近い将来、一般の旅行者が民間の宇宙機で「宇宙環境」を体験する時代が到来しつつあり、計画の一番進んでいる米国で、二〇一一年一〇月にニューメキシコ州シエラ郡に宇宙旅行用の空港（スペースポート・アメリカ）がオープンした。このような状況の中で、米国連邦航空局（Federal Aviation Administration：FAA）が、宇宙旅行に関する規則の整備に着手しており、日本でも主要な旅行会社が、宇宙旅行のパッケージを予約販売したところ、相当な応募があったという。

一般人の宇宙旅行が現実味を帯びてきたが、旅客機での空の旅のように、誰でもが気楽に楽しめるわけではなく、一定の健康診断・適性検査と地上での事前訓練が必要となるであろう。この章では、一般の宇宙旅行者の適性と訓練について述べる。

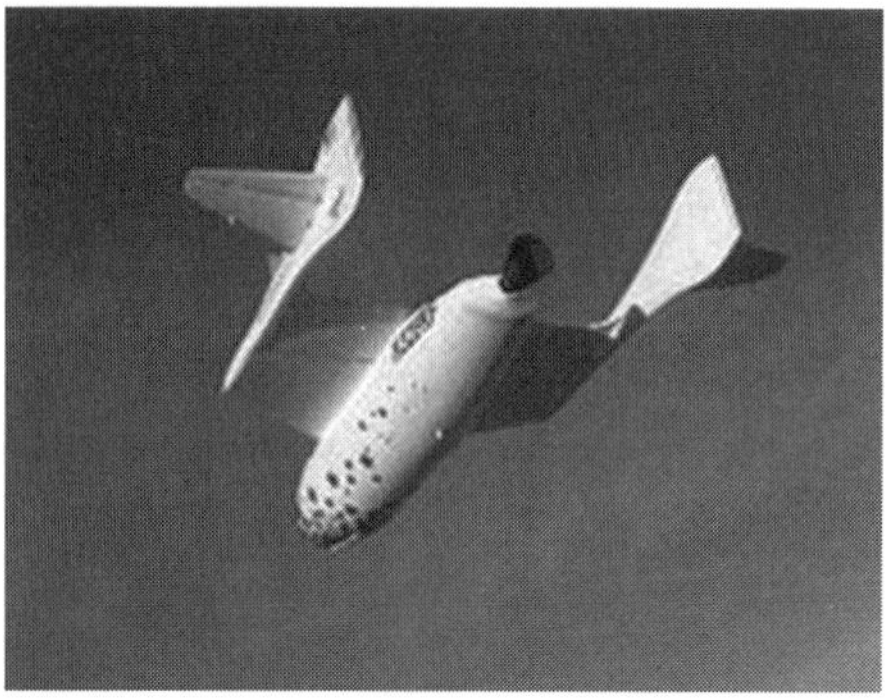

図 13・1　飛行中のスペースシップⅠ．運搬用航空機ホワイトナイトで高度約 15km へ上昇後、切り離されて、ロケットエンジンで加速し、高度 100km へ到達を果たした（©Scaled Composites, LLC.）

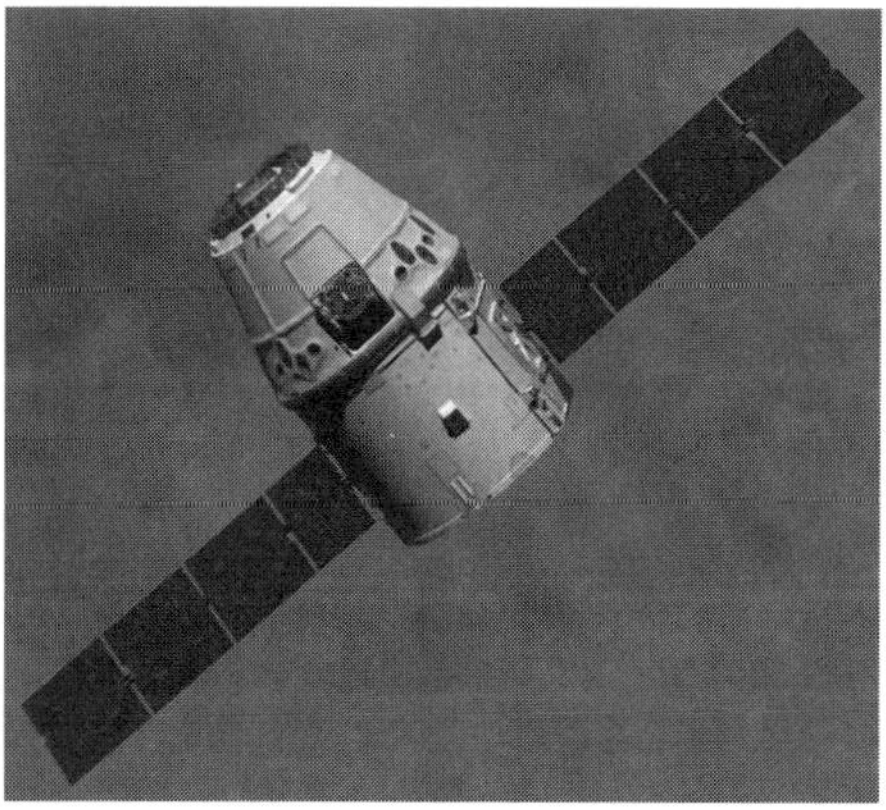

図 13・2　米国スペース X 社製ドラゴン宇宙船．初の民間宇宙船で輸送力は 6 トン．与圧カプセルは回収能力（3 トン）あり（NASA 提供）

## ✷宇宙旅行者の適性（医学・心理学）

乗客として宇宙機に乗り込み、宇宙旅行を行う一般人については、職業宇宙飛行士に課せられる、厳しい適性試験や訓練は必要ないだろう。宇宙旅行には無重力、宇宙放射線、加速度、隔離閉鎖性など、地上とは異なるリスク要因は伴うが、旅客機を操縦するパイロットに求められる適性と、一般乗客のそれに違いがあるように、宇宙機についても違いがある。それでは宇宙旅行ができる、一般乗客の医学的・心理学的な適性とは何であろうか。

### 医学適性

一般の宇宙旅行者の医学適性とは、簡単に言うと「旅行中に各種ストレス要因によって、具合が悪くならない程度に健康であること」ということになろう。旅客機の乗客と、比較しながら考えてみよう。最近の旅客機は快適性も向上し、相当の医療機器や、薬品を搭載している。いざという時は、たまたま同乗した医療関係者や、地上に待機している専門の医師の指示を受けて、機内で行える医療行為の範囲が広がっている。そのため相当の高齢者や、持病の持ち主でも（かかりつけ医に相談のうえで）、旅客機に乗り込む時代となっている。

しかし、宇宙機の場合は、まだそこまで安全性は向上しておらず、飛行に伴う加速度（G）や振動、揺れ、衝撃なども大きく、無重力が体に及ぼす影響も無視できない。宇宙機内で具合が悪くなっても、手当は相当困難である。緊急事態が起これば、自分の身は自分で守るべく、最低の手順や操作を行うべき体力が要求される。ところが宇宙旅行には、最低でも数千万円はかかることが見込まれており、これは健康な若者が簡単に払える額ではなく、旅行代理店の募集した旅行パッケージに応募しているのは、「世界旅行にもそろそろ飽きて、最後は地球を宇宙から眺めたい」と願う、お金持ちの高齢者が多いと聞く。したがって、宇宙旅行者の医学適性基準をどの辺に設定して、旅行中の安全と旅行者の健康を確保するかが、将来の課題となるであろう。

高齢者の宇宙旅行への可能性を現実的にしたのは、アメリカ初期の宇宙飛行士でマーキュリー計画の英雄の一人であるジョン・グレンかもしれない。彼は一九六二年二月にフレンドシップ七号で、アメリカ初の軌道周回飛行を果たしたのちは、政界に転出し、政策面から有人宇宙開発を支援していた。しかし一九九八年に七七歳でスペースシャトル・ディスカバリーに乗り込み、高齢者でも健康でさえあれば、宇宙に行けることを自ら証明した。ちなみにその時に一緒に飛び、彼の健康管理を行ったのは、医師出身である日本の向井宇宙飛行士である。

一般的には、打ち上げ（ないし高加速）時のG負荷から、宇宙空間での突然の無重力状態への暴露と、大気圏再突入時のG負荷を考えると、心臓・循環器系および脳循環への負担が、最も大きいと考えられるので、この領域の医学的検査をしっかりする必要があるだろう。アメリカでは高齢の被験者を、遠心力発生装置に乗せて、打ち上げ時や大気圏突入時の、宇宙機にかかるGプロファイルを被験者に負荷し、心電図変化や自覚症状によりG耐性を評価する研究なども行われている。

## 心理適性

宇宙旅行が許される、一般人の心理適性とはどのようなものであろうか。やはり、緊急事態でも冷静でいられれ、ミッション達成に対する強い意志と、忍耐力を要求されるプロの宇宙飛行士とは違うはずである。一方、宇宙旅行者は、旅客機の一般乗客ほど、宇宙機内では寛いだ気分にはなれないと思われる。①快適とは言えない狭い宇宙機内で、打ち上げ時や大気圏突入時の衝撃や轟音の中でも、恐怖心や不安をコントロールできること、②緊急事態が発生しても、パニックを起こさずに、クルーの指示に従う程度の、冷静さをもっていること、③むやみに周辺機器に触らないといった一般ルールを守れることなど、ある程度のストレス状況に耐えられるだけの心の健康は要求される。このような心理適性を確認するために、専門家による簡単な面接や心理検査を受ける必要があるだろう。

## ✷宇宙旅行者の事前教育訓練

宇宙旅行者は、飛行中に安心して「宇宙」を楽しむために、事前にいくつかの教育と訓練を行う必要があるだろう。これから行く宇宙の環境や、性質についての概略を理解し、宇宙および地球の見方や、楽しみ方について学ぶ必要があるだろう。これに加えて、安全管理や健康管理の面からは、宇宙環境（特に無重力環境）で自分の身体に起こる変化や、精神心理的ストレスについて事前に理解し、不安や緊張、パニックを起こさないようにしておくことが大切である。また地上のシミュレーター等を使って、過剰GやマイクロGの体験や、緊急事態対処訓練をする必要もあるだろう。長時間の宇宙滞在旅行では、無重力での食事や排泄の訓練も必須となる。

## ✷宇宙旅行後のアフターケア

一般の旅行者にとって、宇宙旅行は「ああとても楽しかった！」で済むのだろうか。「母なる地球」を外側から眺めたことによって、中には初期の宇宙飛行士たちがよく体験した、「価値観や人生観、あるいは宗教観の転換」に遭遇する人も出るのだろうか。それも人生の晩年にある高齢者であれば、特に強く影響を受けるのだろうか、あるいは影響は少ないのだろうか。いろいろな疑問が湧いてくる。

「宇宙は人生観を変えるか?」の疑問に関しては、職業宇宙飛行士のストレスに関する記述（7章）でも触れたが、その個人のもともとの気質や性格によると思われる。宇宙旅行は、おそらく現時点で考えられる最も刺激的で、精神を揺さぶられる体験のひとつであろう。したがって、このような刺激的体験により、個人のもつ心の脆弱性やバランスが壊れて、幻覚が現れたり、空想傾向が強まる、あるいは解離現象（もうろう状態や離人感）が出現することもあり得る。「宇宙で神の存在を身近に感じた」とか、「地上にいる家族とテレパシーで交信できた」などという異常体験は、このようなメカニズムから起こり得る。また神経症傾向や閉所恐怖傾向のある人は、宇宙旅行時のストレスが、帰還後も持続するかもしれない。特に緊急事態に遭遇して、間一髪で生還したなどという場合は、宇宙旅行は楽しい思い出よりも、恐怖体験として残るかもしれない。このような観点から、一般人の宇宙旅行に際しては、帰還後の心理的なアフターケアも、考慮しておく必要があるかもしれない。

# あとがき

二〇一五年七月から一二月にかけて一四二日間のＩＳＳ長期滞在を完遂した油井亀美也飛行士が、日本に帰国し各方面に帰国報告を行った。彼は私がＪＡＸＡ時代の最後の頃の二〇〇八年に、一年間かけて選抜作業をして選んだ三人の優秀な宇宙飛行士候補者の一人である。当時私は宇宙飛行士の健康管理責任者をしており、医学・心理学選抜の責任者を務め、また精神科医としても何度にもわたる面接に直接参加しており、彼のすばらしい人格や能力については十分理解しているつもりだ。彼の後には二〇一六年七月に大西卓哉飛行士が、二〇一七年十一月には金井宣茂飛行士が、すでに飛行ミッションに任命されている。自分が直接選抜に関わった新人飛行士たちが、次々と飛び立っていく姿を見るのは感慨ひとしおである。

ＩＳＳプロジェクトは、スペースシャトル・コロンビア号の事故などにより完成が遅れたが、二〇〇九年五月から六人体制の本格運用に移行した。地上四〇〇㎞の軌道上に巨費を投じて組み立てた、宇宙の実験室をしっかり利用し尽そうとの意図から、二〇二四年までの運用延長が決定されている。日本人飛行士の活躍の舞台はまだまだ続くのである。

民間企業による一般人の宇宙旅行計画の動向にも目が離せない。アメリカでは二〇一一年一〇月にニューメキシコ州シエラ郡に宇宙港（スペースポート・アメリカ）がオープンし、ヴァージン・ギャラクティック社のスペースシップⅡによる試験飛行が行われている。

一方、国レベルではポストＩＳＳをにらんで、その後の有人宇宙開発をどのような方向に持って行こうかという検討もなされている。主要各国の大臣級・宇宙機関の長が一堂に会する国際会議が始まり、二〇一六年の国際会議の開催は日本がホストとなる予定である。

将来の有人惑星探査となると、主要な課題の一つは派遣隊員の精神心理的ストレスであるとの認識のもとに、各宇宙機関は類似環境である南極越冬隊の関連資料を検討するのに加え、長期隔離閉鎖シミュレーション実験を始めた。ＪＡＸＡでも二〇一六年二月に筑波宇宙センターの隔離閉鎖施設で二週間の実験を実施したが、八人の被験者候補を募集したところ四〇〇〇人以上の応募があったという。宇宙に関する世間の関心の高さを感じる。

これまでの有人宇宙開発は宇宙や地球の観測、宇宙環境の人体への影響に関する医学研究、無重力環境を利用した物質の創生など、自然科学的なアプローチが主体であった。しかしガガーリン飛行士の初飛行から五〇年以上が経過し、有人宇宙開発もいよいよ成熟期を迎え、その深度（より深宇宙へ）と広さ（宇宙の大衆化）を増すにあたり、「なぜ人間は宇宙を目指すのか？」、「有人宇宙開発の人類に対する意義とは？」といった人文科学的なアプローチも必要とされるに至っている。今後多くの人々が、多角的な方向から、「宇宙を考える」時代が到来することを期待している。

さて本書の構想・作業が始まったのは四年ほど前になる。日本宇宙航空環境医学会の重鎮、森滋夫先生（名古屋大学名誉教授）から、ご自分が執筆した『どうして宇宙酔いは起きる？（宇宙空間と人体メカニズムⅠ）』の第二弾として、「宇宙での生活や宇宙飛行士の活動」を紹介するような本を書いてほしいとのお話であったと記憶している。執筆分担者の協力はすぐに得られ、当初の執筆作業は比較的順調に進んだが、その後いくつかの事情で〝冬眠〟に入ってしまった。昨年あたりから再び〝目覚め〟て、季節的にも春の到来と同時に、発行に漕ぎ着けたのは大変喜ばしいかぎりである。この間に、私の元上司の柳川孝二氏の『宇宙飛行士という仕事』（中公新書）や知人であるＮＨＫ記者小原健右、大鐘良一両氏の『若田光一　日本人のリーダーシップ』（光文社新書）に、発行を次々と抜かれてしまった。彼らと会うたびに本の内容や出版の見通しを聞かされ、出版記念の飲み会にも誘われ、その度に「私の方が構想は早かったのに」という忸怩《じくじ》たる思いにさせられていた。

しかしながら、その間にもＩＳＳプログラムは順調に進行しており、そのなかで日本の「こうのとり」無人補給機や日本人宇宙飛行士の活躍が積み重ねられ、最初の原稿を良い方向にアップデート、書き直しできたのは、結果的に良かったと思えるのである。前記に紹介した二冊の本と一緒に読んでいただくと、宇宙飛行士の仕事と宇宙での生活を（あるいは地上での生活や訓練も）いろいろな切り口から眺めることができ、さらにいっそう理解が進むのではないかと思う。

編集・校正作業に当たっては、恒星社厚生閣の片岡一成氏（代表取締役）から鋭い質問や指摘を受け、一般読者がわかりやすいように用語を修正したり、コラムや注として追加解説を試みた。この作業を通じて、私自身勉強し直し、ＩＳＳの構造、搭載装置、あるいは宇宙飛行士の訓練などに関する理解を、さらに深めることができた。人に説明するためには、自分が何倍も勉強し、よく理解しなければならないことを今さらながら実感し、この点でも片岡氏には感謝している。また校正作業では同社の高田由紀子氏にお世話になった。本書執筆の橋渡しをしていただいた森滋夫先生には、学会等でお会いすると、編集作業の遅れをたびたび心配していただき、お声掛けをいただいた。改めて感謝の意を表したい。

二〇一六年六月吉日

監修者　立花正一

impact. In: The Physiological Basis for Spacecraft Environment Limits (NASA RP-1045). Washington, D.C., NASA, Scientific and Technical Information Branch, November, 1979.

・Wilde RC., et al. Identification and status of design improvements to the NASA shuttle EMU for international space station application. Acta *Astronautica* 40, 797-805; 1997

# I部　引用文献（アルファベット順）


・Abramov, IP., et al. Ensuring of long operation life of the orbiting station EVA suit. *Acta Astronautica* 41; 378-389, 1997

・ブライアン B著、北村道雄訳、寺門和夫監修．ドラゴンフライ――ミール宇宙ステーション・悪夢の真実（上、下）．筑摩書房、2000.

・Buckey JC Jr. Space Physiology. Oxford University Press, 2006.

・チェイキン A著、亀井よし子訳．人類月に立つ（上・下）．日本放送出版協会、1999.

・Harding RM. The Earth's atmosphere. In: Aviation Medicine - Second Edition edited by John Ernsting and Peter King. Butterworth Heinemann, 1994.

・http://iss.jaxa.jp/spacefood/index.html

・http://www.nasa.gov/mission_pages/station/main/index.html

・Kanas N and Manzey D. Space Psychology and Psychiatry 2nd Edition. Microcosm Press and Springer, 2008.

・国際高等研究所＋宇宙航空研究開発機構（研究代表者木下冨雄）．宇宙問題への人文・社会科学からのアプローチ．国際高等研究所、2009.

・松本暁子．宇宙での栄養．宇宙航空環境医学 45（3）: 75-97, 2008.

・Matsumoto A, Storch KJ, Stolfi A et al. Weight loss in humans in space. *Aviat Space Environ Med.* 82:615-621, 2011.

・ポリヤコフ V V 著、鈴木徹訳、関口千春監修、地球を離れた二年間――人類の夢、火星への挑戦．WAVE 出版、1999.

・Smith SM, Zwart SR, Block G, et al. The nutritional status of astronauts is altered after long-term space flight aboard the International Space Station. *J. Nutr.* 135:437-443, 2005.

・Space Station Program Natural Environment Definition for Design. NASA/SSP 30425 Revision B 1994.

・Stein TP. Weight, muscle and bone loss during space flight: another perspective. *Eur J Appl Physiol.* 2012 Nov 29. Epub.

・立崎英夫「宇宙放射線と健康」「医学のあゆみ」76（6）: 413-416, 1996.

・Lebedev,V. Diary of a Cosmonaut: 211 Days in Space. Bantam Books, 1990.

・ヴァーニカス J 著、白崎修一訳、向井千秋・日本宇宙フォーラム監修、宇宙飛行士は早く老ける？――重力と老化の意外な関係．朝日新聞社、2006.

・Waligora JM. Physical forces generating acceleration, vibration, and

## Ⅱ部　引用文献（アルファベット順）

・ブライアン・バロウ著、北村道雄訳、寺門和夫監修．ドラゴンフライ——ミール宇宙ステーション・悪夢の真実（上、下）．筑摩書房、2000.

・Bechtel, R.B.and Berning, A.: The third-quarter phenomenon: Do people experience discomfort after stress has passed? In: Harrison,A. A., Clearwater, Y.A.,and Mckay, C.P.,(eds.), From Antarctica to Outer Space: Life in Isolation and Confinement. New York: Springer Verlag, 261-266,1991.

・Belew,L.F: Skylab, Our First Space Station. National Aeronautics and Space Administration, NASA SP-400. Wasington,DC,1977.

・Gunderson,E.K.E.: Individual behavior in confined or isolated groups. In: Rasmussen,J.E.(ed.), Man in isolation and confinement. Chicago: Aldine, 145-164,1973.

・Kanas N and Manzey D.: Future Challenges. In: Space Psychology and Psychiatry 2nd editon. Microcosm Press & Springer, 2008. P.211-235.

・Kanas N and Manzey D.: Human Interations. In: Space Psychology and Psychiatry 2nd editon. Microcosm Press and Springer, 2008.pp.89-134.

・Kanas,N and Feddersen,W.E.: Behavioral, Psychiatric, and Sociological Problems of Long-duration Space Mission. NASA TM X-58067. Houston. 1971.

・Kanas,N.,Saylor,S.,Harris,M., et al.: High versus low crewmember autonomy in space simulation environments. Acta Astronautica,67,731-738,2010.

・Lebedev, V.:Diary of a Cosmonaut.: 211 Days in Space. Bantam Books, 1990.

・Strange,R.E.,Youngman, S.A. :Emotional Aspects of Wintering Over. Antarctic Jpurnal of the U.S., 6(6), 255-257, 1971.

・高見俊司、坂本忠成：第30次南極地域観測隊越冬隊員の心身両面より見た健康状態の推移とその問題点について．南極資料、35（2）、247-261, 1991.

・Tomi L, Kealey D,Lnage M. et al.: Cross-cultural training requirements for long-duration space mission.: results of a survey of International Space Station astronauts and ground support personnel.Paper delivered as the Human Interactions in Space Symposium, 2007,Beijing, China.

## 参考図書（発行年順）


・Diary of a Cosmonaut: 211 Days in Space. Valentin Lebedev. Bantam Books, 1990.

・A Man on the Moon, Andrew Chaikin. 人類月に立つ（上、下）. アンドルー・チェイキン著（亀井よし子訳）、日本放送出版協会、1999.

・地球を離れた2年間—人類の夢、火星への挑戦. ワレリー・V・ポリヤコフ著（鈴木徹訳、関口千春監修）、WAVE出版、1999.

・ドラゴンフライ—ミール宇宙ステーション・悪夢の真実（上、下）. ブライアン・バロー著（北村道雄訳、寺門和夫監修）、筑摩書房、2000.

・Space Psychology and Psychiatry 2nd Edition. N.Kanas and D.Manzey. Microcosm Press and Springer, 2008.

・宇宙問題への人文・社会科学からのアプローチ. 国際高等研究所＋宇宙航空研究開発機構（研究代表者木下冨雄）、国際高等研究所、2009.

田中邦彦《たなかくにひこ》（第Ⅰ部6章）

岐阜医療科学大学大学院保健医療学研究科研究科長、同　保健科学部放射線技術学科教授。香川医科大学卒業、同大学院終了。医学博士。宇宙航空医学認定医。外科医研修ののちカリフォルニア大学サンディエゴ校留学、宇宙服の研究・開発に従事。帰国後岐阜大学医学部生理学教室を経て2009年より現職。平衡感覚と起立性低血圧との関係といった血圧調節研究とともに新しい宇宙服の研究・開発に従事。

松本暁子《まつもとあきこ》（第Ⅰ部2章）

宇宙航空研究開発機構 宇宙飛行士運用ユニット・フライトサージャン。東京医科歯科大学・徳島大学客員教授。東京医科歯科大学医学部卒業。東京医科歯科大学大学院医学研究科修了、医学博士。米国ライト州立大学大学院修了、航空宇宙医学修士号取得。日本内科学会総合内科専門医。日本神経学会専門医。American College of Physicians Fellow。これまで山崎・若田・油井宇宙飛行士の専任フライトサージャンとして、スペースシャトルおよびISSミッションにおいて、NASAジョンソン宇宙センターやロシア、カザフスタンでの日本人宇宙飛行士の健康管理、打ち上げ時・帰還時の医学管理、ミッション中の医学運用業務を務めた。その他、古川（2011）・星出（2012）・大西（2016予定）宇宙飛行士 のISSミッションでも、医学運用業務を担当している。また、ISSプログラムでの様々な医学的問題についての国際調整も担当し、2014年から飛行中医学WGの議長を務めている。

# 著者紹介（50音順）

## 井上夏彦《いのうえなつひこ》（第Ⅰ部4章）

宇宙航空研究開発機構(JAXA)　宇宙飛行士運用技術ユニット主任研究開発員。早稲田大学大学院心理学専攻修士課程修了後、筑波大学大学院社会環境医学専攻にて博士号を取得。1998年から2011年まで宇宙飛行士健康管理グループにて、精神心理支援を担当。NASA等と支援内容の調整を行うとともに、若田・野口・古川宇宙飛行士のISS滞在時には支援の主担当者となった。現職（2015年～）は宇宙医学生物学研究のコーディネートを担当している。

## 関口千春《せきぐちちはる》（序章）

東条病院内科医師、慈恵医大客員教授、元NASDA主任医長。慈恵医大卒業、医学博士、米国オハイオ州ライト州立大医学部航空宇宙医学修士。慈恵医大卒業後、内科医の研鑽をする傍ら日本航空にてパイロットの健康管理、1977年からは自衛隊航空医学実験隊にて航空医学の研究および自衛隊パイロットの健康管理、その間の1980年には米国空軍航空宇宙医学校にて研修、1982年から2年間オハイオ州ライト州立大医学部に留学し航空宇宙医学修士号を取得、帰国後NASDA（元JAXA)から請われて1985年には日本人宇宙飛行士の健康管理をするフライトサージャンとして入社した。以後2002年に定年退職するまでの間、宇宙医学研究および飛行士の健康管理に従事し、定年後もJAXAの各種委員会の委員を務めた。

## 立花正一《たちばなしょういち》（第Ⅰ部1・3・4・5章、第Ⅱ部7～13章）

1956年青森県生まれ。平沢記念病院医師。慈恵医大客員教授。元防衛医科大学校防衛医学研究センター教授。医学博士。防衛医大を卒業後、精神医学および航空宇宙医学を専攻。1988年、米空軍航空宇宙医学校留学。その後、航空医学実験隊等で、航空医学の研究、パイロットの健康管理、航空事故調査に携わる。2003～10年、宇宙航空研究開発機構（JAXA）宇宙飛行士健康管理グループ（旧宇宙医学グループ）長として、日本人飛行士の健康管理や、宇宙医学研究の推進に尽力。

［ま行］



［や行］



［ら行］



［わ行］

**[な行]**



**[は行]**

**[た行]**

# 索　引

宇宙空間《うちゅうくうかん》と人体《じんたい》メカニズム Ⅱ
宇宙《うちゅう》飛行士《ひこうし》はどんな夢《ゆめ》をみるか？
－宇宙船生活《うちゅうせんせいかつ》のリアリティー－

2016年8月31日　初版第1刷発行

定価はカバーに表示

---

監　修　立花《たちばな》 正一《しょういち》

発行者　片岡 一成

発行所　恒星社厚生閣

〒160-0008　東京都新宿区三栄町8
TEL 03-3359-7371　FAX 03-3359-7375
URL http://www.kouseisha.com/
印刷・製本　シナノ

---


ISBN978-4-7699-1587-4 C1047